国家卫生健康委员会"十四五"规划教材

全国高等学校教材

供医学影像技术专业用

本套理论教材均配有电子教材

新形态教材

医学影像人工智能

Artificial Intelligence in Medical Imaging

主　　编　金征宇　田　捷

副 主 编　廖伟华　刘景鑫　陈　峰

数 字 主 编　金征宇　田　捷

数字副主编　薛华丹　廖伟华　刘景鑫　陈　峰

人民卫生出版社

·北　京·

图书在版编目（CIP）数据

医学影像人工智能 / 金征宇，田捷主编 . -- 北京：人民卫生出版社，2025.3. --（全国高等学校医学影像技术专业第二轮规划教材）. -- ISBN 978-7-117-37673-0

I. R445-39

中国国家版本馆 CIP 数据核字第 2025JK8342 号

| 人卫智网 | www.ipmph.com | 医学教育、学术、考试、健康，购书智慧智能综合服务平台 |
| 人卫官网 | www.pmph.com | 人卫官方资讯发布平台 |

医学影像人工智能
Yixue Yingxiang Rengong Zhineng

主　　编：金征宇　田　捷
出版发行：人民卫生出版社（中继线 010-59780011）
地　　址：北京市朝阳区潘家园南里 19 号
邮　　编：100021
E - mail：pmph @ pmph.com
购书热线：010-59787592　010-59787584　010-65264830
印　　刷：天津市光明印务有限公司
经　　销：新华书店
开　　本：850×1168　1/16　　印张：16
字　　数：451 千字
版　　次：2025 年 3 月第 1 版
印　　次：2025 年 4 月第 1 次印刷
标准书号：ISBN 978-7-117-37673-0
定　　价：78.00 元

打击盗版举报电话：010-59787491　E-mail：WQ @ pmph.com
质量问题联系电话：010-59787234　E-mail：zhiliang @ pmph.com
数字融合服务电话：4001118166　E-mail：zengzhi @ pmph.com

编　委

（以姓氏笔画为序）

王志强 （湘南学院）
卢　洁 （首都医科大学宣武医院）
田　捷 （北京航空航天大学）
吕　粟 （四川大学华西医院）
刘再毅 （广东省人民医院）
刘炫麟 （中国政法大学）
刘爱连 （大连医科大学附属第一医院）
刘景鑫 （吉林大学中日联谊医院）
孙浩然 （天津医科大学总医院）
李小虎 （安徽医科大学第一附属医院）
李纯明 （电子科技大学）
李俊峰 （长治医学院附属和平医院）
张　铎 （北华大学）
张水兴 （暨南大学）

张龙江 （南京大学医学院附属金陵医院）
张惠茅 （吉林大学第一医院）
陈　峰 （海南医科大学附属海南医院）
陈新建 （苏州大学）
金征宇 （中国医学科学院北京协和医院）
周少华 （中国科学技术大学）
郑海荣 （中国科学院深圳先进技术研究院）
赵　鑫 （郑州大学第三附属医院）
徐辉雄 （复旦大学附属中山医院）
曹代荣 （福建医科大学附属第一医院）
龚良庚 （南昌大学第二附属医院）
董　迪 （中国科学院自动化研究所）
廖伟华 （中南大学湘雅医院）
薛华丹 （中国医学科学院北京协和医院）

编写秘书
张大明 （中国医学科学院北京协和医院）

数字编委
（数字编委详见二维码）

数字编委名单

全国高等学校医学影像技术专业
第二轮规划教材修订说明

2012年，教育部更新《普通高等学校本科专业目录》，医学影像技术成为医学技术类下的二级学科。为了推动我国医学影像技术专业的发展和学科建设，规范医学影像技术专业的教学模式，适应新时期医学影像技术专业人才的培养和医学影像技术专业高等教育的需要，2015年，人民卫生出版社联合中华医学会影像技术分会、中国高等教育学会医学教育专业委员会医学影像学教育学组共同组织编写全国高等学校医学影像技术专业第一轮规划教材。第一轮规划教材于2016年秋季顺利出版，是一套共有19个品种的立体化教材，包括专业核心课程理论教材8种、配套学习指导与习题集8种，以及实验课程教材3种。本套教材出版以后，在全国院校中广泛使用，深受好评。

2018年至2020年，人民卫生出版社对全国开设了四年制本科医学影像技术专业的高等医学院校进行了调研。2021年成立了全国高等学校医学影像技术专业规划教材第二届评审委员会。在广泛听取本专业课程设置和教材编写意见的基础上，对医学影像技术专业第二轮规划教材编写原则与特色、拟新增品种等进行了科学规划和论证，启动第二轮规划教材的修订工作。通过全国范围的编者遴选，最终有来自全国80多所院校的近300名专家、教授及优秀的中青年教师参与到本轮教材的编写中，他们以严谨治学的科学态度和无私奉献的敬业精神，积极参与本套教材的编写工作，并紧密结合专业培养目标、高等医学教育教学改革的需要，借鉴国内外医学教育的经验和成果，努力实现将每一部教材打造成精品的追求，以达到为专业人才的培养贡献力量的目的。

本轮教材的编写特点如下：

（1）**体现党和国家意志，落实立德树人根本任务。**根据国家教材委员会印发的《习近平新时代中国特色社会主义思想进课程教材指南》要求，本轮教材将结合本学科专业特点，阐释人民至上、生命至上思想；培养学生爱国、创新、求实、奉献精神；建立学生科技自立自强信念；引导学生全面认识医学影像技术在保障人类健康方面的社会责任，提升学生的社会责任感与职业道德。

（2）**坚持编写原则，建设高质量教材。**坚持教材编写三基（基本理论、基本知识、基本技能）、五性（思想性、科学性、先进性、启发性、适用性）、三特定（特定对象、特定目标、特定限制）的原则。党的二十大报告强调要加快建设高质量教育体系，而建设高质量教材体系，对于建设高质量教育体系而言，既是应有之义，也是重要基础和保障。本轮教材加强对教材编写的质量要求，严把政治关、学术关、质量关。

（3）**明确培养目标，完善教材体系。**以本专业的培养目标为基础，实现本套教材的顶层设计，科学整合课程，实现整体优化。本轮修订新增了5种理论教材：新增《医学影像技术学导论》，使医学影像技术专业学生能够更加全面了解本专业发展概况，落实立德树人的育人要求；新增《核医学影像技术学》，满足核医学相关影像技术的教学；新增《医学影像图像处理学》，提升学生对医学影像技术人员必须具备的医学影像图像处理专业技能的学习；新增《口腔影像技术学》，满足了口腔相关特殊影像技术的教学；新增《医学影像人工智能》，推动"医学+X"多学科交叉融合，体现人工智能在医学影像技术领域中的应用。

（4）**精练教材文字，内容汰旧更新。**内容的深度和广度严格控制在教学大纲要求的范畴，精练文字，压缩字数，力求更适合广大学校的教学要求，减轻学生的负担。根据医学影像技术的最新发展趋势进行内容删减、更新，涵盖了传统医学影像技术（如X线、CT、MRI等）以及新兴技术（如超声、核医学、人工智能等）的基本原理、临床应用和技术进展。做到厚通识，宽视野。

（5）**实现医工融合，注重理论与实践相结合**。编写过程中注重将医学影像技术与医学工程学科有机结合，深入探讨医学影像仪器设计与制造、影像质量评价与优化、图像处理与分析等方面的内容，培养学生的综合素质和跨学科能力。教材编写注重理论与实践相结合，增加临床实例和案例分析，帮助学生将理论知识应用于实际问题解决，培养他们的实践能力和创新思维。

（6）**推进教育数字化，做好纸数融合的新形态教材**。为响应党的二十大提出的"加强教材建设和管理""推进教育数字化"，本轮教材是利用现代信息技术及二维码，将纸书内容与数字资源进行深度融合的新形态教材。特色数字资源包括虚拟仿真、AR 模型、PPT 课件、动画、图片、微课以及电子教材。本套教材首次同步推出电子教材，其内容及排版与纸质教材保持一致，支持手机、平板及电脑等多终端浏览，具有目录导航、全文检索等功能，方便与纸质教材配合使用，进行随时随地阅读。

第二轮规划教材将于 2024 年陆续出版发行。希望全国广大院校在使用过程中，多提宝贵意见，反馈使用信息，为下一轮教材的修订工作建言献策。

主编简介

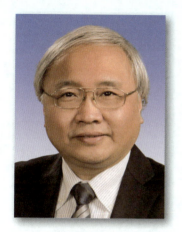

金征宇

金征宇,男,1960年10月生于北京。主任医师、教授、博士研究生导师,北京协和医学院影像医学与核医学系主任,医学技术学科带头人。担任国家级放射影像专业质控中心主任,中国医师协会放射医师分会会长,中华医学会放射学分会第十五届主任委员,中华国际医学交流基金会副理事长,中国医学装备协会副理事长,国际放射策略研讨协会(IS3R)副主席,荣获北美、日本、欧洲、法国、德国放射学会及美国伦琴射线学会荣誉会员。

从事影像诊断及介入放射临床教学工作40余年。作为课题负责人承担科技创新2030——"新一代人工智能"重大项目、国家自然科学基金、科技部"十二五"国家科技支撑计划、国家卫生健康委员会公益性行业科研专项、北京市科技计划项目等省部级以上课题20余项;国内外发表论文500余篇,主编专业著作20余部。先后荣获国家科学技术进步奖二等奖3项、原卫生部科学技术进步奖一等奖2项、中华医学科技奖一等奖2项和三等奖4项、华夏医学科技奖二等奖1项和三等奖3项、北京市科学技术进步奖一等奖1项和三等奖1项,第十八届吴阶平-保罗·杨森医学药学奖、北京市优秀教师、北京市教育创新标兵,主编《医学影像学》荣获全国教材建设先进个人称号,总主编《中华影像医学丛书·中华临床影像库(12卷)》荣获第五届中国出版政府奖图书奖。

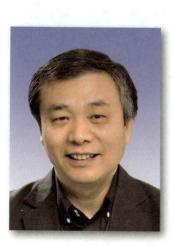

田 捷

田捷,男,1960年1月出生于安徽芜湖,国家杰出青年科学基金获得者,教育部长江学者特聘教授,二级教授,博士生导师,中国图学学会副理事长、中国体视学学会副理事长、中国医师协会临床精准医疗专业委员会副主任委员、中国抗癌协会肿瘤人工智能专业委员会副主任委员。曾担任国家自然科学基金委信息学部专家咨询组委员、新兴医工交叉领域国家自然科学基金重大研究计划建议人和指导专家组副组长、两任国家自然科学基金委国家重大科研仪器研制专项(部委推荐)负责人,两次担任国家重点基础研究发展计划(973计划)综合交叉领域项目首席科学家。

从事教研工作至今30余年,作为第一完成人,先后两次获国家技术发明奖二等奖,先后两次获国家科学技术进步奖二等奖,获首届全国创新争先奖状,获何梁何利基金科学与技术进步奖。作为第一发明人,获中国授权发明专利100余项,获美国授权发明专利30项。撰写中英文专著和教材8本,论文SCI总他引超30 000次,谷歌学术H指数122。已连续入选科睿唯安"全球高被引科学家"榜单,并当选电气与电子工程师协会(IEEE)、国际光学工程学会(SPIE)、国际医学与生物工程科学院(AIMBE)等9个国际著名学术团体的会士。

副主编简介

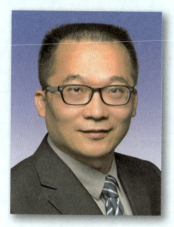

廖伟华

廖伟华,男,1975 年 2 月出生于湖南衡阳。一级主任医师,二级教授,博士生导师,中南大学湘雅医院放射科主任,智慧医学影像湖南省工程研究中心主任。中华医学会放射学分会委员、中国医师协会放射医师分会常务委员、湖南省医学会放射学专业委员会主任委员、中国研究型医院学会磁共振专业委员会副主任委员等。

从事教学工作至今 21 年。主持科技部重点研发计划课题 1 项、国家自然科学基金 5 项。在 *The Lancet Digital Health*、*Radiology*、*Nature communications*、*ACS Nano* 等发表 SCI 论文 40 余篇。副主编规划教材 1 部,主编专著 1 部,参编规划教材 2 部、专著 10 余部。获评全国住院医师规范化培训“优秀专业基地主任”和“芙蓉计划”领军人才,获湖南省科学技术进步奖二等奖 2 项等。

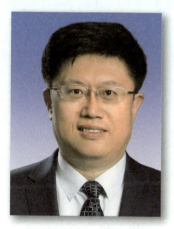

刘景鑫

刘景鑫,男,1967 年 8 月生于辽宁,教授,博士生导师。吉林省医学影像工程技术研究中心主任,吉林大学中日联谊医院放射科副主任。中国健康管理协会健康数据管理分会会长,中国医师协会临床工程师分会副会长,中华医学会医学工程学分会第 4~8 届常委,中国医学装备协会零部件分会副会长。

从事教学工作 33 年,吉林大学“唐敖庆学者”,吉林省 B 类(国家级领军)人才、“长白山人才工程”科技创新领军人才,第七届吉林省青年科技奖,长春市“百名优秀科技工作者”,首批国家重点研发计划“数字诊疗装备研发”重点项目负责人,获省市科学技术进步奖一、二、三等奖多项。

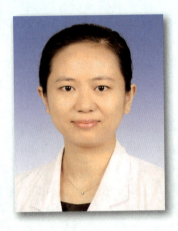

陈　峰

陈峰,女,1981年8月出生于湖北十堰。主任医师、教授,博士生导师,现任海南医科大学附属海南医院副院长、医学影像中心主任,医学影像学系主任。兼任中华医学会放射学分会委员、神经学组副组长,海南省医学会放射学分会主任委员兼神经学组组长、海南省放射诊断质量控制中心主任等。

从事教学工作至今18年,主编/译专著4部,副主编/译专著4部。获海南省科学技术进步奖一等奖4项(分别排名一、二、二、七),二等奖3项(分别排名一、二、二)。享受国务院政府特殊津贴专家,荣获全国五一劳动奖章、"最美医生"荣誉称号。

前　言

在当今时代,教育不仅是民族振兴和社会进步的重要基石,更是推动中华民族伟大复兴的关键力量。我们正处在一个科技创新飞速发展的时代,突破关键核心技术已成为国家战略的重中之重。医学影像人工智能,作为医疗健康领域的一项前沿技术,正日益展现出其在疾病诊断、治疗和健康管理中的巨大潜力。它不仅推动了医学影像技术人才的培养模式由技术型向研究型转变,更为医学影像学科的发展注入了新的活力。

然而,尽管医学影像人工智能的临床应用日益广泛,与之相匹配的专业课程和教材却相对匮乏。为了填补这一空白,我们精心编写了《医学影像人工智能》这本教材。该教材不仅是知识的传递者,更是创新思维的激发者,它将为医学影像技术人才的培养提供坚实的理论基础和实践指导。

本教材的编写,旨在响应国家对教育和科技创新的号召,紧跟医学影像人工智能的发展趋势,培养具备创新能力和实践技能的高层次医学影像技术人才。我们希望通过这本教材,让学生和从业者能够系统地了解人工智能在医学影像领域的应用,掌握关键技术,激发创新思维,为我国医学影像事业的发展贡献力量。

本书内容丰富,涵盖了从人工智能的基本概念到医学影像学领域的具体应用,再到影像图像扫描、重建、后处理等各个环节的详细方法和案例分析。我们特别强调了人工智能在优化影像检查流程和辅助疾病诊疗中的关键作用,以及其在提高医疗效率和诊断准确性方面的潜力。

教材的特点在于其前瞻性和实用性。我们不仅介绍了中国学者在医学影像人工智能领域的贡献,还特别强调了人工智能相关临床应用在中国的现状,体现了教材的本土化特色。此外,教材还包含了丰富的案例分析,使理论知识与实践应用紧密结合,提高了教材的实用性和针对性。

本教材面向的读者对象广泛,包括本科影像技术专业学生、医院影像科从业的影像技师,以及临床及临床相关专业医学生。无论是对于初学者还是有一定基础的专业人士,本教材都能提供全面、深入的学习材料,帮助他们建立起对医学影像人工智能领域的系统认识。

为了适应数字化教学的需要,我们还规划了丰富的数字资源,包括教学课件、习题、微课等,这些资源不仅能够增强教材的趣味性和可读性,还能为学生提供更加直观、互动的学习体验。通过数字资源的辅助,学生可以更深入地理解教材内容,提高学习效率。

总之,《医学影像人工智能》这本教材是我们对医学影像教育的一次创新尝试,它不仅承载着传递知识的责任,更肩负着培养新时代医学影像技术人才的使命。我们相信,通过这本教材的学习,学生们能够更好地适应未来医疗健康领域的发展需求,成为推动医学影像技术进步的重要力量。

本书的各位编者及其编写团队在编写过程中倾注了大量心血,张大明副主任医师、胡歌助理研究员作为编写秘书进行了全书的文字修订、校审和编辑工作,澳门理工大学李克峰教授协助本书编写工作,在此一并致谢!

由于人工智能技术及其应用发展迅猛,本书更多注重于符合教材的编写特点;另外,囿于编者学识及笔力有限,教材难免有不尽如人意之处,偏颇和不足在所难免。诚恳祈望各位师生批评指正,以期再版时修正补充。

金征宇　田　捷

2024 年 12 月

目 录

第一章　绪　论

第一节　人工智能的起源、发展与应用范围

一、人工智能的起源

远至春秋战国时期，我国古代劳动人民就在梦想创造能自主活动与思考的智能机器。《列子·汤问》中记载，西周的周穆王曾在西巡返回途中，遇到一个偃师带着"倡者"（即歌舞伎）来献宝，这位"倡者"能够疾走慢步、抬头弯腰，如真人一般，但它的内脏、皮毛、齿发等，都是用皮革、木头、胶漆以及各种颜料制成的，这可以认为是古代人民对"智能机器人"的一种向往。

Ada Lovelace 在 1842 年首次为分析引擎编写算法时，已经预见了计算机除了数学计算之外的广泛应用，这比第一台真正的计算机的发明还要早一百多年。1950 年，"人工智能之父" Alan Turing 发表了一篇题为《机器能思考吗》的论文，成为划时代之作。文中为了定义"智能"，他提出了著名的图灵测试：如果一台机器能够与人类展开对话而不能被辨别出其机器身份，那么称这台机器具有智能。图灵测试是人工智能哲学方面第一个严肃的提案，预言了创造出具有真正智能的机器的可能性。

随着计算机科学的飞速发展和多学科交叉的稳步推进，人工智能（artificial intelligence，AI）成为医学领域的研究热点，它已在自动地处理常规劳动、理解语音或图像、帮助医学诊断和支持基础科学研究等方面展现出独特的天赋，并有着蓬勃的发展前景。

二、人工智能的发展

人工智能是一门研究如何让计算机具有人类智能的学科，最初由约翰·麦卡锡在 1956 年提出。

人工智能的早期发展，主要针对那些对人类而言非常复杂，但对计算机来说相对简单的问题，这一类问题通常能用一系列形式化的数学规则来描述，不会与世界的其他概念产生太多关联。例如，1997 年 IBM 公司开发出深蓝（Deep Blue）国际象棋计算机系统击败了世界冠军 Garry Kasparov。国际象棋就是一种能用完全形式化的规则列表来描述的任务，它仅包括 64 个位置和 32 个棋子，并且棋子的移动有着严格的限定。抽象和形式化的任务对人类而言是最复杂的脑力任务之一，但计算机由于其具有高速计算和大规模数据处理的能力，可以更高效地执行这些任务，所以可以被认为是一种巨大的优势。

反之，那些对人来说很容易执行，但很难形式化描述的任务，却对计算机实现人工智能提出了巨大的挑战，比如识别文字或图像，这些是人们使用直觉就能轻松解决的问题。计算机在 20 世纪就能够轻松战胜人类最优秀的象棋选手，但近年来才能在识别文字和图像当中达到人类平均水平。这是因为我们从出生以来一直在接受关于这个世界的海量知识，而且主要的接受方式是主观的、直观的，这些知识很难通过形式化来表达清楚。因此，如何模拟人类的学习过程，将这些非形式化的知识传递并让计算机掌握，就成为了人工智能领域的核心挑战。

最朴素的想法就是，把这些形式化的知识以数据库的方式抽提出来，并加以表示，即众所

1

周知的人工智能的知识库（knowledge base）方法。它通过对关于世界的知识用形式化的语言进行硬编码（hard-code），再让计算机通过逻辑推理规则来自动理解。然而 Douglas Lenat 和 Ramanathan V. Guha 在 1989 年开发的 Cyc 知识库，即使被注入了足够复杂的形式化规则和知识数据库，但却依然不能理解一个关于名为 Fred 的人在早上剃须的故事：它知道人体不包含电气零件，但是"拿着剃须刀的 Fred"（Fred While Shaving）中却含有电气部件，这与它的形式化规则存在冲突。由于知识库只能根据现有的内容进行判断，缺少推理的过程，最终都未有突破性的结果。

1. 机器学习的发展 以 Cyc 为例依靠硬编码的知识库研究表明，人工智能系统需要有自己获取知识的能力，即学会从原始数据中挖掘模式／特征的能力，而非通过人类帮助其构建，这种能力被称为机器学习（machine learning，ML）。作为实现人工智能最重要的手段之一，机器学习能够让计算机主观地学习知识并解决问题，比如可以利用朴素贝叶斯（naive Bayes）来区分垃圾电子邮件和合法电子邮件，其他基本的机器学习方法包括支持向量机、随机森林、K 均值聚类等。由于机器学习的自主学习能力，在各个领域包括医学影像领域表现出非常广泛的应用前景，目前所谓的"影像组学"可以看作是机器学习在医学影像领域应用的一个热门话题。

以上所提到的简单机器学习方法的核心之一是特征的定义和提取，也称为"表示"，这涉及如何提取特征来代表一个事物。在生活中也有类似的情况，比如我们识别斑马，就主要看它身体皮肤的颜色是否为黑白相间，其中"身体皮肤的颜色"就是一个特征／表示，而"黑白相间"则是这个特征的具体值。从以上分析当中，我们可以看出，这个判断的过程依赖于表示，也就是特征定义的形式。表示的定义以及精确程度能够影响模型的性能，如果我们告诉模型识别斑马的方式是看它腿的数量，那显然这个模型将会是不太准确的。以上所提到的机器学习算法的性能主要依赖于所给数据的表示，也可以理解为所提供的特征定义形式。

简单的机器学习方法所使用的表示是基于人类的先验知识定义的。这意味着它只能处理基于这些特定表示的数据，但对其他类型的输入无能为力。比如，对于一个使用性别、年龄、吸烟史、肿瘤指标等数据构建的肺癌预测模型，它需要医生提供这些信息来与预测的目标进行关联，但是如果医生给它一个患者的胸片或者计算机断层扫描（CT）图像，这个模型则无法作出有用的预测。其主要的原因是对于许多生活中的知识或者信息，我们很难知道应该提取哪些特征，刚刚提到的医学影像，就是比较典型的例子。例如，我们虽然知道肺癌的 CT 特征常包括毛刺征、分叶征等，但很难准确地量化这些特征。

解决上述简单机器学习困境的方法就是让机器学习来发掘表示本身，教会机器学习自主地提取所需要的特征，而不仅仅把表示映射到输出。这种特征提取往往是高维的、抽象的，比如毛刺征就需要识别图像的轮廓，也就是结节与肺本底之间的界限，然后观察界限的平滑程度。显然，从原始数据中提取如此高层次、抽象的特征是非常困难的，以上对于毛刺征的描述只是通过对数据进行复杂的、接近人类水平的理解来辨识，而非计算机能够理解的形式化表达。另外，常有许多因素影响着表示的过程，比如刚刚提到的基于 CT 的肺结节良恶性识别模型，它对于各种征象的识别还会受到辐射剂量、窗宽窗位、肺本底纹理等因素影响，甚至有些是不需要我们关注的，比如患者在检查期间发生了移动或者金属带来的伪影。所以，在实际的临床工作中，大多数时候需要我们识别并忽略这些影响因素。

2. 深度学习的发展 为了解决这两个问题，深度学习（deep learning，DL）应运而生。通过让计算机学会使用其他较简单的表示来表达复杂表示，深度学习解决了表示学习中的核心问题，成为传统特征提取的重要补充。为了解释深度学习的工作原理，我们以一张由像素值集合的 X 线胸片图像为例。计算机难以理解这张由不同像素值组成的黑白灰图像的含义，并且将一组像素映射到某一个机器能理解的函数是非常复杂的任务，学习或评估此映射几乎不可能。而深度学习的方法是，将所需的复杂映射分解为一系列嵌套的简单映射（每个由模型的不同层描述):输入首先进入可见层,也就是我们能观察到的变量,比如胸片中某一个像素的灰度值;然后是一系列从图像中提取抽象特征的隐藏层,因为它们的值不出现在输入或者输出当中,所以称为"隐藏层"。比如对于这张胸片来说,可以首先设计一个比较相邻像素的亮度来识别边缘的"边缘识别层";在有了该层描述的边缘之后,可以设计第二隐藏层,搜索可识别为角和边的集合;有了角和边的识别层,第三隐藏层可以用于根据轮廓和角的特定集合来检测图中的某个特定对象,比如一个结节或者肺纹理;最后,根据我们告诉计算机需要识别的对象,可以将第三层识别出来的对象与我们需要识别的对象建立一层连接,以输出结果。需要注意的是,这里提到的"边缘识别层""角和边的识别层"等仅为便于理解的举例,并不是现有的深度学习模型的最新用法。实际上,深度学习模型的每一层都可能会捕获各种各样的特征,并不局限于某种特定的特征类型。

随着深度学习的出现,人工智能得到了又一次的飞速发展,目前被认可的是可以将深度学习的发展概括为三次发展浪潮。

(1)控制论:20 世纪 40 年代到 60 年代,深度学习的雏形出现在控制论(cybernetics)中。控制论是指模拟神经元的工作机制,设计一组 n 个输入(x_1……x_n),并将它们与一个输出 y 相关联。最早的模型出现在 1943 年,即心理学家 McCulloch 和数学逻辑学家 Pitts 提出的 M-P 模型。通过一个检验函数的正负来识别两种不同类别的输入。20 世纪 50 年代末,美国科学家 Rosenblatt 发现了第一个能根据每个类别的输入样本来学习权重的模型——感知机。但随着研究的深入,1969 年 Minsky 和 Papert 共同证明了单层感知机无法解决线性不可分问题如异或问题,使神经网络进入了第一个寒冬期。

(2)联结主义:20 世纪 80 年代到 90 年代,深度学习发展为联结主义(connectionism)。联结主义是一个认知科学领域的概念,其中心思想是当网络将大量简单的计算单元连接在一起时可以实现智能行为,这种思想实际上是在模拟生物神经系统中的神经元,把它和计算模型中隐藏单元相类比。一个连接的基本思路是反向传播,这是一个目前仍然占据现有深度模型训练的主导方法,由 Paul Werbos 在 1974 年首次提出,但当时没有引起关注。直到 80 年代中期,反向传播算法才重新被 David Rumelhart、Geoffrey Hinton 及 Ronald Williams、David Parker 和 Yann LeCun 各自独立发现,并获得了广泛的注意和推广。反向传播过程通过根据误差大小不断地调整神经元之间的权值和阈值,直到输出的误差减小到允许的范围内或达到预先设定的训练次数,完美地解决了非线性分类问题,但是由于 80 年代计算机的硬件水平有限,导致大规模的神经网络使用反向传播算法会出现"梯度消失",让人工神经网络的发展再次进入瓶颈期。

(3)深度学习:2006 年后,深度学习以现在我们所熟知的这个称呼取得爆发式的发展。2006年,Geoffrey Hinton 在 *Science* 期刊发表的文章中表明,可以使用一种称为贪婪逐层预训练的策略来有效地训练并解决"梯度消失"问题,通过无监督的学习方法逐层训练算法,再使用有监督的反向传播算法进行调优。之后,在 2012 年著名的 ImageNet 图像识别大赛中,Geoffrey Hinton 小组采用深度学习模型 AlexNet 一举夺冠,使深度学习吸引了学术界和工业界对于深度学习领域的关注。随着深度学习技术的不断进步以及数据处理能力的不断提升,2014 年,Facebook 基于深度学习技术的 DeepFace 项目,在人脸识别方面的准确率已经能达到 97% 以上,跟人类识别的准确率几乎没有差别。2016 年,基于深度学习和蒙特卡罗树搜索等方法开发的 AlphaGo 以 4∶1 的比分战胜了国际顶尖围棋高手李世石,并接连取胜众多世界级围棋高手,证明了在围棋界,基于深度学习技术的机器人已经超越了人类。

现如今,神经网络的第三次发展浪潮仍在继续,目前已开始着眼于新的无监督学习技术和深度模型在小数据集的泛化能力,以及比较传统的监督学习算法和深度模型充分利用大型标注数据集的能力。

三、人工智能的应用范围

在应用范围上,随着人类收集、存储、传输、处理数据的能力取得了飞速提升,人类社会的各个角落都积累了大量数据,亟须能有效地对数据进行分析利用的计算机算法,而人工智能恰好顺应了时代的迫切需求,因此该学科领域很自然地取得巨大发展和广泛应用。

1. 人工智能在自然科学的应用　人工智能的应用首先体现在计算机科学的诸多分支学科领域中。尤其是在计算机视觉、自然语言处理等"计算机科学"领域,已经开发出了多种基于人工智能模型进行翻译、图像识别的工具,并应用到日常生活中,如人脸识别、文件翻译、智能抠图等。除此之外,搜索引擎的发展也得益于人工智能方法的应用和推广。随着搜索的对象、内容日趋复杂,人工智能技术的影响更为明显,众多搜索引擎公司纷纷成立专攻人工智能技术的研究团队,甚至直接以人工智能技术命名的研究院,充分体现出人工智能技术的发展和应用,甚至在一定程度上影响了互联网和计算机产业的走向。

人工智能还为许多交叉学科提供了重要的技术支撑,例如生物信息学对生物数据(如基因组数据)的处理、分析和解释中常使用深度学习方法进行特征提取。事实上,随着科学研究的基本手段从传统的"理论 + 实验"走向现在的"理论 + 实验 + 计算",人工智能的重要性日趋显著,无论是多媒体、图形学,还是网络通信、软件工程,乃至体系结构、芯片设计,都能找到人工智能技术的身影,人工智能已成为最重要的技术进步源泉之一。

2017 年 7 月,国务院发布的《新一代人工智能发展规划》中提出了"到 2030 年人工智能理论、技术与应用总体达到世界领先水平,成为世界主要人工智能创新中心"的宏伟战略目标,并将"推广应用人工智能治疗新模式新手段、建立快速精准的智能医疗体系"作为重点任务之一。在医学领域,人工智能也展现出了强大的能力。

在 20 世纪 60 年代,随着 PubMed 这一生物医学重要数字资源与临床信息数据库、医院信息系统(HIS)的开发,医学领域已经逐渐积累了大量的数据资源。1978 年,罗格斯大学研发了第一个证明人工智能在医学上应用可行性的原型——CASNET 系统。CASNET 系统是一个用于青光眼咨询的因果关系网络,由三个独立的程序组成:模型建立、咨询以及由合作者建立和维护的数据库。该模型可以将有关特定疾病的信息应用于个体患者,并为医生提供有关患者管理的建议。之后,在 20 世纪 80 年代,初代外科手术机器人 PUMA-200 成功研发并在手术科室中进行了初步的应用。后来,随着人工智能发展的停滞,其在医学领域的应用也进入了寒冬期。

直到 21 世纪,随着反向传播算法和硬件水平的提升,人工智能开始广泛地应用于医学的各个领域。2000 年,达·芬奇手术系统获批用于腹腔镜手术,帮助手术科室完成更高精尖难度的手术操作。这种机器人技术已广泛应用在普通外科、泌尿外科等多个领域的手术之中,通过手术路径规划、切割范围确定、实时导航等功能结合更精细、灵活的操作优势,提高了手术的安全性、精准性和高效性。2011 年 DeepQA 技术面世,它通过使用自然语言处理和各种搜索来分析非结构化内容上的数据,以生成可能的答案。之后 DeepQA 技术被广泛地用于从患者的病案系统中获取信息,为临床决策提供了新的可能性。2016 年,Ehteshami 等组织了淋巴结有无乳腺癌转移的挑战(CAMELYON16),哈佛大学医学院和麻省理工学院使用了 GoogleNet 架构,曲线下面积为 0.994,表明人工智能诊断病理切片可以与专业病理学家相提并论。2017 年,著名期刊 *Nature* 上发表了一篇斯坦福大学的研究成果,该团队利用 13 万个皮肤病的图像数据库训练 AI,进行人工智能自动诊断皮肤病的探索,将 AI 诊断系统用于鉴别皮肤良性肿瘤、恶性肿瘤和其他的一些非肿瘤性皮肤病。图像数据库包含了皮肤镜图像、手机照片以及标准化的照片,最终 AI 诊断结果与皮肤科专家诊断结果吻合度非常高,诊断效率打成平手。同年,人工智能方法被用于计算机辅助的自动化、半自动化的糖尿病视网膜病变筛查、评估系统的开发,取得了比较高的特异性和敏感性。

近五年来，人工智能在医学的多个领域得到了蓬勃发展。在眼科领域，人工智能技术已经可以通过图像分析来自动处理眼睛照片和扫描结果。通过人工智能技术在眼科中的应用，极大地提高了临床工作中眼科疾病的诊断效率，减轻了眼科医生的负担。在病理学领域，基于人工智能的模型能够有效识别病理切片中的感兴趣区域，并定量评估各项指标，帮助病理医生作出快速、准确、重复性高的病理诊断，同时也可以降低工作量和成本，目前已在切片的肿瘤区域识别、转移检测、病理图像分割等方面显示出卓越成效。在手术科室，人工智能技术在规划决策、大数据分析领域的发展能够全面分析患者情况，判断是否对患者采取手术，及术后的感染、脓毒症、死亡等不良并发症发生概率，可以为临床医生在选择手术或保守治疗方案时提供有力参考。在病案系统领域，人工智能技术可以通过大数据分析来帮助医生更好地管理患者统一数据和电子病历。利用人工智能的自然语言处理技术，可以实现患者数据的自动分类、标签和管理，以此来减轻医生的工作压力，同时也能够使患者得到更好的医疗服务。在医疗咨询方面，人工智能以医疗聊天机器人的形式向全世界提供数字咨询，基于人工智能的软件可以以消息的形式向患者或用户提供定制服务。

除了在以上领域中，人工智能在医学中的应用最重要的一部分是在医学影像领域，这一部分将在本章第二节中进行详细介绍。

总之，人工智能在医学领域的应用已经涉及多个专业领域。随着人工智能技术不断发展和创新，它在医学领域中的应用将进一步拓展，并为医疗行业带来更多的变革和发展。

2. 人工智能在人文科学的应用 人工智能在人文科学中的应用正在催生数字人文学科的新发展。通过在文化、历史、语言等领域的应用，人工智能为数字人文领域带来了新的活力和机遇。

在文化领域，人工智能技术可以对艺术品进行图像识别和分析，可以帮助文化遗产保护机构更好地保护和修复古老的艺术品，从而让更多人能够欣赏到这些珍贵的文化遗产。在历史领域，通过自然语言处理和数据挖掘技术，人工智能可以帮助历史学家更快速地分析大量历史文献中的信息，从而加深对历史事件和历史人物的认识，挖掘历史事件之间更深层次的关联。在语言领域，通过对古老语言文献的数字化处理和自然语言处理技术的应用，人工智能技术可以帮助对古老语言进行翻译和解读，破解古老语言中的谜团，让人们更好地理解古代文明留下的语言遗产。

3. 人工智能在社会科学的应用 人工智能已经广泛地应用于社会科学中。例如在天气预报、能源勘探、环境监测等方面，有效地利用人工智能技术对卫星和传感器的数据进行分析，是提高预报和监测准确性的重要途径；在商业营销中，有效地利用人工智能技术对销售数据、客户信息进行分析，不仅可帮助商家优化库存降低成本，还有助于针对用户群设计特殊营销策略。

不仅如此，人工智能技术可能会逐步取代人类的部分工作。2022年11月30日，美国OpenAI实验室研发出聊天机器人程序ChatGPT。它能够通过理解和学习人类的语言来进行对话，还能根据聊天的上下文进行互动，像人类一样聊天交流，甚至能完成撰写论文、邮件、视频脚本、文案、代码以及文字翻译等任务，可能会取代相当一部分人的工作。

总而言之，从最初人类希望机器变得更智能的想法开始，经过对知识库、机器学习、表示学习、深度学习的探索，目前的人工智能技术已经广泛地应用在我们生活的方方面面，小到一条搜索记录，大到商业的分析走势，都有这项技术的踪迹。人工智能已经不只是一项简单的计算机技术，而是一种思考和学习方式，它已经开始深刻地改变着人们的日常生活、科学发展甚至是社会发展方向。

第二节 人工智能在医学影像领域的发展历程和应用现状

人工智能在医学影像领域的应用,是指利用人工智能技术,如机器学习、深度学习、计算机视觉等,对医学影像数据进行分析、处理、识别和辅助诊断的过程。人工智能的发展离不开医学影像的高度信息化与计算机计算力的提升,其中以人工神经网络为代表的高度复杂的深度学习网络的发展催化了人工智能在医学影像领域的落地与高速发展。人工智能在医学影像领域的应用涉及方方面面,主要包括影像解析、影像报告生成及工作流程优化(图1-1)。在这些应用中,计算机辅助检测/诊断(computer-aided detection/diagnosis,CAD)占据了十分重要的位置。CAD系统能够在医学影像中标记病灶、检测异常区域、提供临床建议等,帮助医生更快速地诊断疾病,减轻医生工作负担,提高医疗质量和效率。除此以外,人工智能可以通过加快图像传输速度、控制图像质量、量化图像信息等多种方式有效整合图像资源,达到提升影像科医生工作效率的目的。不过,人工智能的应用也面临着许多新的挑战,包括机器模型性能的差异、医学伦理与患者隐私等都是医学界目前亟须解决的问题。

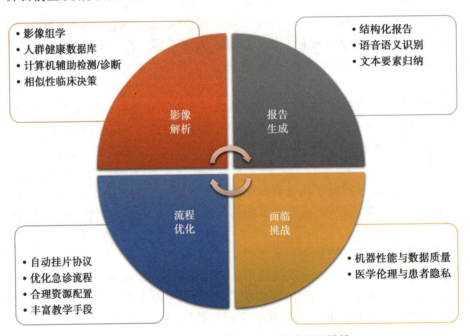

图 1-1 人工智能在医学影像中的应用及挑战

一、人工智能在医学影像领域的发展历程

人工智能的发展离不开计算机的面世与普及,最早的人工智能只是基于图像像素大小的分析与简单计算,而随着人工智能理论的发展,越来越多的算法被提出,其中最著名的比如人工神经网络(artificial neural network,ANN)的问世是人工智能发展的重要里程碑。

1. 人工智能在医学影像中的首次应用 人工智能在医学领域的应用最早可以追溯到20世纪60年代。在当时,人工智能的概念还没有完全被接受,但是计算机已经广泛应用于工业生产中。从事医学影像学的专家们注意到了计算机独一无二的能力,即能够以大量的事实为依据,通过特定的指令程序,分析众多事实中的相关性,并最终获得一个经过权衡后的答案。在1967年,Winsberg等创造了一种能够自动识别钼靶X像中左右乳腺密度差异的设备,这个设备能够自动用矩形框标识出左右乳腺之间存在光学密度差异的区域。几乎在同一时期,Lodwick 等试图创建类似于今日的计算机辅助识别系统,这项系统在当时能够实现一些简单的识别异常的功能,如测量识别体积增大、轮廓异常的心脏,或是异常的胸片等。这些具有创新性的应用是人工智能在医学影像中应用的开篇,但是由于计算能力不足、数字图像不容易获得、成像处理技术不成熟等诸多原因,这些尝试最终没有在临床实践中获得广泛的认可。

2. 神经网络与 CAD 系统的面世 20 世纪 80 年代是人工智能的重要转折点。那时,科学界认识到计算机的计算力存在局限性,因此也不再执着于设计出取代影像科医生的设备,而转向了计算机辅助系统的开发。在此之后的几年里,各种技术框架被陆续提出,包括基于规则和案例的推理、贝叶斯网络和超文本等。到目前为止,最有效且最成功的技术框架莫过于人工神经网络。人工神经网络的灵感来源于人脑的神经元功能结构,它由高度互联的计算机进程网络组成,这些进程扮演神经元的角色,执行数据处理的并行计算,并通过加权连接相互关联在一起。系统的知识库对每个连接的权重进行编码,每个“神经元”都使用这种权重,通过数学推理来决定是否激活其他“神经元”。

人工神经网络具有许多优势,这些优势使它们成为医学影像中人工智能的主要形式。人工神经网络可以通过监督学习进行“训练”,这涉及要用真实预期去校正实际输出。然而,它们也可以通过无监督学习来学习,即系统使用对输入数据的观察和相关性来调整其连接的权重。人工神经网络还可以通过对已经学习的简单案例进行演算推断,从而解决更复杂且具挑战性的案例。此外,由于图像和人类观测都可以用作人工神经网络的输入,因此系统可以通过人工专业知识的补充持续更新自己的推理流程。这意味着该系统可以通过与人脑类似的方式学习,但与人类不同的是,它们永远不会忘记学到的东西。

CAD 系统的概念虽然在更早的时候就被提出,但是在这个时期,它在临床中的应用价值才真正被学者们所逐渐认可。CAD 系统作为计算机辅助诊断系统不应当与自动化计算机诊断系统(automated computer diagnosis)相互混淆,前者强调计算机输出作为影像学家的第二诊断意见,与影像学家是一种协同工作的模式,而后者则反映了相互替代的关系。1992 年 Engle 的一篇综述总结了过往 30 年(1962—1992 年)里的医学人工智能影像的研究并在结论中指出:人们应该停止把计算机当成一个医学诊断者。这一论调明确了人工智能在 CAD 领域发展的重要意义。1990 年 Chan 等在 *Investigative Radiology* 发表了一篇文章指出 CAD 提高了影像科医生在乳腺钼靶图像中诊断簇状分布微钙化的准确性,这是医学界首次报道 CAD 系统与影像医生协同作用在实际临床应用中的积极结果。此后,越来越多的研究表明,CAD 系统在肺结节检出、间质性疾病检出、血管动脉瘤检出等应用中也有极大的价值。

3. 国内人工智能医学影像领域的发展历程 我国从 20 世纪 80 年代初开始进行人工智能领域的开发研究,虽然起步晚于发达国家,但是发展迅猛。1978 年北京中医医院关幼波教授与计算机科学领域的专家合作开发了“关幼波肝病诊疗程序”,是我国人工智能在医学领域应用的开创者。进入 21 世纪后,由几家大型网络公司领衔的医学人工智能开发团队开始加速技术突破并迅速推广至医疗市场。截至 2022 年,有超过 5 000 家医院开始正式使用人工智能的产品,其中超过 80% 为肺结节 AI 自动筛查,其他领域包含脑肿瘤、脑卒中、冠脉、肋骨等十余种疾病辅助诊断。

二、人工智能在图像采集过程中的应用

在图像采集过程中,对患者的初始校正、定位以及参数选择都至关重要。从仪器扫描获得的原始数据需要经过图像格式化或者重建,以符合特定模态下需要的标准,才能最终呈现在影像科医生面前进行评估。在整个过程中,几乎每一步都有适合智能算法参与的地方,可以归类为以下几方面。

1. 扫描方案的制订 通常情况下,负责人需要阅览患者的病情、基本情况、既往生化检查和

既往影像数据来确定本次扫描的参数设定。人工智能算法可以学习现有方案参数对应的病例的整体情况，从而预测新患者需要使用的方案详情。这对于一些需要复杂参数设定的检查有极大的帮助，比如脑部和全身磁共振成像（MRI）。同时，人工智能技术可以整合当前的疾病指南、鉴别诊断和既往数据（如既往的影像学资料和实验室检查结果），在不同的情况下制订不同检查方案。最后，这种检查方案制订任务可以与预约检查同步进行，以便分配合适的图像采集时间和机器类型。

2. 图像质量提升 我们总是希望能尽可能减少辐射剂量，从而减少对人体产生的伤害，但是由此产生的图像质量也会随之降低。近几年 CT 摄片的辐射剂量已经较 10 年前大大减少，而图像质量并没有显著受损，如用于肺癌筛查的低剂量 CT 及超低剂量 CT。这得益于人工智能的多种重建技术的开发，这种智能重建算法的原理是将低辐射剂量下生成的"低质量"图像和标准剂量下生成的"高质量"图像进行关联学习，让计算机学会识别在"高质量"图像中的解剖组织在"低质量"图像中的模样。同样地，我们也希望减少扫描花费的时间，一来可以对诸如脑出血、骨折等急症有较快识别的能力，二来也可以让被扫描的患者有更好的体验。基于深度学习算法的自动重建模型可以让计算机利用少量扫描数据迅速构建出全局数据，从而显著降低扫描时间，而不损害图像质量。

3. 图像质量的评估 医学图像质量与多种因素相关，如射线穿透力、曝光强度、覆盖范围、伪影和图像清晰度等。这些评估通常通过裸眼识别，并且会有先入为主的偏见，认为图像都是高质量的，难免会出现纰漏。随着机器学习和深度学习的进步，现在计算机有希望做到立即识别，甚至根据扫描协议中的参数预测图像质量是否能达到理想水平，这使得技术人员能够在结束成像检查之前找到图像质量不佳的影像序列。

三、人工智能在影像解析中的应用

由于以人工智能为基础的图像处理技术的不断深入，如今影像图片中所能挖掘的信息量已大大增加。首先，人工智能重建算法等技术可以增强图像的对比度和分辨率，增加图像采集率和空间分辨率，优化解剖细节。其次，以分子影像和 CT 能谱成像等为代表的划时代的技术突破更是使得影像数据的种类获得极大的丰富，这种大型数据存储拓宽了数据挖掘技术的范围。人工智能算法在数据挖掘领域的突破为影像组学、人群健康数据库建设、CAD、相似患者临床决策的发展提供了更广阔的空间。

1. 影像组学分析 影像组学的概念于 2012 年被提出，是指对获得的影像信息使用机器学习技术来处理基本描述性统计之外产生的所有额外信息，并提取生物标志物与临床指标之间的关系，可以应用于临床决策，以创建诊断、预后和 / 或预测模型。影像组学在应用中共分为 5 个关键步骤：①利用 CT、正电子发射体层成像（PET）等技术获得图像；②将所得图像根据感兴趣区或解剖结构分割，得到多个区域块；③人工标注或半自动地标注感兴趣区，把区域像素单独提取出来；④将提取出的感兴趣区进行汇总并分析；⑤通过计算机技术完成影像组学的提取、筛选，根据具体任务建立模型。后来这项技术逐渐拓宽，发展到了影像基因组学。传统的基因检测一般需要对受试者进行有创操作，对于身体基础情况差的患者往往难以实施，而且也可能会引起一些因有创操作引起的不适反应。相对于传统的基因检测模式，医学影像作用在被检者机体上的负面影响几乎可以忽略，同时还提高了检测的准确率，至今为止仍是生物医学中前景较为广阔的研究方向之一。影像组学在过去十年中取得了巨大的发展，成为成像和精准医学之间的桥梁。以胸部影像为例，从最早的胸部肿瘤良恶性的鉴别，到肿瘤基因突变的预测，再到放化疗、手术、免疫治疗方案的选择，影像组学分析使医学图像中肉眼不能看到的隐藏信息被挖掘出来。近年来，人们致力于影像组学方法的标准化和验证性研究，以证明其广泛适用性及稳定性，也获得了十分积极的成果。

2. 疾病与人群健康数据库 随着影像数据被更深入地挖掘,一些只在特定影像中测量的指标可以在更常规的检查中得到近似的替代。比如,双能 X 射线吸收测定评分本是一项需要在特定骨扫描检查中获得的指标,现在可以在 CT 图像上自动测量得到类似的参数,为临床提供了一种简单且有效的方法来获得骨密度变化的信息;又比如利用深度学习方法在多种 CT 检查类型上自动进行冠状动脉粥样硬化钙化评分,也为临床快速、便捷地获得动脉粥样硬化风险的相关信息提供了技术支持。随着越来越多的模型被构建出来,一张常规的 CT 检查影像中能够挖掘出更多与多种疾病发生相关的征象,为构建健康人群数据库提供了可能。

3. 计算机辅助检测 / 诊断(CAD) CAD 系统是作为人工智能的一个特殊领域开发的,它是基于计算机对影像进行分析评估,从而自动生成诊断结果的技术。与影像组学不同,CAD 侧重于自动检测图像中的异常,以协助临床医生的诊断。目前临床工作中最常见的应用是使用 CAD 系统在乳腺 X 线钼靶图像中筛选疑似乳腺癌的图像。在其他方面,如肺结节检测、心血管疾病诊断、骨质疏松评估等也在陆续应用。计算机辅助诊断的原理结合了图像处理中数据驱动的特征提取方法、计算机视觉和医学图像分析,使用推理规则来判断图像中是否包含潜在异常的区域。目前大多数软件不能作出诊断,而是简单地指出潜在异常并允许半自动测量生成定量数据。这个过程可能产生大量的假阳性结果,并且由于它们不提供鉴别诊断,因此许多学者更倾向于把它用作影像学的二次意见,以确保不会意外遗漏重要的异常征象。

4. 数据驱动的患者相似性临床决策支持 随着电子病历的普及,数字化的健康档案已经成为很多医院的重要组成部分。在大数据的驱动下,机器学习、深度学习算法的开发也从未停止,现在的计算机可以从杂乱无序的数据中学习新规律,帮助进行临床决策。近些年,患者相似性的概念被提出。患者相似性分析是基于普适的患者间距离评估,从大量临床实践数据中获取疾病发展的普遍规律,从而为使用通用的计算机辅助临床决策支持框架、达到个性化诊疗提供了可能。此技术的关键思想是使用统计机器学习和基于内容的搜索,使用有关当前患者的所有可用多模态临床数据,在数据库中查找临床上相似的患者。一旦确定了相似的患者,就可以对电子记录中与这些患者相似的既往病历记录的诊断、治疗和结果进行统计、排序,以提供建议。此系统没有提前预设的规则,而是利用电子记录中的大数据,动态地发现相似的患者并将他们的诊断、治疗和结果汇集起来,形成一个可扩展的临床决策支持系统。目前该技术已在癌症、内分泌疾病、心脏疾病等大量领域得到初步的验证,并成为医学人工智能技术向临床转化最重要的一个方向。

四、人工智能在影像报告生成中的应用

人工智能在影像报告生成中的应用是一种利用深度学习算法,根据影像数据和相应的描述,自动生成文字报告的技术。这种技术可以帮助医生快速、准确地诊断疾病,提高医疗效率和质量。人工智能在影像报告生成中应用的优点包括:①根据不同的影像类型,如 X 线、CT、MRI 等,生成相应的报告格式和内容;②根据不同的疾病领域,如肿瘤、心脏疾病、骨骼疾病等,生成专业的诊断意见和建议;③根据不同的语言和文化背景,生成适合患者和医生阅读的报告风格和语气;④利用大量的历史数据和最新的医学知识,提高报告的准确性和可信度。在生成报告的过程中,也衍生出了一些其他诸如语音识别和文本要素归纳的功能。

1. 结构化报告生成 结构化报告有利于提升院内外医生交流的效率,也会大大减少和转诊医生沟通的障碍。结构化报告也可以为数据库建立提供便利,这对科研工作有极大的促进作用。不同放射科医生和不同机构之间对于同样的疾病的描述习惯仍然存在很大差异,并且报告也会时常包含一些半结构化的散文文本。随着自然语言处理技术的不断革新,计算机可以从复杂的临床文本中提取与疾病危重程度、乳腺影像报告与数据系统分类、临床指南重点关注等相关的信息。除了自动生成完整的结构化影像报告外,人工智能也可以提供标准化术语并自动插入推荐

的结构化语句。

2．语音识别和文本归纳　近些在人工智能的基础上发展的自然语言处理算法逐渐替代了传统的语音识别技术。自然语言处理技术能够对词组、破碎的语句进行按照规则的重组，生成符合临床要求的放射科报告，并且包含核心的要素。但是，此技术仍然面临一些挑战，比如转录错误、省略重要的信息、对非英语语境不能准确转录、容易混入背景噪声以及可能无法识别复杂的专业医学术语等。因此，语音识别技术需要不断改进和更新，以满足放射科医生和临床医生的需求和期望。

随着电子病历系统的普及，如今的电子病历覆盖从临床表现到分子病理结果的各项内容。对于放射科医生来说，如何快速从一个患者的既往病历中找到与诊断相关的信息也是十分重要的。人工智能可以根据放射科医生的需要，自动从病历系统中提取与怀疑疾病相关的关键临床信息，以最简洁和快速的形式呈现在放射科医生面前。在人工智能系统可以对电子文本进行深度和全面解析后，这项技术在临床的应用将变得触手可及。

五、人工智能在流程优化及教学中的应用

工作流程优化是人工智能在医学影像学中的一个重要应用。从挂片协议的自动选择到危重症患者的自动筛查都是人工智能的潜在应用对象。此外，人工智能可以根据员工的经验和等级合理地分配工作量。在影像诊断的教学方面，人工智能不仅可以高效率地对真实病例数据进行自动分类归档，也可以通过虚拟现实或病例演示的方式让学生身临其境地学习人体的解剖构造，以帮助学生进一步打好医学影像学习的基础。

1．自动挂片协议　自动挂片协议是指在影像存储与传输系统（picture archiving and communication system，PACS）中如何自动显示当前及既往图像的详细信息。自动挂片协议被认为是影响当前影像学医生提高效率的最大因素。目前，挂片协议依赖于扫描仪生成的医学数字成像和通信标准（digital imaging and communications in medicine，DICOM）数据，这些数据本质上是包含不同特性的，即由不同仪器或在不同参数下生成的，因此在单个工作站上审查来自多个扫描设备的图像时会引入不确定性。为解决此问题，许多研究探讨利用人工智能的能力来识别图像内设的参数信息，并将这些信息和图像本身需要展示的信息联合起来，重新排列图像，并将对于诊断疾病最常用的序列挂出。同时，人工智能算法还可以自动提取图像中解剖结构的部位、尺寸、旋转方向等重要位置信息，然后通过一个提前训练好的模型去确定每一次挂片的方式。这些方式可以为影像科医生提供定制化和标准化的观看体验，以此来提高他们的工作效率和诊断准确性。

2．急诊摄片流程优化　急诊不同于其他科室，他们对拍摄速度或拍摄质量有更高要求，在摄片环节中每节约一分钟都是对患者生命最好的关怀。人工智能在急诊影像中的应用最重要的帮助就是节省拍摄时间。目前的人工智能技术可以通过优化重建算法、优化自动调节拍摄位置、自动优化信噪比三个方面来在短时间内获得高质量的图像。其次，根据预先训练的疾病预测模型，人工智能系统可以结合急诊患者的基本临床信息和瞬时影像表现综合判断患者为急诊重点关注的疾病风险（如脑出血、脑卒中、肺炎、骨折等），然后根据患者患病风险等级排出阅片的优先级，供影像科医生参考。在此基础上，人工智能可以对疾病的严重程度进行深入预测，如果发现与严重程度相关的影像学征象，也可以通过特别的标识来提醒首诊医生和影像科医生。可以预见，在不久的将来，这些工具可以合并到PACS中，自动生成一个"智能工作列表"。这个列表会自动列出需要放射科医生优先关注的异常检查，从而缩短诊断和治疗的时间。

3．科室人力资源配置优化　特别是对于大型医疗机构，由于员工数量众多，工种繁杂，如何安排适当数量的员工进行轮班轮岗是一个极其复杂的问题。这里面涉及的问题包括工作时长、

值班日、轮转位置(急诊科、住院部、门诊部)、检查复杂性、研究量、各种模式(MR、CT、超声、X线)。比如说,年资尚浅的医生被安排到了复杂的工作岗位和繁重的工作日中,那么会使他们无所适从,提高了误诊率。再比如,如果一个部门的工作量超过其员工的正常承受能力,那么人工智能系统应当提醒医院进行新员工的招聘。当然,在医学领域中还会遇到一些其他复杂的情况,比如在某些大型会议举行时,工作的员工相对较少,那么在协调工作量时应当有所关注。在医学以外的领域,人们已经开始使用人工智能系统来优化人员配置,因为这样既能提高盈利能力又能够降低成本,对于企业的可持续性发展有重要的意义。如果人工智能系统在未来能够针对医学领域中的棘手情况自动获得最优的解决方案,将极大地优化目前的人员排班体系,也将使医院有更好的运行效益。

4. 医学影像诊断教学 传统的影像教学在当前医学教育体系中面临一些挑战,例如线下教学时间严重不足、教学内容良莠不齐等。经典教学主要针对典型病变的断层影像,缺乏病灶三维整体理念,教学效果较差,且考核试题亦以断层影像为主,模式陈旧,考试内容与教学内容均脱离真实的病例和临床实际场景,很难带给学生解决具体问题的实践经验。现代的基于人工智能的教学平台的概念最近已被提出。学者们认为可将互联网技术与PACS结合,建立基于PACS真实病例的医学影像教学病例库,通过人工智能技术对PACS数据进行梳理筛选分类标注,为医学生及年轻住院医师提供智能化的人机交互教学平台,由传统的灌输式学习转变为自主创新式学习,建设强调学习过程和效果的临床整合式课程,使其具备辅助教学、自我学习、进行考评三种功能。另外,通过基于人工智能算法的虚拟现实技术,将医学影像中晦涩的影像结构投射至虚拟的人体解剖结构上,以帮助学生更好地理解影像与人体解剖之间的关系,加快学习进度,增强学习兴趣。不仅如此,线上教学平台一旦建成,会让上课时间和地点更具有灵活性,为科室安排日常临床工作提供便利。

六、人工智能在医学影像应用的挑战

虽然将人工智能技术应用到医学影像领域能让诊断变得更加精准、高效,但是在其他层面却面临着严峻的挑战。

1. 机器性能与数据质量 人工智能在医疗领域的应用在我国仍处于起步阶段。虽然在一些研究课题中有不错的成效,但是这些产品多是建立在公开数据集或者单中心、单地域的数据基础上,难以反映出复杂的临床环境。在外部测试阶段,往往会出现模型效能显著下降的特点。如果人工智能在运行时出现了误标、错标、漏标等现象,不但不能减轻临床放射科医生的工作量,还会增加他们犯错的概率。由于一些关键技术还未发展成熟,设备的性能不稳定,即便是同一个模型适配到不同地区的医疗机构,都有可能出现数据的偏差,因此还需要工作人员对设备进行调整。当前,人工智能医疗产品在单病种方向取得的效果较为明显且发展迅速,但是在处理临床表现较为复杂的病种时,却困难重重。如仅在胸部CT检查中,就有肺结节、肺炎、支气管炎、肺癌等多种疾病造成的"同病异影、异病同影"现象发生,仅凭人工智能技术分析,很难作出准确判断。

人工智能虽然有着超强的学习能力,但模型依旧是基于原始数据而决定的。原始数据的质量,包括标注医生的规范化程度,都很大程度上影响了模型的准确性和普及性。虽然国内外的各家医疗机构在运行中积累了大量的影像数据,但是由于缺乏系统的管理和统一的标准,在这些图像的质量和格式上并没有做到有机统一,就会出现管理和研究上的混乱。在数据来源方面,由于不同厂家和批次的影像设备在图像质量、扫描层次和成像深度上存在差异,这导致产生的影像数据质量参差不齐。除此以外,影像数据通常需要由经验丰富的医生进行标注才能用于训练人工智能模型。这一过程对放射科医生的要求很高,时间成本更高,难以监督和管理,导致标注结果的质量参差不齐。所以,要想在医学领域中应用人工智能,必须在国家的层面上进行医学图像数据格式以及存储协议的标准统一。

2. 医学伦理与患者隐私 人工智能在医学中的应用可能引发一些伦理问题。例如，如果人工智能系统出现错误的诊断结果，可能会对患者的权益产生影响。此外，人工智能系统的不透明性和不可解释性，尤其当人工智能和医生给出不同的诊断方向时，也会给医患之间的伦理关系带来新的挑战。医学数据通常包含敏感信息，例如患者的病历、基因组数据等。人工智能系统需要访问和分析这些数据，因此隐私保护是无法回避的问题。目前，我们可以通过设置一些医学数据收集、存储和使用的法律法规来限定人工智能的应用场景和数据获取权限。尽管如此，随着人工智能的广泛应用，保障患者隐私仍然是一项挑战。

3. 人工智能与人类医生的关系 人类和机器具有各自独有的优势。机器的一个优点是它们可以每天 24 小时不间断地工作。此外，在一系列恒定输入的条件下，机器可以得到一致性很高的分析结果，这使得人工智能机器可以把一些定性指标定量化，同时提高结果的精度和准确性。相比之下，人类可以从很少的数据中进行推理和创新，并解决各种各样的问题。人类医生能够根据当地具体的情境调整方案和交流的方式，用最佳的形式将发现到的异常传达给转诊医生或患者，比如能够有意识地略过一些可能导致患者焦虑的过度诊断的偶然异常发现。

传统的诊断过程只在医生跟患者之间进行，但是人工智能的参与打破了这种平衡关系，带来了一系列的责任划分不明确的问题。由于医生普遍对人工智能算法的机制缺乏理解，甚至被形容成"黑盒"，这也就造成了医生在应用人工智能产品时无法精准解读与分析，为医疗隐患埋下伏笔。随着人工智能算法在医疗系统中的逐渐落地，关于它的法律法规也应运而生，比如人工智能开发团队需要对数据安全系统进行定期维护，以防止医学数据被篡改；患者在接受人工智能算法应用时需要被知情告知并签署知情同意；人工智能的开发需要符合医学伦理委员会评估；等等。在这样的大背景下，加强医务工作者的责任意识和风险防控意识势在必行，不仅要确保患者的身心健康，还要维护自身及公众的健康权益。

总的来说，对于放射科医生，人工智能算法不仅可以用来帮助影像图像解析，还可以帮助解决当今放射学实践中遇到的许多其他问题。在将来，我们可能会看到亚专科专家和人工智能系统一同为患者带来全新的更优质的就诊体验。随着我国综合国力的不断增强，国家十分重视人工智能技术和医学影像技术的发展，并将该项技术提升到国家战略的层面，因此，"AI+ 医学影像"技术在我国得到了迅速发展，且具有较大的发展空间。在这样的前景下，无论是医疗机构还是医务工作者除了享受到科技发展的红利之外，还要去积极迎接更多新的挑战。

本章小结

人工智能是一种特定类型的机器学习，它具有强大的能力和灵活性。它通过由较简单概念间的联系定义复杂概念、从一般抽象概括到高级抽象，从而将大千世界表示为嵌套的层次概念体系，使计算机系统从经验和数据中得到提高。

人工智能在医学影像中的应用主要是通过深度学习算法，实现机器对医学影像的分析判断。CAD 是人工智能在医学影像诊断中最重要的应用之一。CAD 是能够协助医生完成诊断、治疗工作的一种辅助工具，可帮助医生更快地获取影像信息，进行定性定量分析，提升医生阅片的效率，协助发现隐藏病灶。此外，人工智能算法可以通过挖掘影像数据，构建结构化报告，优化工作流程，合理化资源配置，改进教学质量等一系列方式推动医学影像学科的发展。当然，人工智能在实际临床场景中的应用也面临着来自医学伦理、患者隐私、数据安全等方面的挑战。随着法律法规的逐步完善，相信人工智能在未来能够给医学影像的发展带来更多的希望。

　　除了在医学影像领域得到了广泛而深远的应用外,人工智能技术还在病理、皮肤科、手术科室、眼科、内镜、病案系统、医院管理等领域取得了许多突破性的进展。通过智能算法和机器学习技术,人工智能可以帮助医生更加准确地诊断和治疗患者,同时提高医院的工作效率和治疗质量。

(金征宇　田捷)

第二章　医学影像人工智能常见概念

第一节　概　　述

人工智能（artificial intelligence，AI）指的是计算机科学的一个分支，是一门研究如何让计算机具有人类智能的学科，涉及多个领域和技术，包括信息论、控制论、生物学和数理逻辑等。人工智能层级结构如图 2-1 所示。近年来，人工智能在视觉感知、语音识别、语言翻译等领域带来了巨大变革，推动了许多创新应用的发展，如自动驾驶汽车、AlphaGo、ChatGPT 等。同时，越来越多的案例表明，人工智能系统在医学领域可取得与人类专家相当的水平，尤其在解读复杂的医学影像方面表现出色。这一优化不仅推动了医学影像领域的创新，也为临床实践提供了强大的辅助工具，使得医疗体系更加智能化和高效化。然而，由于人工智能领域的宽泛和复杂性，只有相对较少的医疗专业人员对人工智能及其相关概念有较好的理解。因此，本节旨在介绍医学影像人工智能应用中的一些基本概念，揭示它们在医学影像人工智能中的应用，以期为医学界引领一个更加先进、便捷且精准的医学影像时代。

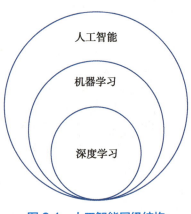

图 2-1　人工智能层级结构

一、机 器 学 习

机器学习（machine learning，ML）是人工智能最重要的领域之一，指的是计算机的一个学习过程，在此过程中，计算机可以形成模式认知或者基于经验来改善系统自身的性能并作出预测。在计算机系统中，"经验"通常以"数据"的形式存在，因此，机器学习所研究的主要内容，是关于在计算机上从数据中产生"模型"的算法，即"学习算法"。这些学习算法基于输入数据生成模型，通过最小化模型输出和期望输出之间的误差，以及一种反馈机制（如著名的反向传播算法），引导机器进行自我改善。当新的测试数据来临，模型能提供相应的判断。此学习过程中相关常见概念有：

算法（algorithm）：一组规则和统计技术，学习模型的具体计算方法，用于学习数据中的模式，并将其映射到模型可以采取的所有决策。

模型（model）：一种数学方程，即计算或公式，模型将一些值作为输入，并产生一些值作为输出。模型是算法的结果，最优模型的选取由算法决定。

特征（feature）：有助于预测输出的数据变量，例如，患者的临床指标，年龄、性别、体重等，还可以是影像中病灶的大小、形态、纹理等信息。每个样本计算出的特征集称为特征向量，可作为模型的输入。

训练数据（training data）：用于模型学习的数据，通常输入由一组特征表示，用于调整模型的参数和权重，使模型能够从输入中学习并适应数据的模式。

验证数据（validation data）：训练过程中用于调整模型超参数和选择模型的数据集，并与训练数据相互独立,有助于降低模型过拟合风险,提高模型的泛化能力。

测试数据(test data):用于评估模型在现实场景中的泛化能力,对模型不可见。模型在测试数据上的性能直接反映了其在实际应用中的效果。测试数据又可分为内部测试数据(internal test data)与外部测试数据(external test data)。内部测试数据通常指与训练、验证数据来源相同的测试数据,外部测试数据则与训练、验证数据来源不同。多中心数据通常选择其中一个中心不参与训练与验证,仅用于测试,该中心数据可称为外部测试数据。其余中心随机划分训练、验证、测试,这里的测试数据可称为内部测试数据。

欠拟合(underfitting)和过拟合(overfitting)是机器学习中常见的问题,涉及模型的性能和泛化能力。欠拟合指的是模型在训练数据上的表现不够好,无法充分捕捉数据中的模式和规律,这通常发生在模型过于简单或者训练数据不足的情况下。欠拟合表示模型未能充分学习训练数据中的模式。过拟合指的是模型在训练数据上表现得过于好,但在未见过的测试数据或实际应用中的数据上表现较差。过拟合通常发生在模型过于复杂或训练数据过少的情况下。模型可能会记住了训练数据的细节和噪声,导致在新数据上的泛化能力差。过拟合的模型可能会记住训练数据中的特殊标注,而无法正确地推广到其他数据。

(一)机器学习问题分类

机器学习的发展催生了对于不同问题类型的深入研究,其中包括分类、回归和聚类问题。分类问题关注如何有效地将数据归类到不同的类别,回归问题涉及对数值型输出进行准确预测,而聚类问题则致力于在数据中发现潜在的群组结构。这三个问题领域构成了机器学习的核心,为理解和解决各种复杂的现实场景提供了多样化而强大的工具。

分类问题(classification):对于一个输入的数据样本,根据其特征对其进行分类,输出一个离散的类别标签。在医学影像分析中,分类问题非常常见,例如,基于胸部 CT 鉴别肺炎种类,以及利用胸部 X 线片评估病情是否严重。分类算法也可用于分割,多个目标区域的分割可视为多分类问题。分类问题通常在监督学习的框架下解决,从数据中学习一个分类模型或分类决策函数,称为分类器(classifier)。常用的分类算法包括逻辑回归、支持向量机、K 近邻等算法。

回归问题(regression):输出变量为连续变量的预测问题,当输入变量的值发生变化时,输出变量的值随之发生变化。例如,基于影像的脑年龄预测。回归问题按照输入变量的个数,分为一元回归和多元回归;按照输入变量和输出变量之间关系,可分为线性回归和非线性回归。回归问题通常在监督学习的框架下解决。常用的回归算法包括线性回归、岭回归、LASSO 回归、决策树回归等。

聚类问题(clustering):在没有任何标记信息的情况下,期望能根据特征相似性将输入数据分组为多个不相交的集群,使得各子集之间尽可能差异最大化,子集内部尽可能相似。聚类问题常常用于揭露数据的内在属性,发现其中的隐藏结构和信息,探索不同数据组之间的相似性和差异性等。聚类问题通常是在无监督学习的框架下解决的,如 K 均值算法、层次聚类算法等。聚类算法可用于影像分割及基于影像的瘤内异质性探索等。

(二)机器学习方法分类

根据不同的应用场景,机器学习方法可分为监督学习、弱监督学习、无监督学习以及强化学习四大类别,每个类别解决特定类型的任务。通过这种分类,研究人员和从业者能够选择最合适的方法来解决特定领域的挑战。

1. 监督学习 监督学习(supervised learning)核心思想是通过输入数据及对应的标注信息(annotation,模型的期望输出)来学习如何关联输入和输出。在模型的学习过程中,每一个样本都有其对应的输出标注。举例来说,在基于影像的病灶良恶性鉴别任务中,分类模型接收 MRI 影像特征以及病灶种类信息,通过学习这些输入(影像特征)与输出(病灶种类)之间的映射关系,实现对新影像数据中病灶良恶性的判断。同样,在分割任务中,原始影像及相应的分割标注可用于指

导模型学习自动分割影像。监督学习训练集通常表示为

$$T=\{(x_1,y_1),(x_2,y_2),\cdots,(x_N,y_N)\}$$

x 为输入变量，y 为输出变量，输入与输出对又称为样本(sample)或样本点。监督学习在医学影像领域中广泛应用，以下是几种常见的监督学习算法：

（1）支持向量机(support vector machine，SVM)：是一种用于二分类和多分类的监督学习算法，同时也可以用于回归分析。该算法的基本思想是在特征空间中找到最佳超平面正确划分不同类别。最接近超平面的样本点称为支持向量。支持向量机适用于高维数据的分类和回归问题，对于大多数非线性可分的问题，可以使用核函数将数据映射到高维空间中，在该空间中构造一个或一组超平面，从而实现分类。支持向量机中有线性核函数、多项式核函数、径向基核函数等，可用于数据映射。然而，现实任务中很少有超平面可以完全正确分类所有样本点。因此，引入了软边界的概念，即允许一些样本点被错分。硬边界则不允许任何形式的错误分类。支持向量机具有较好的泛化性能，但对于大规模数据，训练时间较长。

（2）决策树(decision tree，DT)：决策树由一系列二分类决策构成，每一个具体的决策结果都会指向决策树的一个分支。其中每个节点表示一个特征，节点之间的连接表示决策，每个分支最终会到达叶子节点，代表一个结果或响应变量。决策树的构建算法有ID3、C4.5、CART等。ID3根据信息增益选择最优划分决策，C4.5和CART则分别采用信息增益率和基尼指数。决策树在分类和回归问题上都有应用。在分类问题中，决策树的目标是将输入数据集合划分为不同的类别，每个叶子节点代表一个类别；回归问题，决策树的目标是拟合输入数据集合，每个叶子节点代表一个预测值。决策树易于理解和解释、能够处理混合型数据、对异常值有较强的容忍性，但容易出现过拟合问题。针对过拟合问题，决策树的剪枝策略和集成学习方法(如随机森林)可以应用。

（3）K近邻(K-nearest neighbor，KNN)算法：通过已有的样本来预测新的未知样本的类别。当K=1时，KNN算法就是最近邻算法，直接将距离最近的样本的类别作为当前样本预测结果；当K>1时，算法会找出距离当前样本最近的K个样本，再根据这K个样本中占多数的类别作为预测结果。样本间距离衡量可用欧几里得距离或曼哈顿距离等。

（4）线性回归(linear regression)：一种广泛应用于回归分析中的方法，旨在学习一个线性模型建立自变量和因变量之间的关系，以尽可能准确地预测期望输出。线性回归可以通过最小二乘法来求解模型参数，即使得样本数据拟合误差的平方和最小化，也可以通过其他优化算法求解，比如梯度下降算法等。

（5）逻辑回归(logistic regression)：一种用于估计概率的统计模型，特别是二分类问题。逻辑回归的基本原理是使用Logistic函数(也称为Sigmoid函数)将线性组合的输入特征映射到0到1之间的概率值。这个概率值表示给定输入条件下属于某个类别的可能性。

（6）随机森林(random forest，RF)：基于多个决策树的集成学习算法，从而实现更精确和稳定的预测。该算法相比决策树有更高的准确性，随机森林中每个决策树的构建都基于不同的随机样本集和随机特征集，从而减少了过拟合风险和方差，并提高了泛化性能。

（7）集成学习(ensemble learning)：一种机器学习范式，通过构建并结合多个分类器来完成学习任务，常可获得比单一分类器更优越的泛化性能。Bagging和Boosting是两种常见的集成学习方法。在Bagging方法中，多个基分类器(如决策树)并行训练在不同的训练集上，最后通过投票等方式进行分类。在Boosting方法中，基分类器是串行训练的，每个分类器都在前一个分类器产生的错误上进行训练。自适应提升算法(AdaBoost)是Boosting方法中的一个流行的算法。

决策树、支持向量机、随机森林、K近邻都可用于分类及回归问题，线性回归主要用于回归，逻辑回归主要用于解决分类问题，对于线性可分问题表现良好。K近邻对于密集数据和局部特征较为敏感。随机森林是基于决策树的集成方法，是集成学习的一种具体实现，对于高维数据和

大样本都有较好的泛化性能。具体算法的选择取决于问题的性质、数据的特点以及任务的需求，各类算法特点总结如表 2-1 所示。

表 2-1 传统监督学习方法特征总结

方法	特点	优点	缺点
决策树	基于树结构的规则系统	易于理解和解释,适用于分类和回归问题	对噪声敏感,容易过拟合
支持向量机	利用核函数在高维空间中寻找有效的分类边界	适用于线性和非线性问题,泛化性能好	对大规模数据和特征数敏感,需要调参
K 近邻算法	基于实例的学习方法,根据最近的数据点进行决策	简单直观,适用于复杂、非线性的决策边界	预测时计算成本高,对异常值敏感
线性回归	基于线性关系建模	易于理解和解释,计算效率高	对非线性关系建模有限,容易受到异常值的影响
逻辑回归	线性模型用于二分类问题	计算效率高,对模型的可解释性好	对特征之间的相关性敏感
随机森林	基于决策树的集成学习模型	适用于复杂问题,具有较高的准确性和鲁棒性	可能占用较大的内存空间,模型解释性相对较差

2. 弱监督学习 相比传统的监督学习依赖大量准确的手工标记信息,弱监督学习(weakly supervised learning)通过使用有噪声的、有限的、不精确的标记信息进行学习。在医学影像领域中,采用弱监督学习可以减少标注工作量。

不完全监督学习(incomplete supervised learning)是一种在训练模型时只有少量训练数据被标记,而其他大部分数据没有标签的方法。常见的处理方法包括主动学习(active learning)和半监督学习(semi-supervised learning)。在主动学习中,模型尝试以最小的成本从尚未标记的数据中选择最有价值的样本进行标记,以便更有效地训练模型。这种策略通过选择那些对模型参数更新最有帮助的样本,可以在有限的标记成本下提高模型性能。半监督学习则无须人工干预,通过将大量的无标记样本加入到有限的标记样本中一起训练学习,期望改善模型的学习性能,这种方法常与多任务学习(multi-task learning)密切相关,多任务联合建模有助于每个单独任务的性能提升。在医学图像分类中,由于获取足够数量的已标记图像可能困难且昂贵,不完全监督学习成为一种强大的解决方案。通过充分利用大量易于获取但未标记的图像数据,不仅可以减少数据标记的工作量,同时还能提高模型性能。这对于医学图像分类中常见的数据稀缺问题尤为有益。

不确切监督学习(inexact supervised learning)是指在训练模型时只提供了粗粒度的标签。一种常见的处理算法是多实例学习(multi-instance learning),其中模型接收一组带标签的包(bag),每个包含多个实例(instance)。在多实例学习的简单情况下,被标记为阴性的包中的所有实例都是阴性,而被标记为阳性的包中至少包含一个阳性实例。任务是预测包中是否包含阳性实例以及准确识别该阳性实例。这种情况下,不需要考虑包内实例之间的关系和权重。然而,包内的实例之间可能存在关联,每个包可以包含多个类别的实例,这就导致了多实例学习方法的多样性。有研究提出双注意力多实例深度学习网络用于早期诊断阿尔茨海默病,由于在该疾病的早期,只有少数局部区域出现脑异常萎缩。因此,在该研究中,患者 MRI 图像块组成阳性实例包,正常对照组的图像块标记为阴性包,以此来训练模型,并利用模型识别发生了病变的关键图像块。在医学图像领域,尤其是在处理大规模影像数据时,不确切监督学习能够减轻标注工作的负担。

不准确监督(inaccurate supervision):训练数据标记不一定可靠,可能存在标注噪声。标注噪声指数据集中的标签可能包含随机或系统性的错误。这种标签的不准确性可能是由于人工标注错误、数据采集问题、标签分布变化等原因引起的。不准确监督会对机器学习算法的性能产生负面影响,算法学习到错误的信息,导致性能下降。处理不准确监督的方法包括使用强化学习框架、标签校正、主动学习以及使用鲁棒性较强的模型等,这些方法的目标是在标签不准确的情况下提高模型的性能和鲁棒性。

相比监督学习,弱监督学习的优势在于:①节省标注成本:可以利用不完全或噪声标记数据来进行学习,从而避免了昂贵的数据标注成本;②适用于大规模多样化的数据:大规模完全标注数据获取困难,弱监督学习可以从不完全标注数据中学习;③对标注噪声和不准确标注有较强的鲁棒性。

3. 无监督学习 无监督学习(unsupervised learning)不依赖标记信息,即数据中包含的信息不可见,算法试图在没有标签的数据中寻找规律和模式。无监督学习的目标通常是通过聚类、降维、密度估计等方法,将数据分成不同的组别,或者学习数据的分布特征,以便于后续的数据分析和应用。

K 均值聚类(K-means):是聚类问题中最常见的算法之一,它是一种基于距离度量的聚类算法,通过将数据点划分到不同的簇中,使得同一簇内部的数据点尽可能接近,不同簇之间的数据点距离尽可能远。K 均值聚类算法的基本思想是先随机选取一些点作为聚类中心,然后不断迭代地将数据点划分到最近的聚类中心中,并重新计算聚类中心的位置,直到满足一定的收敛条件。有研究基于改进的 K 均值聚类算法对 MRI 中的脑肿瘤区域进行分割。

传统聚类模型仅在特征具有代表性时才有效,但由于特征学习能力较差,它们在复杂数据上的性能通常受到限制。基于深度学习的聚类方法(deep clustering)旨在有效地从数据中提取更多适合聚类的特征,并同时使用学习到的特征进行聚类。

自监督学习(self-supervised learning)是无监督学习的一个重要分支,通过从数据本身获取标记信息,从而完成对数据本身的特征学习,进而可把该特征学习模型迁移至对目标任务的学习中。自监督学习方法可分为生成方法、对比方法以及生成对比方法三类。自动编码器(autoencoder)是生成类的代表方法之一,可以通过学习数据的压缩表示和重构过程,自动地从无标签的数据中提取特征,并将其转化为低维空间中的表示。自动编码器通常由编码器和解码器两部分组成,其中编码器将输入数据压缩成低维的特征表示,解码器则将低维特征还原为原始数据的重构。自动编码器的训练目标通常是最小化原始数据和重构数据之间的误差,从而鼓励自动编码器学习到输入数据的有效表示,可以为后续的深度学习任务提供重要的特征提取和数据预处理手段。对比方法基于对比学习(contrastive learning)思想,利用相似性度量,让相似的样本特征靠近,不同的样本特征远离。代表算法如 SwAV、MoCo 和 SimCLR 等,可达到与 ImageNet 数据集上最先进的监督方法相当的结果。生成对比方法代表性算法有生成对抗网络及其变体。

4. 强化学习 强化学习(reinforcement learning)是一种识别最优决策策略的方法,允许决策者在任何建模环境下选择最佳的行动过程。与传统的监督学习和无监督学习不同,它的学习过程是通过与环境互动而非提前提供标签或数据来完成的。这些独有的特征使强化学习技术适合于在各种医疗保健领域开发强大的解决方案,这些领域的诊断决策或治疗方案通常以长时间和连续的过程为特征。在强化学习中,智能体的目标是通过与环境的交互,学习到一种策略,以最大化期望的奖励总和。强化学习的主要组成部分包括状态、行动、奖励信号、策略和价值函数。状态是智能体观察到的环境特征,行动是智能体在状态下采取的行为,奖励信号是智能体在执行行动后从环境中获得的反馈,策略是智能体从状态到行动的映射,价值函数是衡量状态或状态-行动对的价值。经典的强化学习包括 Q-learning、Deep Q-network(DQN)算法。AlphaGo 最主要的算法之一就是强化学习。有研究在动态对比增强 MRI(DCE-MRI)中使用 DQN 算法检测乳腺病变,图像与边界框坐标组合构成了状态,并通过深度残差网络(ResNet)提取特征;在某一状态下,可采取的行动有 9 个,分别为 6 个边界框坐标转换动作、2 个缩放动作、1 个触发动作;若网络判定当前边界框内包含病灶(触发动作),且当前状态分割 Dice 指标(与金标准相比)大于 0.2,则奖励为10,否则为–10;若网络选择其他动作的奖励定义为当前分割 Dice 与上一状态 Dice 的差;网络以一定策略执行 Q 网络选择的动作,或者随机执行一个动作,训练初期通常随机选择动作执行;Q 网络充当动作价值函数功能,输出当前状态下采取9个动作对应的累积奖励。采用经验回放的训练方式,从历史数据中随机采样,直至网络收敛。

二、深 度 学 习

传统机器学习主要依赖人工选择的特征进行数据表示,例如手工提取的图像特征、文本特征等,使用传统的机器学习算法构建模型并进行预测。过程相对简单,容易解释,但需要手工选择和提取特征,且对于复杂的非线性问题,仍存在一定的局限性。深度学习(deep learning,DL)是一种数据驱动的方法,主要依赖于神经网络自动学习特征,对大规模非结构化数据以及复杂问题的学习更有优势。深度学习在医学影像领域的独特优点体现在其自动的特征学习能力、卓越的准确性和对大规模数据的高效处理。深度学习模型自动学习复杂的特征表示,提高了对医学影像中微小信息的捕捉能力。其在准确性和敏感性上的表现优越,使得医学诊断和预测更为精准可靠。深度学习还展现出对大规模医学影像数据的强大处理能力,可有效整合多模态数据,为实现个性化医疗、实时诊断和自动化图像解释提供了可行的途径。

(一)基本结构

人工神经网络(artificial neural network,ANN)是一种受哺乳动物大脑生物结构和功能启发的模型,利用一系列相互连接的节点(即神经元)进行信息处理和学习,通过不断调整连接权重和阈值来实现对输入和输出之间复杂映射关系的建模和预测。人工神经网络通常由输入层(input layer)、输出层(output layer)和若干个中间层/隐藏层(hidden layer)组成,网络结构较浅。其中每一层都包含多个节点,称为神经元(neuron),即神经网络最基本的组成单元。当电位超过一个阈值(threshold),则当前神经元被激活,继而向其他神经元发送信息,从而改变这些神经元内的电位。神经元通过加权方式对接收的输入进行求和,网络学习的过程就是通过不断地调整权重及阈值,使输出的误差最小化来实现。

深度学习基于人工神经网络,为机器学习的子领域,是学习样本数据的内在规律和表示层次的方法。深度学习模型相较于传统机器学习的优势在于它们的表示学习(representation learning)能力。深度学习中的"深度"指网络的多层结构,这种结构自动地从数据中学习特征,能以近似非常复杂的非线性关系将输入映射到输出。以下是几种深度学习模型中常见的层定义。

1. 输入层 输入层用于接收输入信号到神经网络。包含全连接层的网络通常要求输入固定尺寸大小。

2. 卷积层(convolutional layer) 定义了一系列基于卷积核(kernel)的卷积操作,用于特征提取。卷积核的大小可人为定义,卷积核在图像中每次移动的像素间隔称为步长(stride)。输入图像经过多个卷积层后得到输出称为特征。卷积核中的参数为网络需要学习的权重(weight),其数量决定了输出的特征图数量。卷积操作如图2-2所示,步长为1。

3. 池化层(pooling layer) 对卷积输出下采样,降低特征冗余度同时减少计算量,具体可分为最大池化(max pooling)和平均池化(average pooling)。最大池化操作如图2-3所示,步长为2。

4. 激活层(activation layer) 深度学习模型的非线性特征主要归功于激活层。目前主流的激活函数为线性整流(rectified linear unit,ReLU)函数,能将负值输入转化输出为"0",正输入值则直接输出。

5. 全连接层(fully connected layer) 每个神经元节点都与上层所有节点相连,用于综合所有特征,再经过非线性变换得到输出,通常位于卷积神经网络后端,起到"分类器"的作用,也可以替换为经典的分类器,如支持向量机。

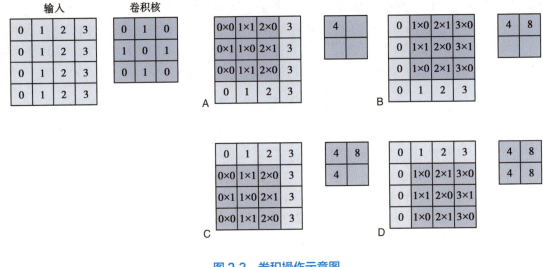

图 2-2　卷积操作示意图

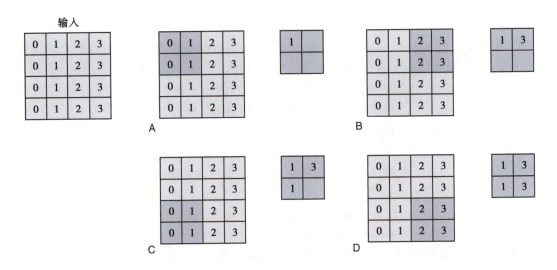

图 2-3　最大池化操作示意图

6. 输出层　用于得到目标输出。回归任务使用线性输出,分类任务通常采用Softmax(多分类)或者 Sigmoid(二分类),模型将输出当前样本属于对应类别的概率,输出各类别概率总和为1。

(二) 前馈神经网络

前馈神经网络(feedforward neural network,FNN),也被称为多层感知机(multilayer perceptron,MLP),是一种最简单的网络设计,也是最基本、最广泛使用的人工神经网络。它是一种单向的神经网络,信息只能从输入层向输出层传递,不具备反馈机制。

前馈神经网络将各神经元分层排列,每个神经元只与前一层的神经元相连。各神经元接收前一层神经元的信号,利用权重和偏置信息对其加权求和实现线性变换。再利用激活函数,引入非线性变换。这样便构建起一个单向多层结构,数据从网络的第0层(即输入层)输入,经过中间层多次变换,到达最后一层输出层。其结构如图2-4所示。

FNN 网络结构简单,易于实现,已被证明是一种通用的函数近似方法,可以被用来以任意精度拟合任意连续函数和平方可积函数。

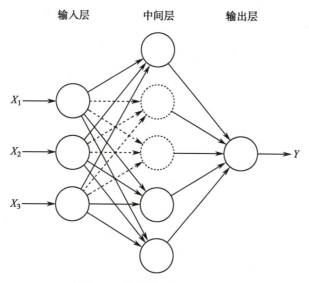

图 2-4　前馈神经网络示意图

（三）卷积神经网络

在医学影像人工智能中,常见的深度学习模型为卷积神经网络（convolutional neural network, CNN）。2012 年出现的 AlexNet 网络掀起了以深度卷积神经网络为代表的深度学习浪潮。其结构如图 2-5 所示,由 5 个卷积层、3 个全连接层组成。输入图像像素大小为 224×224 的 3 通道彩色（RGB）图像。第一个卷积层共 96 个卷积核,大小为 11×11,步长为 4,卷积后输出的特征图大小为 55×55,通过最大池化,尺寸变小为 27×27,输入第二个卷积层。第二层包含 256 个 5×5 的卷积核,步长为 1。通过一系列卷积层后输出经过全连接层,输出层为 Softmax 激活层。

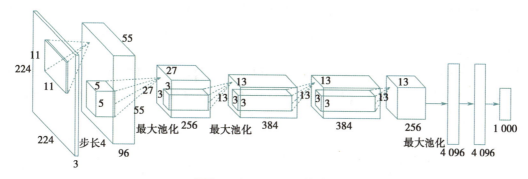

图 2-5　AlexNet 网络结构

卷积神经网络主要用于图像和语音等空间和时间数据的处理。在医学影像分析的算法中,一个卷积神经网络的模块接收的输入一般为 2D/3D 图像,并通过一个 2D/3D 卷积层、ReLU 和池化层对其进行处理。它利用卷积层和池化层提取数据的空间特征,然后通过全连接层进行分类或回归等任务。其核心思想是局部感知,即通过局部卷积操作,获取数据局部的特征,然后通过池化层进行下采样,使得提取的特征具有一定的平移不变性。特征图经过激活函数 ReLU 引入非线性信息,扩充网络的表达能力。特征图描述了图像中不同区域之间的关联,在低层的卷积网络中,提取的特征更接近边缘、灰度、纹理等"低层"特征。通过多层卷积和池化操作,CNN 可以逐步提取图像的高层次特征,最终将这些特征送入全连接层进行分类或回归等任务。池化层是特征图的下采样过程,模仿人的视觉系统对数据进行降维,降低冗余信息并压缩模型大小,同时也有防止过拟合的作用。卷积神经网络的主要优势在于其对于空间数据的处理具有较强的表示学习能力,对平移、旋转、缩放等变换具有一定的不变性,因此在实际应用中更适合处理图像数据。经典的用于图像分类的卷积神经网络有 AlexNet、ResNet 系列、VGGNet 系列、GoogleNet 系列、DenseNet 等。

VGG 为较早提出的深度学习模型，其由大量使用小尺寸卷积核(如 3×3)的卷积层堆叠而成。Inception 系列模型则在每一个卷积层的位置使用了多个具有不同核的卷积层以实现不同尺度的感受野，然后，再将多个卷积核运算的结果进行融合，以确保每一个卷积层都包含了不同感受野的信息，类似于在特征层面采用了多尺度的思想。ResNet 则将卷积神经网络的深度进一步提高了一个数量级，为了避免深层网络在训练时会出现梯度消散的问题，ResNet 使用了跳跃连接(残差学习)来实现将靠近输出层的梯度直接引导至较浅的卷积层，从而保证模型的浅层卷积层也能得到很好的训练。鉴于 ResNet 这种跳跃连接的思想在训练深层模型时的显著优势，DenseNet 使用了比 ResNet 更加密集的跳跃连接。ResNet 的跳跃连接仅实现了短距离的两个卷积层之间的连接，而 DenseNet 则将一个块(block，多个层的组合)内的所有卷积层之间都进行了连接，从而保证了模型训练时梯度能更快地流向浅层卷积层，保证模型的浅层卷积层能得到很好的训练。

用于图像分割网络有 U-Net 系列和全卷积网络(FCN)系列。卷积神经网络可直接用于影像的分类，也可作为特征提取器，提取深度影像特征用于后续研究。

(四) 循环神经网络

循环神经网络(recurrent neural network，RNN)常用于顺序或时间问题，对于序列数据的处理具有较强的建模能力，如语言翻译、自然语言处理、语音识别和图像字幕等。相比于传统的前馈神经网络，RNN 引入了循环层(图 2-6)，使得网络可以接受变长的序列输入，并且在处理输入序列时具有记忆性，能够自动提取出输入序列中的重要特征。RNN 的每个循环层内部都有一个循环单元，用于维持序列输入的状态信息。在每一时刻，循环单元会接收当前时刻的输入以及上一时刻的状态，经过一系列的非线性变换后，输出当前时刻的状态和对应的预测结果。RNN 的一种变体，长短时记忆网络(long short-term memory，LSTM)模型，能够有效地解决 RNN 存在的梯度消失问题。LSTM 模型通过引入门控机制，能够有选择性地忘记或更新先前的状态信息，从而保留和强化与当前输入相关的信息。有研究在心脏 MR 图像重建任务中，利用卷积循环神经网络的时间依赖性和传统优化算法的迭代特性，从采样不足的 K 空间数据中重建高质量图像，该方法能够在非常少的参数条件下，有效地学习时间依赖性和迭代重建过程。有研究将卷积神经网络与双向长短时记忆模型相结合，用于多期 CT 图像中局灶性肝脏病变的分类。

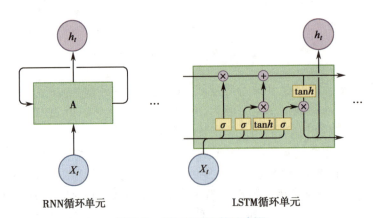

RNN循环单元　　　　　　　LSTM循环单元

图 2-6　循环神经网络示意图

(五) 生成对抗网络

生成对抗网络(generative adversarial network，GAN)是一种特殊的网络结构，用于图像生成和数据增强。该网络包含两个模块：生成器(generator)和鉴别器(discriminator)。生成器接收随机噪声作为输入,并将其转换成类似于真实数据的输出,而鉴别器则负责区分生成器生成的数据和真实数据。在训练过程中,生成器和鉴别器相互对抗,生成器希望生成的数据能够欺骗鉴别器,而鉴别器希望能够正确地将生成的数据与真实数据区分开来。这种对抗过程促使生成器不断学习生成更加真实的数据,同时鉴别器也在不断提高自己的判别能力。GAN 可以用于图像生成、图像修复、图像增强、图像风格迁移等多个领域。它可以生成高质量、逼真的图像,并且不需要额外的监督信息,仅仅通过对抗训练就能学习到数据的内在分布和特征。例如,使用生成对抗网络框架从两个正交 X 线重建 CT。

(六) 变压器

变压器(transformer)是一种基于自注意力(self-attention)机制的神经网络结构,由 Google 在 2017 年提出后,被广泛应用于自然语言处理领域,并在机器翻译任务上取得了极好的效果。近年来,受自然语言处理领域 Transformer 结构的启发,计算机视觉领域也推出了视觉 Transformer,例如 ViT(vision transformer)(图 2-7),使之适用于图像分类、图像分割等视觉任务。这类基于自注意力机制的神经网络,在多个视觉任务上都表现出出色的性能。与文本相比,图像涉及更多的维度、噪声和冗余,建模难度增加。相比传统的卷积神经网络擅长局部关系建模的特点,Transformer 在全局关系建模上更有优势,可以扩大图像的感受野,获取更多上下文信息。视觉 Transformer 的基本思想是将图像分割为多个小区域,并将每个区域视为一个序列,然后将其输入到模型中进行

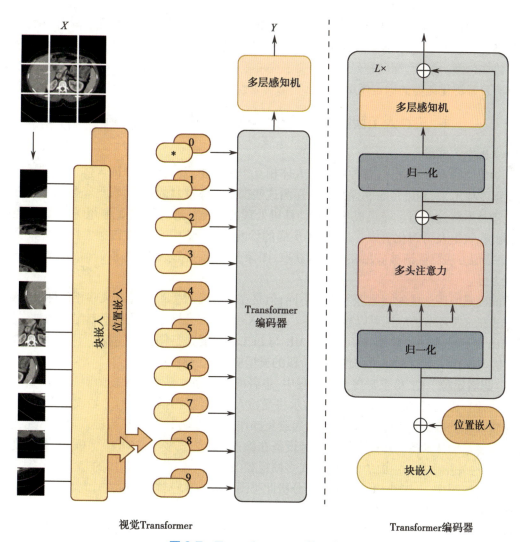

视觉Transformer　　　　Transformer编码器

图 2-7　Transformer 网络示意图

处理。模型主要由编码器和解码器两部分组成。编码器由多个相同的层堆叠而成,每个层包含多头自注意力机制和前馈神经网络,前馈神经网络由两个线性变换和ReLU激活函数组成。解码器也由多个相同的层堆叠而成,每个层包含多头自注意力机制和前馈神经网络。多头自注意力机制是视觉Transformer网络的核心模块,在处理图像时将注意力集中在最相关的区域,从而更好地捕获全局信息。

由于自注意力机制可以学习到序列或者图像中任意两个位置之间的关系,因此Transformer可以处理具有长距离依赖性的数据。与CNN相比,Transformer在分析图像任务中,在图像大小上更加灵活,并且不受固定卷积核大小的限制,其自注意力机制能更好地捕获图像中全局信息。Transformer相比CNN的另一个优势是,可以在处理图像的同时处理其他类型的数据,例如文本和表格数据,这使得视觉Transformer成为一种多模态学习的有效方法,更加契合医疗影像的多种数据模态的临床背景。此外,Transformer还具有可扩展性,可以很容易地增加编码器和解码器的层数以增强模型的能力。除卷积神经网络外,Transformer也可作为图像分类的基本骨架,或者将卷积神经网络与Transformer相结合。例如,用于医学影像分割的TransUNet,也有研究利用Transformer捕获的全局表示来补充因不同分辨率的卷积操作而损失的远程依赖,实现了胰腺肿块分割和检测。Transformer在大规模的预训练下,可达到与卷积神经网络相媲美的性能。

与传统机器学习相比,深度学习需要更多的数据和计算资源,算法的复杂度也更高,但其可以自动提取特征和表示,能够对复杂的非线性问题进行处理。总体来说,传统机器学习适用于数据维度较低,特征提取已经比较清晰的问题,而深度学习则更适合处理高维度、非结构化、复杂问题的任务。深度学习在医学影像领域的应用极大地改进了医学诊断和治疗的方式,为医疗行业带来了许多创新。然而,深度神经网络定义了高度复杂的功能分类,通常需要大量的数据才能收敛到具有良好泛化能力的稳定模型,同时,仍需考虑模型的可解释性、数据隐私和安全等问题。

三、人工智能在医学影像学科中的基本应用领域

(一) 图像生成前

医学成像的大致过程为:各种可以与人体相互作用的物质波,定向地向人体发射或从人体内部的靶区发射出来,利用特定的探测器去探测这些携带人体信息的物质波,再经数学物理方法和信号处理技术将这些信息转换成可以被计算机处理的信号并进行图像重建,生成的影像经图像增强、测量、重组及可视化等操作后,用于疾病的诊断和治疗的决策。在该医学影像检查全流程中,人工智能方法已逐渐被应用在从数据获取、图像重建、后处理、影像分析到辅助诊断与指导治疗等多方面。

不同模式的医学成像在原理上或许不同,但是在检查流程上可能具有某些相似性,因此人工智能方法在这些环节的应用可以相互借鉴。譬如X线摄影与CT检查均有患者定位的操作步骤,CT与MR检查均有扫描计划的环节,CT、MR与PET都需要进行图像重建等。下面,将人工智能方法在医学影像采集(扫描)及图像重建阶段的典型应用作一概述。

1. 患者定位 CT检查常规工作流程中,患者的定位通常是由放射技师引导患者按照检查要求躺在检查床上,根据激光定位灯的指示将受检人体部位(扫描计划的开始或结束处)安置于机架旋转中心。传染性疾病大流行期间,为避免操作人员的职业感染风险,融入人工智能技术的无接触患者定位技术得到迅速发展。这种设备在检查床上方安装了RGB摄像机、RGB深度摄像机或RGB红外摄像机,拍摄的单幅图像或多帧视频图像用于估计定位扫描的起点和范围。由此获得的是自然图像,人工智能方法处理和分析此类图像的技术已经相当成熟,尤其是卷积神经网络在图像的处理方面具有天然优势。

用于患者定位较为简单的人工智能方法是,采用高分辨率网络通过识别单一人体的关键点进行2D人体姿态估计,关键解剖一般为颈、肩、肘、腕、膝、踝等大关节位置。也可以利用已有的

人体数据模型,直接从 RGB 图像或视频中通过深度卷积神经网络或深度强化学习的人工智能方法来恢复重建得到人体 3D 网格模型。检出人体关键解剖点,有助于操作技师在屏幕上更直观地定位患者。其中,SMPL 模型(skinned multi-person linear model)与 SMPLify 模型在处理 2D 人像转化为对应的 3D 模型方面具有较好的表现,可以精准刻画人的肌肉拉伸以及收缩运动的形貌,同时不需要进行手动特征标注即可获得很好的转换效果。但是这类模型匹配的方法大多数是基于目标函数的最优化迭代,故求解速度较慢,很难做到实时重构。

RGB 深度摄像机采集颜色和深度的融合信息,用动态扫描拼接算法进行实时三维重构获得人体 3D 点云模型,可快速、高精度地还原人体复杂的立体姿态。在临床上一些较为特殊却并不少见的场景,如患者衣服毛毯遮盖、室内灯光暗淡时,利用 RGB 红外摄影机采集的信息也可以重建人体 3D 模型。有学者开发了 DARWIN(deformable patient avatar representation with deep image network)算法,对身上覆盖毛毯的卧床患者行 3D 建模取得了较好的效果。

对人体 3D 模型稀疏采样即可获得某些解剖关键点,但在 CT 扫描前往往还需要估算患者体厚,有助于精确定位患者至机架旋转中心,此处患者接受的辐射剂量最低,图像伪影更少。人体 3D 网格模型与点云模型可用来估算患者体厚。

有设备厂家研制了一个可估算扫描范围和旋转等中心的无接触式全自动患者定位系统,它由摄像机 -CT 机空间坐标自动校正、3D 网格估算、3D 网格优化(充分学习回归器)及多视角整合等 4 个模块组成。摄像机 -CT 机空间坐标校正模块,通过模式识别的方法自动检测相机图像中预置在检查床上的固定标记线,利用 PnP(perspective-n-point)算法,将摄影图像的平面坐标映射到 CT 机三维空间坐标系统上进行日常校正。该系统中的人体 3D 网格估算是一个称作 RDF(robust dynamic fusion)的新型算法,为多分支的卷积神经网络结构,融合了 SMPL 模型、2D 关键点预测、深度秩序一致性(depth ranking consistency,DRC)学习目标及总的损失函数等组件,具有动态多模态网格推理能力,训练一次即可用于 X 线摄影、MRI 检查等多模态场景。RDF 算法的泛化能力较强,对摄像机有无深度测量或红外线的功能无要求,适用于不同等级的医院。

2. 扫描计划 CT 定位扫描完成后获得一幅或两幅覆盖目标检查部位的正侧位 X 线片,MRI 定位扫描后得到检查部位的多幅低分辨率 MRI 多平面断层图像。利用传统的机器学习方法可以识别定位图像上特定的解剖标志,如 CT 胸部正位定位图中的肺尖与肋膈角,MRI 矢状定位图中的胼胝体前后联合及椎体序数等,以此来制订后续的正式扫描计划框(即扫描基线和成像范围)。

常用人工智能方法为经典的模式识别技术,通过手工设计低阶图像的检测器来识别特定解剖标志的边缘、线条、角点等特征。最近,也有学者采用结合注意力机制的卷积神经网络自动制订扫描计划框。甚至,有研究者将深度学习的方法用于确定 MR 检查中宫内胎儿的体位这类棘手的临床细节问题。

有 CT 设备厂家开发了一种患者定位与扫描计划无缝衔接的全自动系统,无须人为干预即可启动扫描。它利用区域生成网络(region proposal network,RPN)在人体 3D 重建模型上识别特定解剖部位,譬如检出下颌角作为正式扫描的起点,发送位置控制信息将患者定位到 CT 机架旋转中心。同时运用 V-Net 分割和识别定位图像中的特定解剖部位,获得扫描基线和扫描范围的标志点。

应用人工智能方法来计划扫描框,简化了操作流程,提高了工作效率,最主要的是消除了人为操作的随意性,采集到的图像层面规范标准,符合质量控制的要求,更有利于复查时的病变对照。

3. MRI 加速 由于体内氢质子净磁化矢量小需要多次激发,且填充 K 空间的相位编码数需要满足奈奎斯特采样定理才能重建一幅断层图像,耗时较长,该弊端成为 MR 检查较为突出的问题。减小 K 空间的相位编码数,可以缩短 MR 采集时间,但又带来混叠伪影、信噪比下降等问题。

为解决欠采样问题,最早使用的是并行采集技术,包括图像域优化的敏感性编码技术(sensitivity encoding,SENSE)和 K 空间域优化的空间谐波同步采集(simultaneous acquisition of spatial harmonics,SMASH)、广义自动校准部分并行采集(generalized auto-calibrating partially parallel acquisitions,GRAPPA)等。后来开发了基于稀疏变换和非线性迭代重建理论的压缩感知技术来解决 K 空间欠采样的问题。这些方法属于传统机器学习领域的字典学习范畴,需要基于规则的人工建模。

近几年,融合成像先验知识的深度学习方法开始应用于解决欠采样处理,进一步缩短采集时间,达到 MRI 加速目的。同样,应用在并行采集技术中的深度学习方法,既可以用于图像域,也可以用在 K 空间域。图像域主要包括利用 U-Net 训练复杂的正则项,多种改良的神经网络训练线圈敏感图等。K 空间域中根据训练内插函数的方法不同,衍生了多种技术。如有学者提出的 RAKI(robust artificial neural networks for K-space interpolation)技术,就是在自动校正信号数据中训练卷积神经网络,用来内插缺失的 K 空间线,获得了满意的结果。有研究应用的是残差卷积神经网络,可以消除 GRAPPA 技术中的噪声放大效应和伪影,故称之为 rRAKI(residual RAKI)技术。

为了提高深度学习的可解释性和泛化能力,物理模型的展开神经网络(physics-guided unrolled neural networks)开始用于 MR 加速技术的图像重建,因物理模型大多并不依赖于数据,在未训练过的数据上也会表现良好。也有学者将结合注意机制的卷积神经网络用于 MR 图像重建,可减少冗余特性的数量。另外,为充分利用散落在各级医院的现有数据,如全采样的 K 空间数据,联邦学习将在 MR 图像重建领域发挥重要作用。在没有全采样数据的情况,物理学引导的自监督学习方法也有望用于 MR 图像重建。最近,已有经研究将深度学习的方法用于加速动态 MR 的图像重建。

(二)图像生成后

影像诊断医生一般通过肉眼识别异常信号病变的位置、分布、数目、大小、形状与毗邻关系等特征,对疾病作出主观的定性判断。为强化其诊断的客观性,也会对病灶作径线、面积、体积与信号强度的测量,譬如心胸比例、血管狭窄程度、左心室容积等。此类图像的测量往往比较耗时,且操作者之间可能出现偏差。人工智能的方法可通过识别特征点或感兴趣区自动测量,获得一致性较好的量值。

由于成像物理学的限制,CT 与 MRI 中病灶或感兴趣区与背景信号对比可能不足,并且通常以二维断层图像的形式呈现。要实现对病灶或感兴趣区的立体显示,需要对二维原始图像进行后处理,以生成三维可视化的重组图像,例如解剖结构复杂的颌面部 CT 三维成像,弯曲走行的血管 CT 成像等。医学影像领域,尤其是 CT 检查的图像后处理已经成为临床繁重的工作任务。人工智能的方法,尤其是深度卷积神经网络天生具有理解图像的能力,已经在医学影像图像后处理中发挥了重要的作用。鉴于人工智能方法在图像测量和后处理领域的应用广泛,下面重点介绍人工智能方法在临床的几个典型应用。

1. 检测与分割 目标检测(object detection)是一种在医学影像中检测和定位目标的技术,可以帮助医生快速准确地识别出病变区域,从而更好地进行诊断和治疗。与图像分割不同,目标检测专注于检测和定位目标,而不需要明确定义目标的边界。在深度学习方法兴起之前,许多传统的目标检测算法主要基于手工设计的特征和经典的机器学习方法。传统目标检测主要分为以下几个步骤:输入图像,生成一系列候选框;对候选框进行特征提取;使用分类器对框内物体类别判断;使用非极大值抑制来筛选最优的框。这些传统的目标检测方法在一定程度上取得了成功,但它们通常依赖于手工设计的特征,对于复杂的场景和变化较大的目标可能表现不佳。

随着深度学习的兴起,基于深度神经网络的目标检测方法,能够端到端地学习特征表示和目标检测任务,逐渐取代了传统方法,获得了更好的性能。一些常见的目标检测算法,如 R-CNN、

Fast R-CNN、Faster R-CNN、YOLO 和 SSD 等,已在医学影像领域取得了显著的进展。在骨骼影像学中,目标检测可以用于检测和定位不同部位发生的骨折,这对于快速而准确的创伤评估至关重要。

图像分割(image segmentation)指根据灰度、颜色、纹理和形状等特征把图像划分成若干互不交叠的感兴趣区(region of interest,ROI)并界定其边界,这些特征在同一区域内呈现出相似性,在不同区域间呈现出明显的差异性。具体可分为语义分割及实例分割。语义分割是将图像中的每个像素划分为不同的语义类别,即将图像分割成具有语义意义的区域,例如,将医学图像分割成不同的生物学或解剖结构,如器官、组织或病变区域。实例分割则是在图像中检测和分割出每个独立的对象实例,例如分割图像中的每个独立的肿瘤。

传统的图像分割方法包括阈值法、边缘法、区域法、轮廓法和基于图论的方法,这类方法依赖手工设计的特征,且计算复杂度较高,在处理复杂、大规模、多样性的图像数据时多有限制。深度学习模型通过学习从原始数据中提取特征,减少了对特定领域专业知识的依赖,同时提高了算法的通用性,常见的病灶分割模型主要采用全卷积网络(fully convolutional network,FCN)的方式,如最经典的 U-Net 模型及其变种。这些模型通常由编码器和解码器组成,这种结构使得模型能够有效地学习输入图像的层次化特征。编码器负责从输入图像中提取高层次的语义和特征信息,解码器将编码器提取的特征映射还原为与输入图像相同尺寸的分割结果。除此之外,还有 FCN、DeepLab、金字塔场景解析网络(PSPNet)等经典的深度学习分割网络。深度学习用于 X 线摄影图像测量最简单的一个例子是自动测量心胸比例来判断心脏有无增大,有研究利用 AlbuNet-34 自动分割出心脏和左右肺的轮廓,计算心胸比例,从而获得精准且鲁棒的结果,此外,有学者提出将 ResU-Net 用于左右心室的分割与功能测量,获得满意的效果,泛化能力较好。

考虑到目标分割和目标检测通常具有较大的相关性,Mask-RCNN 等模型则通过多任务学习的方式,在目标检测的模型中增加了多任务学习的网络分支,以同时实现对目标区域的分割。在实际应用中,由于不同的模型侧重于针对不同信息的强化,研究者经常会融合多种模型的优势构建融合模型,例如将 DeepLab 系列模型中的空洞卷积层、FPN 模型中的特征金字塔结构和注意力机制都融合进一个模型中,以实现更好的分割效果。

2. 分类 / 聚类　图像分类(image classification)指根据图像中包含的特征信息,对其所属类别进行预测。例如,在肿瘤诊断中,医生需要对大量的医学影像进行分析,以便确定患者是否患有肿瘤、肿瘤的类型以及预后评估分层等。常通过影像组学(radiomics)提取图像中的高通量数据,对大量高阶影像特征进行分析,借助传统机器学习技术构建特征到目标任务的映射关系,以将这些关系应用于新的测试数据。深度学习中采用端到端的方式,通过深度神经网络提取图像特征,在网络后端通过全连接层将特征直接映射到输出类别。这些分类模型所采用的主体结构包含 VGG、Inception、ResNet、DenseNet 等常用的人工智能分类模型。

图像聚类(image clustering)旨在通过无监督学习方法将大量图像划分为相似的群组,而无需先验标签信息。这一过程使得图像能够按照它们在特征空间的相似性进行自然组织,为图像理解、检索和分类提供了重要的基础。图像聚类的流程通常涵盖数据收集、特征提取、相似性度量、聚类算法、评估和可视化等步骤。图像聚类在许多应用中发挥着重要作用,如图像检索,通过将相似图像组织在一起,方便用户进行检索;图像自动标注,将聚类结果作为图像的标签,实现对图像内容的自动描述。总体而言,图像聚类对于大规模图像库的管理和理解,以及对图像内容的深入挖掘,都具有不可忽视的重要性。

3. 回归　基于医学影像的回归任务是医学领域中的一个关键问题,这种任务的独特之处在于需要预测连续数值输出,这可能代表着患者的生理参数、疾病的进展情况或治疗效果等重要信息。例如,对于肿瘤生长的定量分析,可以预测肿瘤的体积随时间的变化;在心脏影像中,可以通过回归任务估计心室的尺寸和功能,提供对心脏疾病的详尽评估。基于影像的回归任务和分类任务在深度学习领域中具有广泛的通用性,共享相似的输入数据和预处理过程,以及利用卷积神经网络等深度学习模型进行特征提取的能力。然而,在输出形式、损失函数和评价指标上存在关键差异。回归任务旨在从图像中预测连续数值,如疾病进展的百分比或生理参数,而分类任务则旨在将图像分配到预定义的离散类别。回归任务通常采用均方误差等用于度量连续数值的损失函数和评价指标,而分类任务使用交叉熵损失函数和准确率等度量离散类别的性能指标。

(三)其他医学影像相关应用领域

1. 多模态医学影像研究 多模态影像数据可为疾病诊断提供更全面、准确的信息,基于人工智能的多模态影像研究关键问题是如何有效融合不同成像模态信息。近年来,基于人工智能的多模态医学图像融合算法在提高基于医学图像决策的临床准确性方面取得了显著成果。多模态医学图像融合通常可以分为三个层次:像素级、特征级和决策级。像素级的图像融合涉及严格的医学图像配准(image registration)。图像配准是将两幅或多幅图像进行对齐的过程,将不同时间、空间、模态的医学图像转换到相同的空间,可用于补偿扫描仪中患者体位的差异,不同时间点器官或组织的变形,以及受试者之间的解剖变异。通过将不同图像映射到统一的几何空间,以便分析图像中的结构和功能的变化。随后,采用空间域或变换域的方法对体素点进行融合。特征级融合通过对不同模态影像分别提取特征后,采取拼接、加权等方式得到新的融合特征,用于后续研究。决策级融合则分别针对不同模态影像分别构建模型,采用投票或加权的方式决定最终结果。

2. 多模态大模型 对比语言-图像预训练(CLIP)是 OpenAI 开发的一种预训练方法,通过对比学习的方式,使得模型能够在大规模的图像和文本数据上进行预训练,弥合图像和文本之间的差距,具备了同时理解图像与文本的强大能力。这种能力可扩展到医学图像,在可解释性很重要的临床环境中特别重要,可用于跨模态生成,自动理解医学影像中包含的语义信息。随着通用领域大语言模型(large language model,LLM)的风靡,如 ChatGPT,在医学影像领域也涌现了相关产品,如通用医学影像理解模型 Deepwise MetAI 以及上海人工智能实验室发布的 OpenMEDLab 浦医,这些模型通过融合计算机视觉、自然语言处理、深度学习、大模型等人工智能前沿技术,结合医学图像、医学文本、生物信息等医疗数据,实现影像诊断智能化全面升级。新发布的生物医学模型 LLaVA-Med,使用 GPT-4,基于视觉 Transformer 和 Vicuna 语言模型,可自动理解 CT、X 线图片中包含的信息,实现智能问答。医学影像与大语言模型的成功应用将在医学领域引发深刻变革,促进多学科交叉、疾病研究的深入,为未来医疗提供更智能、精准和个性化的解决方案。

第二节 人工智能辅助重建域的基本流程

一、医学图像重建概述

在现代的临床实践中,不同类型的医学影像如超声、CT、MRI、PET 等在不同的医疗场景下每天都在被大量而广泛地使用。不同类型的影像依赖不同的采集设备产生,除了硬件的采集设备之外,医学图像重建(medical image reconstruction)也至关重要。简单来说,各种医疗影像设备可被视为一种硬件编码系统,它们将人体各组织的各种信息"编码"成为一种高维度的抽象信号,但是这种信号往往无法被医生们直接解读。广义上讲,图像重建是与这种编码所对应的"解码"过程,它将采集到的各种抽象信号重新转换为影像数据。因此,医学图像重建可以说是医学影像处理的基石部分。

具体来说,医学图像重建的过程一般是指将临床所需要的各种医学影像如 MRI、CT、PET 等包含有人体组织解剖结构信息的图像域数据(image-domain data)从对应的硬件系统(如磁共振扫描仪、CT 扫描仪等)所采集的传感信号(sensor-domain data)解码的过程。近些年,随着现代医学成像软硬件技术的发展,一些可以将图像从一种模态合理转换到另一种模态的后处理算法,如磁共振定量磁化率成像(quantitative susceptibility mapping)和磁共振指纹(MR fingerprinting)等在图像域构建的新型成像算法,也可以被归类为医学图像重建技术。

很多基础的医学图像重建问题已经得到了非常充分的解决,例如从正弦图(sinogram)重建 CT 影像(标准剂量),从标准采集的 K 空间重建 MRI 影像等。对于这类问题,医学图像重建问题的解可以被简单而完备的数学公式或者方程组所描述,也即其数学上解析解存在。例如,从满采样的 K 空间重建到 MRI 影像只需要一个简单的傅里叶变换即可实现。但医学图像重建问题时至今日仍然是一个较为火热的研究方向,主要面向一些更具有挑战性的重建场景,如小角度低剂量的 CT 重建,K 空间欠采样下的 MRI 图像重建等问题。

现代医学图像重建算法主要面向复杂场景下的重建问题,其研究涉及了如压缩感知、优化理论、深度学习多个领域。这种困难场景下的重建问题往往可以被建模为数学上的病态逆问题(ill-conditioned inverse problem),这种病态问题不存在解析解,其求解过程相对也更加复杂。近年来,随着深度学习和人工智能技术的发展,AI 赋能的医学图像重建算法也逐渐成为这个领域的主流方法。

本小节将详细阐述现代医学图像重建的具体问题、流程以及人工智能在本领域的主流应用及前景分析。

二、医学图像重建流程

1. 问题定义(物理模型定义)——何为病态逆问题　正如前文所言,大多数现代医学图像重建可以被建模为一个逆问题,可以表示为公式 2-1。

$$y=Ax \tag{2-1}$$

式中,A 是描述硬件采集过程的系统矩阵,x 是具有临床价值的医疗影像,而 y 则是硬件系统采集的信号。根据简单的线性代数理论,图像重建(即求解 x)的过程可以简化为:$x=A^{-1}y$。因其涉及求解系统矩阵的逆,所以这类问题也被称为逆问题。

对于常规的医学图像重建问题,例如常规采集下的 MRI 图像重建问题,系统矩阵可以被简单地表示为傅里叶变换矩阵 F,因为傅里叶变换矩阵是正定矩阵,所以其逆即为 F 矩阵的共轭转置矩阵 FH,因而在这种场景下的重建不再是一个值得深入研究的问题。但系统矩阵 A 的逆却不总是存在的,在大多数现代医学影像的重建问题中,系统矩阵 A 是欠定矩阵(underdetermined matrix),因而导致了公式 2-1 无法求解。

借助经典的鸡兔同笼问题做一个类比,可以更加清晰地理解何为病态逆问题。如果已知鸡兔的头数总和为 20,鸡兔的腿数总和为 60,可以轻易地算出来鸡和兔各有 10 只,但如果缺失了其中一个条件,比如只有第一个条件(鸡兔的头数总和为 20),那便无法精确地知道到底有多少兔子和鸡。第一种情况下(头数和腿数都已知)的问题求解,可以类比为常规满采样下的 MRI 图像重建,而后者只有一个已知条件的场景可以类比为当前研究领域中比较前沿的在欠采样情况下的 MRI 图像重建问题。

将上面的例子数学化抽象后可以转换为如下结论,对于病态逆问题,简单的线性求解方案不能满足应用需求。因此,研究者们针对此类问题的求解方法设计进行了大量的研究,涉及多个学科领域和方向,笔者将在下文进行简要介绍。

2. 方法设计——如何针对病态逆问题求解　通过上面鸡兔同笼的类比,可以观察到,病态逆问题的求解难点主要在于求解条件的缺失。因此,如果可以以某种方法对缺失的求解条件进行补充,就可以得到具有临床诊断价值的影像。如何对缺失的求解条件进行补充在业界一般被称为先验知识(prior knowledge)的设计。先验知识可以理解为借由过去的大量实践过程中形成的通识。例如,以脑成像为例,即便没有任何的采集信号,人们也知道大脑大概率是一个椭球形的物体,有颅骨、白质、灰质和脑脊液等不同的组织结构。除了这些具象的知识之外,还有数据的平滑性、稀疏性等抽象知识。将这些知识数学化并且引入到病态逆问题的求解是当前图像重建的主要研究方向之一,可以归结为公式2-2。

$$\widetilde{x} = \underset{x \in \mathbb{X}}{\arg\min} f(Ax, y) + \lambda \mathcal{R}(x) \tag{2-2}$$

式中,f 函数是一个表征数据差异的误差方程,而 $\mathcal{R}(x)$ 就是上文频繁提到的对影像数据的先验知识,一般也被称为正则项(regularization)。可以看到相对于常规场景下的 $x = A^{-1}y$ 求解方法,公式2-2的求解方法显然不少,涉及了两个问题:①如何设计正则项;②如何对公式2-2进行求解。针对问题1,研究者们提出了例如全变分先验、稀疏先验、低秩等。而针对问题2,有诸如共轭梯度法、迭代软阈值算法、交替方向乘子法等迭代类求解算法可供参考。

公式2-2虽然为求解影像逆问题提供了一种通用解决框架,在领域内也取得了很多成功,例如现在很多新型MRI扫描仪都集成了基于压缩感知的欠采样重建方案,其本质就是基于数据稀疏性的一种求解法,但是其应用仍有很多限制。例如,很难对各种先验知识进行精准的数学表达,此外由于公式2-2一般都是基于迭代法进行求解,求解过程中的超参数需要人为手动调整,而且求解时间往往相对比较长,阻碍了其在临床上的应用。

近年来,因为人工智能和深度学习技术的兴起,对于公式2-1所描述的问题,研究者们发现了新的解决路径,可以简要地总结为公式2-3。

$$\widetilde{\mathcal{H}_\theta} = \underset{\mathcal{H}_\theta; \theta \in \Theta}{\arg\min} \sum_{n=1}^{N} f(x_n - \mathcal{H}_\theta(y_n)) + \lambda \mathcal{R}(\theta) \tag{2-3}$$

式中 $\mathcal{H}_\theta$ 代表的是深度神经网络,其中 θ 表示网络中可以学习的参数。x_n 和 y_n 则是大量已采集的可以用来进行网络训练的数据。相对于公式2-2,公式2-3的核心不再是直接对影像 x 本身进行优化求解,而是对深度学习网络 $\mathcal{H}_\theta$ 进行优化(学习)。当我们得到了训练好的网络 $\widetilde{\mathcal{H}_\theta}$,则可以通过公式 $x = \widetilde{\mathcal{H}_\theta}(y)$ 进行图像重建,也即用 $\widetilde{\mathcal{H}_\theta}$ 近似 A^{-1}。虽然公式2-3也只是对早期有监督学习类方法的一种总结,一些结合了物理模型的展开神经网络以及无监督学习方法也可以借助公式2-3进行理解。笔者将在第三节对各种主流的深度学习方法进行总结。

3. 重建质量评估——如何评估重建质量 为了全面地衡量重建算法的性能,常见的重建影像质量定量评估指标包括峰值信噪比(PSNR)、结构相似性指数(SSIM)和标准化均方根误差(NRMSE)等,下面将对这些指标进行简要介绍。

PSNR是一种常用的传统指标,通过测量图像的PSNR可以评估重建图像的质量。PSNR的数值越高,表示生成图像与原始图像之间的误差越小,因此PSNR常用于图像重建的初步评估。然而,PSNR在某些情况下可能无法准确反映人眼对图像质量的感知,因为它主要关注整体亮度和对比度,对细节的敏感性较低,见公式2-4。

$$\text{PSNR}(x, y) = 20 \cdot \lg\left(\frac{\text{MaxValue}}{\text{MSE}}\right) \tag{2-4}$$

式中,MaxValue为图像像素可取到的最大值,MSE为两张图像的均方误差,计算方式为对应像素差的平方的平均值。

SSIM是一种结构比较敏感的指标,它综合考虑了亮度、对比度和结构三个方面的信息。其值范围在 −1 到 1 之间,越接近 1 表示生成图像与原始图像的结构相似性越高。SSIM的优势在于它与人眼的感知更为一致,综合考虑了细节和结构的重建。但SSIM是基于局部区域的比较,对图像全局性的评估相对较弱,且对于一些细微纹理不够敏感,见公式2-5。

$$SSIM(x,y) = \frac{(2\mu_x\mu_y + C_1)(2\sigma_{xy} + C_2)}{(\mu_x^2 + \mu_y^2 + C_1)(\sigma_x^2 + \sigma_y^2 + C_2)} \qquad (2\text{-}5)$$

式中,μ_x 为均值,σ_x^2 为标准差,σ_{xy} 为协方差。C_1、C_2 为用于规避分母为 0 的额外添加常数。

相比于前面两种指标而言,NRMSE 的优势在于它提供了对整体像素值准确性的评估。NRMSE 更加强调全局性的图像评估,但相对缺乏对人眼感知的结构信息的敏感性。在一些需要强调像素值准确性的任务中,NRMSE 可以作为一个有效的评价指标。但是 NRMSE 并不考虑图像的亮度和对比度等感知因素,所以往往综合考虑三个指标来衡量算法的性能,见公式 2-6。

$$NRMSE(x,y) = 20 \cdot \frac{\sqrt{MSE}}{MAX - MIN} \qquad (2\text{-}6)$$

式中,MSE 为均方误差。MAX 和 MIN 分别是图像像素值的最大值和最小值。

尽管这三种指标对图像重建质量评估在一定程度上可以反映影像质量的优劣,但目前仍然没有一种能够百分之百完美地捕捉人类主观感知的量化评估标准。首先,这些评估方法都是需要一个参考影像的,而在临床实践中,对同一个成像对象,其参考影像往往并不存在。此外,人眼对图像的感知是复杂的,因此临床医生的专业判断至关重要。只有通过临床医生的确认,才能真正了解哪个算法在实际医学应用中表现更为优异。因此在评估图像重建算法时,需要结合这些指标和临床医生的经验,才能获得更全面、准确的评估结果。

三、人工智能在医学图像重建中的应用及前景

随着深度学习在图像分类、图像分割、图像去噪等领域的巨大成功,其应用范围也扩展到解决图像重建中的逆问题,并逐渐替代了传统的迭代方法。值得注意的是,虽然深度学习方法在重建图像的质量、重建的速度等方面比传统算法有了很大的提升,但是传统算法的可解释性更强,更加符合当前主流的临床需求。因此研究可解释的人工智能重建算法也是当前医学图像重建领域发展的一个主流方向。

本书将其大致分为三类来介绍,但除本书介绍的分类方法之外,还可以将医学图像重建中的 AI 算法分类为监督学习、半监督学习、无监督学习方法等,不同类别的算法之间并不是完全对立而存在的。

1. 基于端到端神经网络的方法　端到端(end-to-end)的重建算法一般指早期的深度学习算法。在这类方法中,深度学习网络一般被认为是一个不可知的"黑盒",模型的输入是系统所采集的信号(及其变换),而网络的输出则是临床需求的医学影像,这意味着直接从原始数据到最终图像的生成,而无须明确定义的中间步骤。这种方法的优势在于其设计简单,重建速度往往较快,因此也是当前应用中的主流算法,这些经典的端到端神经网络模型在医学图像重建中相较于传统方法表现显著,许多最新的高级方法都是在它们的基础之上进行改进创新而来的,但其缺乏可解释性,在一定程度上也阻碍了其发展。端到端神经网络方法在医学图像重建中的主流应用包括如基于多层感知机的方法、基于卷积神经网络的方法、MLP-CNN 结合的网络、基于生成对抗网络的方法、基于 Transformer 的网络等。

在端到端的算法中,基于 U-Net 的方法是最为重要的一类方法,在医学图像重建的各个领域都有非常广泛的应用。U-Net 是一种编码器 - 解码器结构(encoder-decoder)的网络,最初设计用于生物医学图像分割。其独特之处在于它包含一个底部的编码器路径和一个顶部的解码器路径,两者之间通过跳跃连接相互连接。这种设计有助于保留不同层次的语义信息,使得网络能够更好地还原细节和上下文信息。U-Net 的这种设计对基于 AI 的医学图像重建算法具有深远的影响,例如很多基于 GAN 的方法使用了 U-Net 结构作为 GAN 的生成器部分。

2. 结合物理模型的展开网络方法　结合物理模型的展开网络指的是将某个优化算法的迭代求解公式进行展开并将其拆分为基于数学模型的部分以及基于深度学习预测的部分的一种新

型网络设计方法。值得指出的是结合物理模型的展开网络本质上也是一种端到端网络,但是不同于上文所提到的方法,在这类方法中,数据保真项的设计得到了充分的关注。在结构上,不同于端到端的网络往往使用比较大而深的网络模型,这类算法的结构往往是数个微型网络和数据保真模块的数次级联。这类模型方法的可解释性也得到了很大的提升,在一定程度上提高了模型的解释性和泛化能力。这类算法在医学图像重建的典型应用包括 ADMM-Net、ISTA-Net 和变分网络(variational network,VN)等。

值得指出的是,虽然这类算法相对于端到端的深度学习算法具有更好的可解释性,但是因为其本质上仍然是端到端的训练和推断方式,因此其中网络部分的"可解释"性仍然不足。除此之外,考虑到某些重建任务过程中的系统方程过于复杂,例如针对马尔可夫随机场(Markov random field,MRF)重建任务,其信号产生的正向物理模型是较为复杂的布洛赫方程,因此展开此类算法无法直接应用。

3. 基于生成式人工智能的方法 生成式人工智能(generative artificial intelligence)是人工智能领域的一个分支,其主要目标是通过学习和模仿数据集中的数据分布,从而生成新的、与原始数据相似的数据。在自然图像处理的任务中,通常用来生成逼真自然的图像、音频、文本等内容。近年来,扩散模型(diffusion model)在计算机视觉领域取得了迅猛发展,成为研究的热点方向。不断涌现的改进工作极大地提升了模型的性能和速度,为多领域的视觉任务作出了显著贡献。由于扩散模型基于迭代的思想,相较于传统的端到端一步深度学习网络,它具有更强的可解释性。例如最近在 AI 绘画领域中的 Stable Diffusion 模型即为一种基于扩散模型的应用,包括 OpenAI 公司最近推出的 AI 生成视频 Sora 的框架也是结合了扩散模型和 Transformer 结构。近年来,生成式人工智能在医学图像领域的应用也逐渐得到关注。在本节中,将主要介绍基于扩散模型的生成式人工智能方法。

扩散模型是一种生成模型,主要过程包括扩散阶段和逆扩散阶段。在扩散阶段,通过逐步向原始数据添加噪声(例如高斯噪声),使数据从原始分布逐渐过渡到目标分布(通常为高斯分布也即高斯白噪声)。而逆扩散阶段则是通过训练神经网络逐步将数据从高斯噪声恢复到原始数据分布,以还原近似真实的图像。这种方法的优势主要在于其优异的性能和更好的可解释性,但它的缺点在于迭代采样速度较慢,降低了模型训练和预测的效率。因此如何加速扩散模型的采样过程(逆扩散过程)也是学界研究的主流方向之一。

随着基于扩散模型的方法的不断改进,其在医学图像领域也将发挥越来越重要的作用,为 MRI 欠采样倍数和 CT 低剂量等挑战性任务带来新的突破。通过对模型的深入研究和不断优化,我们有望看到更高效、准确的医学图像重建方法的出现,为临床医学提供更可靠的影像数据。这不仅有助于提高图像质量和减少辐射剂量,同时也为医学诊断和治疗提供更准确、可靠的信息,推动医学影像领域向前迈进。

第三节 人工智能辅助图像域的基本流程

一、数据收集

(一)数据采集概述

影像数据采集是指利用医学影像设备对人体进行扫描,获取人体内部的影像信息,并将其转化为数字化的数据形式。影像数据采集的主要目的是为了帮助医生更好地了解病情,制订合适的治疗方案。

（二）医学影像数据集的基本要求

随着医疗条件的发展以及医院信息化程度的提高,医学影像数据(medical image data)量呈现爆发式增长。医学影像领域是人工智能的重要领域之一。伴随着机器学习和深度学习技术的不断进步,医学影像人工智能得到了快速的发展,在疾病诊断和治疗规划等方面的应用日益广泛。

1. 数据集定义 医学影像人工智能数据集是基于医学影像采集设备(如 CT、MRI 等)获取的医学影像数据,其中包含了各种不同类型的医学影像(如肿瘤、骨折、脑部异常等)。这些数据集可以被用来训练机器学习和深度学习算法,以应用于医学影像的分类、分割和目标检测等任务中。除了医学影像本身,数据集中还包括与医学影像相关的临床数据以及标注信息,临床数据主要包含患者的基本信息(如年龄、性别等)、病史、临床症状、诊断结果、治疗方案等。标注信息则是由专业医学人员或计算机算法添加到影像数据中的附加信息,如病变位置、类型、大小等,其准确性对于模型的训练和性能评估至关重要。

2. 数据集要求 医学影像人工智能数据集的质量往往会影响算法的准确性和可靠性。因此,医学影像人工智能对数据集的要求也非常高。本节将从应用于医学影像人工智能数据集的隐私和安全性以及内容的高质量、充分性和多样性几方面介绍医学影像人工智能数据集的基本要求。

(1)医学影像人工智能数据集应具有隐私和安全性。医学影像人工智能数据集应在确保数据安全和尊重患者权利的基础上建立,其合规性和透明度对于医学影像人工智能在医学影像领域的进步至关重要。

(2)医学影像人工智能数据集应该是包含高质量影像以及对应的医学标注的数据集。数据集中图像的质量直接影响人工智能算法的效果和应用价值。在医学影像人工智能数据集的数据质量方面主要有以下要求。

1)对比度:对比度是指图像中不同区域的灰度级之间的差异程度。医学影像中的对比度可能会受到射线条件、扫描参数等因素的影响。如果数据集的对比度不足,模型可能无法正确地识别出重要的特征和结构导致模型的误差增加,影响其在实际应用中的效果和可靠性。

2)分辨率:医学影像数据应该具有足够高的分辨率,以便在图像中捕获重要的细节和结构信息。过低的分辨率会降低模型的准确性和可靠性,并且可能导致错误的诊断和错误的治疗决策。

3)噪声:应尽量控制噪声对影像数据的影响,噪声是医学影像中常见的问题之一。它可以由多种因素引起,如图像采集设备的限制、受试者运动或呼吸等。

4)数据格式应该符合标准,如符合医学数字成像和通信标准(Digital Imaging and Communications in Medicine,DICOM)。DICOM 是国际医学影像及相关信息标准(ISO 12052),定义了质量能满足临床需要的可用于数据交换的医学图像格式。对其完整性更为详细的介绍可见本小节(五)中的影像数据采集后的数据格式。数据应在保护患者隐私的前提下,包含患者的基本信息,例如患者的性别、年龄、影像的采集日期、影像采集的设备信息等。

(3)医学影像人工智能需要高质量、准确性和一致性的标注信息,这些数据集是用于训练机器学习模型的基础。如果标注信息存在错误或不一致,模型就会得出错误的结果,这可能会导致医疗诊断的错误判断,甚至对患者的健康造成风险。所以标注信息是医学影像人工智能数据集中非常重要的内容,对数据集的数据标注有以下要求。

1)标注必须与原始影像数据相关联,以便后续使用和追踪。

2)标注必须可靠,即由专业训练有素的标注员进行标注,并进行质量控制。明确标注人员的资质和要求,标注人员应具备相关领域的专业知识,进行专业的培训和考核,并熟悉标注任务的目标和标准。

3)标注必须规范化,这包括明确标注任务的目标,确定标注的范围和细节,以及标注过程中可能遇到的问题和解决方案等。

（4）医学影像人工智能数据集的数据应具备充分性和多样性。根据实际需求，数据集应该包括各种类型的医学图像，如MRI、CT、X线等，或者数据集中的图像应该覆盖某种类型医学影像的不同种类的病变以及无病变的情况，以便训练算法对不同类型的影像进行准确的分类和诊断。如果数据集缺乏足够的样本或者样本类型过于单一，将会导致算法的欠拟合或者过拟合现象，从而降低了算法的准确性和可靠性。在确保数据的充分性和多样性的同时，也应尽量确保不同类别的样本数量相对平衡，以及图像质量的良好。

3. 数据集来源

（1）行政机构：行政机构来源的数据集通常由政府部门或公共卫生组织提供。这些数据集往往与国家统计、健康监测、教育评估或国家安全相关。例如，人口普查数据、疾病预防控制中心发布的公共健康数据等。行政机构提供的数据集通常具有高度的可靠性和官方认可度，被广泛用于政策制定、科学研究和公共服务改进。

（2）竞赛：竞赛来源的数据集是由组织机构或公司为特定的数据分析竞赛而提供的，如Kaggle平台上的各种数据科学竞赛。这些数据集的发布目的是激发新的分析方法、算法开发或解决特定问题。参与者使用这些数据集来开发模型，竞赛结果常常可以推动技术进步和行业发展。

（3）自发贡献数据集：自发贡献数据集通常由个人研究者、学术机构或企业根据研究需求自行收集，并选择公开分享以供其他研究者使用。例如，科研团队可能会收集并分享一系列关于特定疾病的影像数据，或者开源社区成员贡献的各类数据资源。这类数据集的质量可能参差不齐，使用时需要验证其可用性和准确性。

（三）影像数据采集的过程

影像数据采集的过程主要包括以下几个步骤。

1. 患者准备　患者需要按照医生的要求进行相应的准备工作，如低脂饮食、禁食等。

2. 设备设置　操作人员需要根据扫描要求对设备进行相应的设置，如选择扫描模式、设置扫描参数等。

3. 扫描过程　操作人员将设备放置在患者身体部位，进行扫描，获取影像数据。

4. 数据处理　将采集到的影像数据传输到计算机中进行处理，生成相应的影像结果。

（四）影像数据采集的注意事项

影像数据采集是一项较为复杂的工作，需要操作人员具备丰富的专业知识和经验。在进行影像数据采集时，需要注意以下几点。

1. 操作规范　操作人员需要按照操作规范进行操作，保证采集到的数据准确可靠。

2. 辐射安全　某些设备会产生辐射，操作人员需要注意保护自身安全，防止受到辐射损害。

3. 患者安全　操作人员需要注意保护患者的隐私，避免对患者造成伤害或不必要的痛苦。

（五）影像数据采集后的数据格式

影像数据采集所得到的数据一般以数字化图像的形式保存在计算机中。数字化图像是将影像信息转换为数字信号的过程，可以通过计算机来对这些数字信号进行处理和分析。在医学图像领域中，常用的数字化图像格式有以下几种。

1. DICOM格式　DICOM是医学数字成像和通信国际标准，是医学图像处理和传输中最为常用的标准格式。DICOM格式可以保存多个图像、多个序列和多个患者的信息，并包含患者的基本信息和扫描参数等元数据。

2. NIfTI格式　NIfTI（neuroimaging informatics technology initiative）是用于神经影像数据处理和分析的一种标准格式。它是DICOM格式的一种扩展，可以保存三维或四维（即多个时间点）的数字化图像数据。NIfTI格式还提供了标准的头文件，包含图像数据的基本信息和元数据。

3. Analyze 格式　Analyze 是美国 Mayo Clinic 开发的一种数字图像分析软件。它提供了一种标准格式用于存储医学图像数据。Analyze 格式可以保存三维或四维的数字化图像数据,也可以保存各种形式的患者和扫描参数信息。

4. MINC 格式　MINC(medical image NetCDF)是一种用于医学影像数据的标准格式,可以保存三维或四维的数字化图像数据。MINC 格式可以保存影像数据的基本信息和元数据,如患者信息、扫描参数、像素间距等。

总的来说,不同的医学图像处理和分析软件可能支持不同的数字化图像格式,但 DICOM、NIfTI、Analyze 和 MINC 格式是医学图像领域中最为常用的数字化图像格式。

二、数据预处理

1. 数据标注分类和图像预处理概述　在医学图像处理领域,主要有三个核心的视觉任务,分别是分类、分割和目标检测,其中的数据标注主要涉及三个方面。首先,分类标注用于指定图像所属的类别,例如不同疾病类型或解剖结构。其次,分割标注关注于标记图像中每个像素的所属类别,从而实现对图像的像素级别的精细分割。最后,目标检测标注则用于标示图像中感兴趣的目标区域,提供目标的位置和边界框信息。这三种类型的数据标注为医学图像处理任务提供了有监督学习所需的地面真实标准,为模型的训练和评估提供了基础。

基于深度学习作医学数据分析,例如病灶检测、肿瘤或器官分割等任务,需要对医学图像进行预处理。医学图像预处理主要包括图像归一化和图像数据增强。其中图像归一化是归纳统一样本的统计分布性,加快训练网络的收敛性;图像数据增强主要是为了增加数据量、丰富数据多样性、提高模型的泛化能力,同时也可以有效缓解模型过拟合的情况,给模型带来更强的泛化能力。

2. 图像归一化　在深度学习中,通常在模型训练前都会对医学图像进行归一化处理,而对医学图像进行归一化处理是将特征值大小调整到相近的范围。不归一化处理时,如果特征值较大时,梯度值也会较大,特征值较小时,梯度值也会较小。在模型反向传播时,梯度值更新与学习率一样,当学习率较小时,梯度值较小会导致更新缓慢,当学习率较大时,梯度值较大会导致模型不易收敛。因此,为了使模型训练收敛平稳,对医学图像进行归一化操作,把不同维度的特征值调整到相近的范围内,就可以采用统一的学习率加速模型训练。

3. 图像数据增强　基于深度学习的医学图像处理任务,往往因为数据量不平衡或者数据量不足,需要进行医学图像数据增强。医学图像数据增强是指在没有实质性地增加医学数据的情况下,在有限的医学数据的基础上产生等价于更多数据的价值。医学数据增强即采用预设的数据变换规则,在已有数据的基础上进行数据的扩增,包含几何变换类、颜色变换类。

(1)几何变换类:几何变换类即对图像进行几何变换,包括翻转、旋转、裁剪、变形、缩放等各类操作。翻转操作和旋转操作,对于那些对方向不敏感的任务,比如图像分类,都是很常见的操作。翻转和旋转不改变图像的大小,而裁剪会改变图像的大小。通常在训练的时候会采用随机裁剪的方法,在测试的时候选择裁剪中间部分或者不裁剪,以上操作都不会产生失真,而缩放变形则是失真的。很多的时候,网络的训练输入大小是固定的,但是数据集中的图像却大小不一,此时就可以选择上面的裁剪成固定大小输入或者缩放到网络的输入大小的方案,后者就会产生失真,通常效果比前者差。

(2)颜色变换类:上面的几何变换类操作,没有改变图像本身的内容,它可能是选择了图像的一部分或者对像素进行了重分布。如果要改变图像本身的内容,就属于颜色变换类的数据增强,常见的包括噪声、模糊、颜色变换、擦除、填充等。

基于噪声的数据增强就是在原来的图片的基础上,随机叠加一些噪声,最常见的做法就是高斯噪声,以加强模型的适应性和学习性。更复杂一点的就是在面积大小可选定、位置随机的矩形区域上丢弃像素产生黑色矩形块,从而产生一些彩色噪声,以 Coarse Dropout 方法为代表,甚至还可以在图片上随机选取一块区域并擦除图像信息。另一种重要的颜色变换是颜色扰动,它通过在特定颜色空间中增加或减少某些颜色分量,或者改变颜色通道的顺序来实现。

三、模型的训练与构建

影像数据采集是模型构建的基础,数据集的划分对模型的构建与评估至关重要。通常情况下,数据集划分为训练集、验证集和测试集,以评估人工智能模型的性能。在进行数据集分割时,需要考虑以下几个细节。

1. 数据集的数量和分布　首先需要考虑数据集的数量和分布。数据集应该足够大,并且具有代表性。如果数据集数量较少,可以考虑采用数据增强技术增加数据集的大小。

2. 划分比例　在将数据集分割为训练集、验证集和测试集时,需要确定划分比例。通常情况下,训练集的比例最大,约占总数据集的 70%~80%,验证集的比例为 10%~20%,测试集的比例为 10%~20%。

3. 分层采样　为了保证每个数据集中的样本分布相似,可以采用分层采样的方法。例如,在对病例进行分类任务时,可以根据病例的类型对数据集进行分层采样,以保证每个数据集中的病例类型分布相似。

4. 随机划分　数据集划分应该是随机的,以避免因为数据的排列顺序导致模型评估结果的偏差。

5. 分类标签的分配　在对数据集进行分类任务时,需要对每个样本分配相应的分类标签。分类标签应该准确反映样本所属的类别,避免出现标签错误的情况。

6. 数据集划分的一致性　数据集划分应该具有一致性。即相同的数据集应该在每次实验中保持相同的分割方式和比例,以保证实验结果的可重复性。

总之,在进行数据集分割时,需要考虑数据集的数量和分布、划分比例、分层采样、随机划分、交叉验证、分类标签的分配以及数据集划分的一致性等细节。合理的数据集分割可以提高深度学习模型的性能,并确保实验结果的可靠性。

模型构建是人工智能应用的关键一环。根据已有的大量研究工作,我们将模型构建小节分为影像组学模型构建和深度学习模型构建两个部分展开描述。

影像组学模型是一种传统方法,通过手动设计和选择特征,与疾病状态或患者预后进行关联。它使用传统的机器学习算法,如支持向量机和随机森林。这种方法在过去的研究中取得了一定的成果,并为医学影像研究提供了启示。而深度学习模型则是一种新兴的方法,在医学影像分析中展现出巨大的潜力。它能从原始像素数据中自动学习复杂的特征表示,无须手动设计特征。通过多层次的神经网络结构,如卷积神经网络和递归神经网络,深度学习模型能够更好地捕捉影像中的深层语义信息,并实现更准确的分析和预测。

影像组学模型和深度学习模型各有优势。影像组学模型在特定特征的选择和解释性方面表现出色,能够提供对疾病预测的可解释性结果。深度学习模型则具有自动学习特征表示的能力,能够处理更复杂的图像数据,并在大规模数据集上展现出强大的泛化能力。

(一) 影像组学模型构建

1. 影像组学概念　影像组学这一概念是由荷兰学者 Lambin 在 2012 年提出。它具体是指基于高通量定量特征提取的方法,从医学影像(如 CT、MRI 和 PET/CT 等模态)中提取大量影像信息,并用于如肿瘤病灶分割、特征提取与模型建立的大数控分析过程。因其可以从多个维度对医学影像中的信息进行深度挖掘,从影像中提取丰富的特征信息,常被用于反映病灶的生物学、病理学和基因学特性,从而为精准医疗提供有力支持。

2. 影像组学建模的基本步骤　影像组学建模主要可以分成影像组学特征获取和影像组学

模型构建两大部分。医学影像组学的基本原理是通过多种不同的特征提取方式（或算子）将影像数据映射至高维特征空间，从而挖掘潜在的生物学信息。影像组学模型常规流程如图2-8所示。

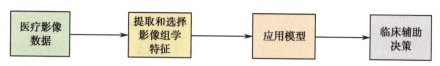

图2-8　影像组学模型常规流程

（1）影像组学特征的提取与选择：影像组学特征的提取是影像信息提炼的关键性步骤。人工智能专家在对影像数据进行恰当的预处理后从中提取包括形态学、纹理、强度和波谱特征等各种特征，并按照一定的规则进行人工筛选。

影像组学是一种无假设的方法，也就是说对于特征的选择和提取通常没有临床的先验假设，这些特征均是基于影像学专家创建的影像分析算法自动计算。虽然这一过程需要一定的人工标注进行辅助，但是该方法所提取的特征多为不可肉眼观测或者非语义的，可以帮助临床专家提取并量化以前肉眼不可见或者难以理解的影像特征。

常用的影像组学特征主要可以分为两类：第一类是预定义的或人工提取的特征，由影像处理专家根据自己的知识和经验创建，这些也被称为传统特征。表2-2中列出了一些传统的影像组学特征（预定义或人工提取的特征）。第二类是深度特征，它们是深度学习算法在给定任务下从深度学习的特征提取模块中自行设计和选择的特征，这一过程不需要任何人为干预。严格来说，基于深度学习算法所得到的深度特征更应该属于深度学习范畴，并不属于影像组学特征，所以本节主要讨论基于传统的影像组学特征的影像组学建模。对于传统的影像组学特征，专家们通过如统计分析和机器学习方法等自动化方法筛选出最具代表性和区分性的特征子集，或者专家通过自身的临床经验或一定的既定规则筛选出最具辨别力的特征，以降低计算复杂度、提高模型性能。

表2-2　常用影像组学特征示例

类别	示例
尺寸（size）	面积（area）
	体积（volume）
	3D 最大径（3D maximum diameter）
	最长轴（maximum axis）
	最短轴（minimum axis）
	表面积（surface area）
形状（shape）	延伸性（elongation）
	平面度（flatness）
	球形度（sphericity）
	球形不相称（spherical disproportion）
一阶特征（first order feature）	能量（energy）
	熵（entropy）
	第十百分位数（10th percentile）
	第九十百分位数（90th percentile）
	偏度（skewness）
	峰度（kurtosis）

续表

类别	示例
二阶特征（second order feature）	灰度共生矩阵（gray level co-occurrence matrix，GLCM） 灰度游程长度矩阵（gray level run length matrix，GLRLM） 灰度大小区域矩阵（gray level size zone matrix，GLSZM）
高阶纹理特征（higher order textural feature）	自回归模型（autoregressive model） Haar 小波（Haar wavelet）

（2）影像组学特征预处理：影像组学特征值是在不同的尺度上产生的，得到影像组学特征数据后，还需要对这些数据进行进一步的数据处理才能送入下一阶段的 AI 算法使用。未经处理的影像组学数据可能会严重干扰人工智能算法训练的稳定性进而影响最终模型的性能。常见的影响主要集中在对人工神经网络权重和偏差的影响，针对这些影响，比较常用的数据预处理步骤有：特征缩放、离散化、连续化、随机化、过采样、欠采样等。考虑到它们对基于人工智能模型性能的影响，在影像组学数据模型构建过程中至少需要考虑使用特征缩放和随机化这两种数据预处理方法。

一方面，特征缩放通常涉及两大类，特征数值的规范化和特征数值的标准化。它们旨在将特征的数值范围限定在一个通用尺度，从而避免因影像特征数值范围不同造成的网络训练的不稳定。具体的方法选择应取决于人工智能算法对数据分布的假设。

另一方面，数据集的随机化是创建模型的另一个重要因素，因为模型（如深度学习算法）的性能容易受初始值的影响。如果在创建模型之前未预处理，数据集中的某些偏差可能会对结果影响很大。

除了上述特征层面的处理，类别的平衡度也是影响影像组学模型使用性能的一个重要因素。使用严重类别不平衡的影像组学数据构建的模型，可能对模型的学习造成很强的误导性。针对类别不平衡的问题，过采样和欠采样技术是最为常用的解决方案。此类技术通过增加或者减少部分样本数量来降低样本的不平衡度，降低因训练样本不平衡对网络模型学习造成的影响。除此之外，针对类别不平衡问题，还可通过合成数据来增加少数类样本数量的样本合成技术来解决，如合成少数类过采样技术（SMOTE）。此类技术所产生的样本并不是简单地对已存在样本多次复制，而是利用已有数据合成新的训练数据，这样的操作也大大增加了数据的多样性，利于模型更好地建模和学习。

（3）特征降维：影像组学方法通常会导致特征高维性，即使通过特征选择去除了相当一部分特征，大大降低了特征的数量，但是模型仍然需要处理大量特征。针对这一问题，通常的做法是对高维特征进行适当的降维，将高维特征降低到后续网络可以接受的较低水平，从而降低网络对特征处理和学习的难度，进而优化分类模型性能，我们将这种操作称为特征降维。可以使用不同的方法进行降维，例如特征再现性分析、共线性分析、基于算法的特征选择和聚类分析等。

特征再现性分析（feature reproducibility analysis）对于评估敏感特征（sensitive features）非常关键，它们旨在通过剔除再现性较差的特征来降低数据维度，从而降低模型学习的难度。在此类分析中，组内相关系数（intra-class correlation coefficient，ICC）是用于衡量特征再现性的最常用的统计指标之一，不同类型的 ICC 对特征再现性分析的结果也不同，因此，研究人员需要根据不同 ICC 的特点进行选择。

共线性分析（collinearity analysis）是一种降维方法，它用于识别数据中高度相关的特征。当两个或多个变量之间存在很强的线性关系时，就会出现共线性（collinearity）现象。共线性强度可以通过各种统计方法来衡量。

皮尔逊相关系数（Pearson correlation coefficient）是一种度量两个变量之间线性相关程度的方法。它的值介于 –1 和 1 之间，其中"1"表示完全正相关，"–1"表示完全负相关，"0"表示没有线性相关。

对于具有高度共线性的二元特征，推荐排除与其他特征共线性最高的特征。这有助于降低模型的复杂度并提高其泛化能力。

此外，还有一些算法结合了共线性分析和特征选择，比如前面提到的基于相关性的特征选择算子。这类算法利用了特征之间的相关性和共线性信息，以选择最有信息价值的特征，同时减少冗余和不相关的特征，进一步减轻了降维的工作量。

基于算子的特征选择是最常用的降维技术之一，它能通过算子帮助研究人员自动地从数以千计的特征中筛选出最具信息价值的特征，从而提高模型的预测性能并降低计算成本。下面是本文对常用的几种算子的详细介绍。

1）最小绝对收缩和选择算子（least absolute shrinkage and selection operator，LASSO）：LASSO 是一种线性模型，它在传统的最小二乘法基础上加入了一个 L1 正则化项（即特征的绝对值之和）。L1 正则化的特点是在优化过程中会推动一些系数精确地趋向于 0，从而实现特征选择的目的。这使得 LASSO 不仅可以用来提高模型的泛化能力，还可以用来自动选择重要的特征。

2）基于相关性的特征选择算子（correlation-based feature selection，CFS）：CFS 是一种启发式特征选择方法，它根据特征与目标变量的相关性以及特征之间的相关性来评估特征集的优劣。CFS 偏好那些与目标变量高度相关但彼此之间相关性较低的特征集合。这种方法可以减少冗余特征，选择出更具代表性的特征集合。

3）ReliefF（ReliefF algorithm）：ReliefF 是一种适用于多分类问题的特征选择算法。该算法通过随机选择样本，并找到每个样本在同类和不同类中的最近邻，然后根据最近邻的特征值更新特征的权重。具有高权重的特征被认为是重要的，因为它们在区分不同类别的样本方面表现良好。

4）基尼指数（Gini index）：基尼指数通常用于决策树算法中，它是一种衡量数据集纯度的指标。在特征选择中，可以使用基尼指数来评估每个特征对于类别划分的贡献度。基尼指数越低，表示该特征对于分割数据集的贡献度越高，因此是一个更重要的特征。

每种算子的选择和应用都应根据具体研究的数据特性、目标任务和预期的模型复杂度来决定。这些方法能够有效地减少影像组学特征的维度，提升后续分析的效率和模型的性能。

在特征降维过程中，最关键的问题是保留特征的数量和维度。过多的保留无法发挥降维的作用，过少的保留可能导致信息不足。经验上，一般可将特征总数减少到标记数据总数的十分之一，但实际上，只要模型的性能令人满意，特征数量就不是主要问题。

3. 医学影像组学的临床应用和研究进展　医学影像组学模型构建的技术在包括肿瘤的早期诊断、病灶分期、疗效评估以及预后评估等多个领域得到广泛应用。例如，利用医学影像组学方法进行肺癌的早期诊断、乳腺癌的分子分型以及脑肿瘤的生存预测等。此外，医学影像组学还可以辅助个体化治疗方案的选择，为精准医疗提供有力支持。随着医学影像技术的不断发展和大数据、人工智能技术的深入应用，医学影像组学将进一步拓展其在临床诊断和治疗中的应用范围，为实现精准医疗和改善患者生活质量提供更为有效的方法。同时，未来的研究将更加注重模型的可解释性、稳定性和泛化能力，以满足实际临床应用的需求。

4. 面临的挑战与未来展望　尽管医学影像组学在临床应用和研究中取得了显著成果，但仍然面临一些挑战和问题，需要进一步研究和解决。

（1）数据标准化与质量控制：由于医学影像数据受到设备、参数设置和操作人员等多种因素的影响，采集到的数据具有很大的异质性。不加处理就直接进行影像组学特征提取，将会大大影响所构建模型的性能表现。因此，如何实现数据标准化和质量控制，以减少不同数据源之间的差异,是医学影像组学研究的关键问题之一。未来研究可借鉴其他领域的标准化方法,开发针对医学影像数据的标准化流程和质量控制指标。

(2)特征融合与多模态分析:当前医学影像组学的研究主要集中在单一模态的影像特征提取和分析,但实际临床应用中,往往需要综合多种模态的影像信息(如CT、MRI、PET等)进行诊断和治疗。因此,如何实现多模态影像数据的特征融合和联合分析,以充分利用各种影像信息,是未来研究的重要方向之一。

(3)模型可解释性与临床接受度

1)低阶组学参数的可解释性:低阶组学参数通常指的是一阶和二阶特征。这些特征在可解释性方面占据优势,因为它们描述的是图像中的直观属性。

一阶特征(first order feature):这类特征描绘图像像素强度的基本统计分布,如能量(energy)、熵(entropy)、偏度(skewness)和峰度(kurtosis)。由于这些指标反映了图像的直接物理特性,因此它们在临床解释和生物标志物关联研究中较为易解。

二阶特征(second order feature):例如灰度共生矩阵(gray level co-occurrence matrix,GLCM)和灰度游程长度矩阵(gray level run length matrix)。它们揭示了像素间的空间关系。虽然这些特征比一阶特征稍微复杂,但它们描述的图像纹理属性在一定程度上仍然可以通过视觉解读得到。

2)高阶特征的介观性和可解释性:高阶特征,尤其是介观影像组学特征,由于其提取过程和表示形式的复杂性,使得其可解释性受到挑战。

高阶纹理特征(higher order textural feature):如自回归模型(autoregressive model)和Haar小波(Haar wavelet)分析。这些高阶特征能够捕捉图像的高级模式和复杂结构,常常与肉眼不易直接观察到的生物学过程相关。因此,它们被视为介观特征,横跨微观(肉眼可见)与宏观(纯粹数学描述)之间。

深度学习模型:深度学习方法,尤其是卷积神经网络(CNN),在处理介观影像组学数据时展现了显著优势,但这些模型的"黑箱"特性使得其内部决策过程难以解释。

3)提升模型可解释性的未来展望:①增强低阶特征的应用:鉴于低阶特征的直观可解释性,加强这些特征在模型中的运用将有助于提升整体的模型解释性。②介观特征的可视化与解释:通过可视化技术和解释模型的方法,如LIME(local interpretable model-agnostic explanations)和SHAP(sHapley Additive exPlanations)来阐明介观特征的影响和意义。③发展新的介观特征提取方法:研究新的特征提取技术,能够在保持高阶特征优势的同时,提升其可解释性。④混合模型的探索:结合低阶和高阶特征,构建既能够保持高预测准确率又具备良好解释性的混合模型。

在未来,增强模型的可解释性将是影像组学研究的重要方向,这不仅有助于模型的临床应用,也能加深我们对疾病机制的理解。

(4)影像组学在多组学研究中的地位:影像组学在多组学研究中扮演着至关重要的角色,其地位显著且不可忽视。随着医学影像技术的迅速发展和数据量的迅猛增长,影像组学作为一种整合性方法,可以为多组学研究提供丰富的结构和功能信息,从而深化对疾病的理解和个体的生物特征。

首先,影像组学通过利用医学影像数据,能够提供对生物组织和器官的结构、形态、功能和代谢等方面的详细描述。这些信息丰富了多组学研究的数据维度,使研究人员能够从独特的角度全面了解疾病的发生机制和个体的病理特征。

其次,影像组学在多组学研究中具有集成分析的重要性。通过将影像组学数据与其他组学数据集成,如基因组、转录组和蛋白质组数据,可以实现不同层面数据的互补,从而提供更全面、更准确的疾病特征描述。这种综合分析可以揭示疾病的复杂机制和影响因素,促进对疾病的全面理解。

同时,影像组学还为多组学研究中的疾病诊断和治疗提供了重要的辅助工具。通过影像组学分析,可以实现疾病的早期检测、疾病分型、治疗方案选择和治疗效果评估等方面的目标。这种个体化的医疗决策有助于提高疾病管理的精准性和效果。

(5)跨学科合作与知识共享:医学影像组学是一门高度跨学科的研究领域,涉及医学、生物学、计算机科学等多个学科的知识。为了推动医学影像组学的发展,需要加强跨学科合作与知识共享,以实现技术创新和应用转化。同时,建立公共数据库、开放数据资源和共享计算平台,以促进全球范围内的研究合作和成果推广。

总之,医学影像组学作为一种新兴的影像分析,为临床医学提供了一种全新的视角和分析手段,具有广泛的应用前景。在未来的研究中,通过解决数据标准化、特征融合、模型可解释性等挑战,以及加强跨学科合作与知识共享,有望进一步提高医学影像组学在临床诊断和治疗中的应用效果,为实现精准医疗和改善患者生活质量提供更为强大的支持。

(二)深度学习模型构建

随着成像设备的进步和发展,越来越多模态的医学影像数据,如 X 线、CT、PET、MRI 和光学相干断层成像(OCT)等,为医生提供了更多有效信息,在不同的疾病、场景和流程中辅助医生。医学影像的多种模态、多种应用场景,为深度学习模型的设计带来更高的要求,以期实现更准确、更高效率的影像数据智能化分析与信息挖掘过程。医学影像人工智能相关技术的研究热点,也聚焦于让技术符合模态特性、让算法贴合临床任务。因此,本节将就深度学习模型的构建过程进行详细介绍。

无论是传统的机器学习技术,还是现在流行的深度学习方法,在处理医疗影像数据时,分析思路都是一致的:从数据中分析和提取特征,进而实现自动化处理和决策。然而,传统的机器学习方法需要人工设计方法从影像数据中提取相关特征。相比之下,深度学习模型的特征提取过程是完全自动的,模型能够根据任务的需求,针对性地提取更有区分度的特征,因此在许多情况下可以获得比机器学习更优异的表现。该方法从影像数据中,能够提取出更为明显的形状特征、灰度特征和纹理特征等,模型后续能对影像中器官形状、病灶区域等信息有着更为准确的把握。面对多样的临床任务和数据,采用适合的网络,这对于后续医疗影像分析任务来说尤为关键,意味着更好的特征、更准确的结果。

1. 网络的训练过程 深度学习模型的训练过程,就是通过对训练数据进行反复迭代学习,不断优化模型参数,使其能够在给定任务上作出准确预测结果的过程。原始数据在经过预处理之后,转化为模型可以处理的格式,分批输入至定义好的深度学习模型中。在训练开始之前,模型需要对参数进行初始化。之后会由定义的损失函数计算梯度,确定优化方向,并反向传播。通过不断迭代训练,网络的参数会逐渐趋向于最优值,以实现最佳的性能和泛化能力。

网络的训练过程从整体来看,包含以下几步:

a. 初始化参数:根据网络结构,对每个参数进行初始化。通常可以使用随机初始化的方法,如从均匀分布或高斯分布中随机采样来初始化参数。

b. 前向传播:是数据从输入层经过网络的层层结构,最终到输出层的传递过程。在前向传播中,输入数据会通过搭建好网络中的各个神经元,最终得到网络的输出。

c. 计算损失函数:将网络的输出结果与训练集中的真实标签进行比较,衡量预测值与真实值的差异,并计算出网络在该样本上的损失函数值。

d. 反向传播与参数更新:是训练的关键步骤。根据计算的损失函数结果,通过链式法则从输出层到输入层计算梯度,反向逐层传递。并选择优化算法来更新模型的参数。例如,可以使用梯度下降算法来更新模型参数,并通过调整学习率来控制参数更新的步长。或者,可以使用自适应的优化算法来动态调整学习率和其他超参数。

e. 重复执行 b~d 步,直到达到停止条件。通常,可以通过设置一个最大迭代次数或停止条件来控制训练过程的停止。另外,也可以使用验证集来监控模型的泛化性能,以防止过拟合。

(1)参数初始化:深度学习网络的参数是指神经元之间的权重和偏置项,它们用于计算网络中每个神经元的输出。在一个典型的神经网络中,每个神经元的输出是由上一层神经元的输出通过权重加权和加上偏置项得到的。模型的参数初始化过程,便是对其设置初始值的过程。由于深度神经网络中,参数的数量通常非常庞大,模型参数的初始化策略,直接影响了模型的收敛速度和泛化能力。

最常见的方法是随机初始化,即将每个参数设置为一个较小的随机值,例如从一个均匀分布或高斯分布中随机抽取。这种方法简单易用,但存在弊端,一旦随机分布选择不当,就会导致网络优化陷入困境,出现梯度消失或爆炸的情况。

为了解决深层网络容易出现梯度消失或者爆炸的问题,Xavier 初始化要求输入和输出服从相同的分布,有着一致的方差,来计算初始权重值。He 初始化针对性地解决了 ReLU 激活函数导致方差变化的问题,成为目前初始化最常用的方法之一。

特别地,预训练初始化是指在深度学习模型中,先用特定数据进行初步训练之后,将预训练模型的权重作为初始值用于标记数据的训练中。按照预训练的数据情况,可将其分为无监督预训练和迁移学习。在无监督预训练中,利用无监督学习方法,使用大量未标记的数据来训练网络。在迁移学习中,将已经在大规模数据上训练过的模型的权重作为预训练的初始化。然后,这些权重可以在一个对应任务及数据上进行微调,从而加快模型的收敛速度,提高模型的准确率,并且减少过拟合的风险。

(2)损失函数:在深度学习模型优化训练过程中,损失函数是一个用于衡量模型预测输出与真实标签之间差异的函数,也依此向优化算法提供了模型参数的梯度。一般来说,损失函数越小,模型的预测准确性就越高。下面介绍几种常用的损失函数。

交叉熵损失(cross entropy loss)函数:适用于分类问题。交叉熵损失函数计算预测概率分布与真实标签之间的差异,使得预测结果越接近真实结果,损失函数的值越小。在二分类问题中,交叉熵损失函数可以表示为:

$$CE = -\frac{1}{n}\sum_{i=1}^{n} y_i \log(\hat{y}_1) + (1-y_i)\log(1-\hat{y}_1) \tag{2-7}$$

式中,y_i 是真实标签,$\hat{y}_1$ 是预测标签,n 是样本数量。

均方误差损失(mean squared error loss)函数:适用于回归问题。均方误差损失函数计算预测值与真实值之间的平方差,使得预测结果越接近真实结果,损失函数的值越小。在回归问题中,均方误差损失函数可以表示为:

$$MSE = -\frac{1}{n}\sum_{i=1}^{n} (y_i - \hat{y}_1)^2 \tag{2-8}$$

式中,y_i 是真实值,$\hat{y}_1$ 是预测值,n 是样本数量。

KL 散度损失(Kullback-Leibler divergence loss)函数:适用于概率分布问题。KL 散度损失函数计算预测概率分布与真实概率分布之间的差异,使得预测结果越接近真实结果,损失函数的值越小。常用于生成模型中的训练,可以表示为:

$$KL = \sum_{i=1}^{n} p_i \log \frac{p_i}{q_i} \tag{2-9}$$

式中,p_i 是真实概率分布,q_i 是预测概率分布,n 是样本数量。

Dice 损失(Dice loss)函数:是一种用于图像分割问题的损失函数。Dice 损失函数是基于 Dice 系数计算的,其计算方式为预测结果和真实结果的交集与它们的并集之比。Dice 损失函数的计算方式是通过将 Dice 系数的倒数进行转换得到的,因此 Dice 损失函数的值越小,模型的性能越好。Dice 损失函数可表示为:

$$\text{Dice} = 1 - \frac{2\sum_{i=1}^{n} y_i \hat{y}_l + \epsilon}{\sum_{i=1}^{n} y_i + \sum_{i=1}^{n} \hat{y}_l + \epsilon} \tag{2-10}$$

式中，y_i是真实标签，$\hat{y}_l$是预测标签，n是样本数量，ϵ是一个较小的常数，用于避免分母为零。

除了上述常见的损失函数之外，还有其他损失函数，如对比损失函数、感知损失函数、Huber损失函数等。限于篇幅限制，在此不便展开介绍。不同的损失函数适用于不同的数据和任务，需要根据具体情况选择合适的损失函数。

（3）反向传播与参数更新：参数的优化过程主要指利用反向传播算法，配合相应的参数更新方法，来调整模型权重，以最小化损失函数。

1）反向传播：当计算出损失函数时，已经对当前模型的预测结果与正确标签之间的差距作出评估。反向传播的目的是将最终的评估结果用梯度的形式，利用链式法则传递到模型每层不同的神经元上去。不同参数各自的梯度，会作为后续更新权重的方向。具体来说，根据损失函数计算导数，从网络的最后一层开始，计算每个参数对应的偏导数。将偏导数沿着网络反向传播，计算每个参数相对于损失函数的梯度。

2）参数更新：在计算了每个参数相对于损失函数的梯度之后，深度学习中通常基于梯度下降法来更新模型参数，具体步骤如下：

a.选择一种优化算法和相应的超参数。优化算法的选择可能会影响模型的性能和收敛速度。超参数包括学习率、动量、正则化等，需要在训练过程中进行不断尝试和调整。

b.根据优化算法和超参数计算每个参数的更新步长。例如，在使用随机梯度下降算法时，更新步长等于负梯度乘以学习率；在使用Adam算法时，更新步长会根据梯度的一阶和二阶矩估计进行调整。

c.使用更新步长与当前参数值相结合，从而更新模型参数，即：$w \leftarrow w - \alpha \cdot g$，其中$w$表示当前参数值，$\alpha$表示学习率，$g$表示计算得到的梯度。

基本的梯度下降法在更新参数时，使用一个固定的学习率来调整每个参数的更新步长。但是，在实际应用中，RMSProp、Adam和AdaGrad等方法考虑指数加权平均、动量等技术，自动化调节更新步长，弱化训练不稳定或收敛速度慢等问题对优化过程的影响。

另外在设置优化器时，需要合理设置超参数，以获得最佳的优化效果。通常需要对每个超参数进行调优，以找到最佳的超参数组合。一些常见的超参数调优方法包括网格搜索、随机搜索和贝叶斯优化等。

2. 模型训练的欠拟合与过拟合问题　前文介绍了深度学习模型在训练数据集上的建模过程，构建出在训练集数据集上表现良好的网络。在实际训练过程中，往往会碰到过拟合与欠拟合等模型性能问题。

（1）欠拟合：在训练过程中，可以通过观察其在训练集的性能，当明显表现不佳时，可认为训练过程出现了欠拟合问题。解决欠拟合问题的方法主要有以下几种。

1）增加模型复杂度：增加模型的复杂度，可以通过增加网络层数、神经元数量等方式来提高模型的表达能力。

2）特征工程：提取更多、更有意义的特征，以便模型能够更好地学习数据的模式。

3）增加训练数据：更多的数据可以帮助模型更好地学习数据的模式。

4）减小正则化项的权重：如果使用了正则化技术，可以考虑减小正则化项的权重，使模型能够更自由地拟合数据。

（2）过拟合：可以通过观察其在训练集与测试集的性能，当训练集性能较好，测试集明显表现不佳时，可认为训练过程出现了过拟合问题。解决过拟合问题的方法主要有以下几种。

1）增加数据量：过拟合问题通常是由于训练数据不足所引起的，因此增加数据量是解决过拟合问题的一种常用方法。通过收集更多的数据,可以让模型更好地学习数据的特征和规律,从而减少过拟合的情况。

2)数据增强:前文已经详细地介绍了数据增强,可以通过更多的数据增强操作、更强的数据增强力度,来增加训练数据的多样性,从而提高模型的泛化能力,减少过拟合的风险。

3)减少模型复杂度:过拟合问题也可能是由于模型过于复杂所导致的。因此,可以通过减少模型的层数、神经元数量等方式来降低模型的复杂度,减少过拟合的风险。

4)正则化(regularization):正则化是一种在目标函数中引入额外惩罚项的方法,以避免过拟合。L1和L2正则化是两种常见的正则化方法。L1正则化会使得一些权重变得很小甚至为零,从而减少模型的复杂度,达到防止过拟合的目的。L2正则化则会让权重值趋向于较小的值,使得模型的泛化能力提高。

5)Dropout:也是一种常用的正则化方法,会在训练过程中随机将一些神经元的输出置为零,从而将神经元之间的依赖关系减少到最小。在每个训练迭代中,Dropout都会以一定的概率P随机选取一些神经元,将它们的输出置为零,而在测试时则不会进行丢弃操作。Dropout可以在很大程度上缓解过拟合问题,可以减少神经元之间的依赖关系,防止模型学习到数据集中的噪声和随机误差。

6)提前停止法(early stopping method):提前停止是一种有效防止过拟合的方法。它通过监控模型在验证集上的表现,当模型在验证集上的表现开始下降时,及时停止模型的训练,避免模型过拟合。

3. 安全训练策略 前文介绍了深度模型的几个基本网络结构,对应的训练过程,以及相关问题的应对策略。在医疗影像的相关分析任务中,存在着复杂度高且响应度强的特性,这对于相关技术的开发提出了更多的要求。在模型的设计训练过程中,需要特别注意和谨慎符合临床的相关要求。

在医疗影像分析中,医疗机构常因患者隐私等因素,导致数据的可用性受到较大限制。以这个数据访问权限限制为例,讨论如何在此之下构建和训练相应深度模型。

联邦学习是一种分布式机器学习方法,它允许在多个设备上训练模型,而不需要将原始数据从设备中收集到中央服务器上进行训练。在联邦学习中,每个设备都拥有本地数据集,并在本地训练模型。然后,这些设备将本地训练好的模型参数上传到中央服务器,由服务器进行汇总和更新,以构建全局模型。这种方式可以保护用户隐私,同时提高数据的安全性和保密性。

这样的训练策略,正好可以解决数据隐私和安全性问题,让医疗机构在不共享实际数据的情况下,协同训练一个全局的模型。每个参与方只需要共享本地模型的梯度信息,而不是原始数据。利用加密技术和隐私保护技术,确保数据的保密性和安全性。同时,每个参与方还可以根据本地数据训练一个个性化的模型,以便更好地处理本地数据的特殊情况。

随着深度学习在医学影像分析领域的深入应用,不可避免会面临越来越多的问题。数据规模较小、数据获取成本较高、标注难、领域知识门槛较高、应用场景复杂等问题,均会对网络的设计与训练带来更多的限制,因此也需要针对性地提出解决策略。除了前面介绍的联邦学习之外,弱监督学习、迁移学习、少样本学习、自监督学习和增量学习等训练策略,均可用来解决上述对应的部分问题。但是针对这些难点问题,还需要继续开展深入研究,以实现基于医学影像人工智能技术的产品广泛落地应用。

四、模型评估与验证

机器学习、深度学习技术已经成为医疗领域中非常重要的工具。通过训练深度神经网络模型,可以在医学数据分析中自动提取复杂的特征,从而实现对各种疾病的预测和诊断。然而,深度学习模型的评估和验证是至关重要的,这可以确保这些模型的准确性和可靠性。这一节将详细介绍深度学习医学模型的评估策略或方法,以及如何验证深度学习模型对于医疗数据预测分析的有效性。

（一）模型评估的意义

模型评估的目的是了解模型的性能和局限性,帮助优化模型并避免过拟合、欠拟合等问题。

1. 验证模型的泛化能力　模型评估可以帮助验证模型在未见过的数据上的泛化能力。无论是传统机器学习还是深度学习,模型构建过程中所使用的数据通常只是整个数据集的一部分,因此需要评估模型对于未知数据的表现能力。模型评估通过使用验证数据集或交叉验证等方法,验证模型在未知数据上的表现。

2. 比较不同模型的性能　在面临同一个医学影像分析任务时,往往有多种不同的模型构建方式。模型评估可以帮助我们从不同的指标方面对算法性能进行综合评估,进而选择最优的模型。

3. 检测过拟合和欠拟合　模型在未知数据上的评估表现可以帮助我们检测模型是否过拟合或欠拟合。在深度学习或传统机器学习中,模型可能过于简单或权重初始化不当,导致模型无法捕捉数据中的复杂关系,因此出现欠拟合。此外当输入数据中缺少重要的特征或信息,学习率设置得太低,或者强行使用正则化技术限制模型的复杂性都可能出现欠拟合的情况。而训练数据量太小、数据质量差、模型过于复杂、训练时间过长等情况会导致模型对数据进行过度学习,导致过拟合,进而影响模型在未知数据上的泛化性能。

4. 优化模型　模型评估可以帮助我们优化模型。通过检测模型的性能和局限性,可以确定哪些方面需要改进,例如优化网络结构、修改超参数或增加训练数据等。通过反复迭代和优化,可以逐步提高模型的性能。

总之,模型评估是人工智能模型应用中至关重要的一步。通过评估模型的泛化能力、比较不同模型的性能、检测过拟合和欠拟合以及优化模型,我们可以选择最优的模型并提高模型的性能。

（二）深度学习医学模型的定量评估

深度学习医学模型的定量评估指的是对深度学习医学模型测量定量指标来对模型进行评估的方式。

1. 评估方法——交叉验证　交叉验证是一种常用的评估深度学习模型性能的方法。在交叉验证中,数据集被划分为 K 个子集,其中 K-1 个子集用于训练模型,剩余的 1 个子集用于测试模型。这个过程会重复 K 次,每次使用不同的子集作为测试集,最终得到 K 个模型评估指标的平均值。下面详细说明交叉验证的细节。

（1）K 值的选择:K 值是交叉验证中最重要的参数之一。通常情况下,K 值的选择在 3~10 之间,一般取 5 或 10。选择较小的 K 值可以使交叉验证速度更快,但是评估结果的可靠性会降低,因为在每次划分时使用的训练集和测试集的样本数量较少。选择较大的 K 值可以提高评估结果的可靠性,但是需要更多的计算资源和时间。

（2）数据集的划分:在交叉验证中,数据集被划分为 K 个子集。一般情况下,可以采用随机划分的方法将数据集划分为 K 个子集。划分的过程应该是随机的,以避免模型在某些特定子集上表现良好或差劲。

（3）重复次数:在交叉验证中,可以选择重复多次以获得更稳定的评估结果。在每次重复中,数据集应该重新随机划分,以确保每次重复的数据集不同。重复次数的选择应该根据数据集的大小和模型的复杂度来确定。

（4）模型训练和测试:在交叉验证的每一轮中,使用 K-1 个子集来训练模型,使用剩余的 1 个子集来测试模型。在训练过程中,可以采用早停策略,以避免过拟合。

（5）性能指标的计算:在交叉验证的每一轮中,可以计算评估指标的平均值和标准差,以评估模型的性能。常用的评估指标包括准确率、召回率、F1值等。在计算评估指标时,应该根据实际问题选择适合的指标。

总之,在使用交叉验证评估深度学习模型性能时,需要考虑 K 值的选择、数据集的划分、重复次数、模型训练和测试以及性能指标的计算等细节。

2. 模型评价的指标　在评估深度学习模型的性能时,需要选择适当的评价指标。这通常取决于所处理的问题类型和应用场景。以下分别针对常见的分类、分割及回归任务给出常见的评价指标:

(1)分类问题:强调图像类别预测的准确性,如疾病诊断与分级研究,常用的指标包括:

准确率(accuracy):分类正确的样本数占总样本数的比例,值越高说明分类模型性能越好。

精确率(precision):真正例数量占所有被预测为正例的样本数的比例,值越高说明分类模型预测为正例的结果更可信。

召回率(recall):真正例数量占所有实际为正例的样本数的比例,值越高说明分类模型能够更准确地识别正例。

F1 值(F1 score):精确率和召回率的调和平均值,用于综合评价分类模型的性能,值越高说明分类模型性能越好。

受试者操作特征曲线(receiver operating characteristic curve,ROC curve):描述分类模型在不同阈值下真阳性率(true positive rate,TPR)和假阳性率(false positive rate,FPR)之间的关系,用于评价分类模型的性能。ROC 曲线下面积越大,说明分类模型性能越好。

ROC 曲线下面积(area under the curve,AUC):用于衡量分类模型的性能。AUC 值越大说明分类模型性能越好。

(2)分割问题:强调像素级类别预测的准确性,如器官或肿瘤区域分割,常用的指标包括:

Dice 相似系数(Dice similarity coefficient):计算分割区域和真实区域的重叠度,值越高说明分割结果越准确。

体积重叠误差(volumetric overlap error,VOE):计算分割区域和真实区域的体积重叠度,值越小说明分割结果越准确。

相对体积差(relative volume difference,RVD):计算分割区域和真实区域的体积差异比例,值越小说明分割结果越准确。

平均表面距离(average surface distance,ASD):计算分割区域和真实区域表面的平均距离,值越小说明分割结果越准确。

最大表面距离(maximum surface distance,MSD):计算分割区域和真实区域表面的最大距离,值越小说明分割结果越准确。

(3)回归问题:是指在医学研究和医学数据分析中,使用回归分析方法来探讨和预测与患者健康、疾病或治疗相关的变量之间的关系。如生存预测分析、治疗效果预测等。常用的评价指标包括:

均方误差(mean square error,MSE):衡量预测值与实际值之间的平方差的平均值,常用于连续性变量的回归问题。其值越小,说明模型拟合越好。

R 平方(R-squared):表示模型解释变量变异性的比例,值介于 0 和 1 之间,越接近 1 表示模型对数据的拟合越好。

残差分析:通过分析模型的残差(实际值与预测值之间的差异)来检查模型的拟合程度。

通常来说,不同的指标适用于不同的任务和模型。在选择评估指标时,需要根据实际需求来选择合适的指标。例如,在类别不平衡的情况下,准确率并不是一个很好的指标,可以使用精确率、召回率或 F1 值来评估模型性能。此外,还可以使用 ROC 曲线和 AUC 值。损失函数通常是在训练过程中使用的指标,但它也可以用来评估模型性能。Dice、VOE、RVD 通常用于评估物体的边界分割质量,对不同尺寸和位置的边界分割敏感,适用于语义分割和对象检测任务。而 ASD 与 MSD 更加适合需要评价分割结果的表面或边缘的情况。

在实际应用中,评估指标的选择也会受到数据集的影响。如果数据集中存在噪声或异常值,则需要使用鲁棒性更好的指标来评估模型性能。另外,在一些任务中,如图像分类和目标检测,常常使用 Top-K 准确率(Top-K accuracy)来评估模型性能。Top-K 准确率是指在前 K 个预测中有至少一个预测正确的样本数量占总样本数量的比例。例如,Top-5 准确率是指在前 5 个预测中有至少一个预测正确的样本数量占总样本数量的比例。这种指标可以更好地反映模型的性能,因为它允许模型在一定程度上进行错误的预测,但仍然能够得到高的准确率。

总之,选择合适的评估指标可以更好地衡量模型的性能,帮助我们优化模型并最终提高模型的预测能力。

(三)深度学习医学模型的定性评估

深度学习医学模型的定性评估指的是对于深度学习医学模型观察定性指标来对模型进行评估的方式,具体的方向包括如下部分。

1. 模型的可解释性　模型可解释性是指对深度学习模型的内部操作和决策进行解释和理解的能力。由于深度学习模型具有高度的复杂性和黑盒特性,很难解释它们的内部操作和决策。为了提高深度学习模型的可解释性,需要进行以下几个方面的工作。

(1)特征重要性分析:深度学习模型往往学习到很多特征,其中有些特征对模型的性能影响较大,有些特征对模型的性能影响较小。通过特征重要性分析,可以识别出对模型性能影响较大的特征,并对这些特征进行解释和理解。

(2)模型可视化:深度学习模型中的隐藏层和神经元往往具有高度的抽象性和复杂性,难以理解。通过模型可视化技术,可以将隐藏层和神经元的操作和决策可视化,帮助人们理解深度学习模型的内部操作和决策。

(3)解释性方法:目前已经有很多针对深度学习模型的解释性方法,例如局部可解释性方法(local explanations)、全局可解释性方法(global explanations)、基于规则的解释方法(rule-based explanations)等。这些方法可以帮助人们更好地理解深度学习模型的内部操作和决策。

(4)其他可解释性评估方法:其他可解释性评估方法包括人机交互测试、实际应用测试等。也可以根据模型的具体特点和实际需求来定制合适的方法和技术进行分析。

2. 模型的鲁棒性　模型的鲁棒性是指模型在面对不同类型的数据变化、干扰或噪声时能够保持良好性能的能力。常用对抗攻击来评估模型的鲁棒性,即模型对输入数据的容错能力。对抗攻击是一种通过对模型输入进行修改来欺骗模型的方法。对抗攻击的目的是生成与原始样本相似的对抗样本,但是模型对对抗样本的预测结果与原始样本的预测结果不同,如图 2-9。

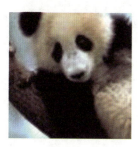

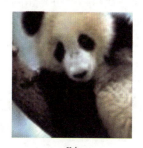

x
"熊猫"
57.7%置信度

$+0.007 \times$

$\text{sign}(\nabla_x J(\theta, x, y))$
"线虫"
8.2%置信度

$=$

$x + \epsilon \text{sign}(\nabla_x J(\theta, x, y))$
"长臂猿"
99.3%置信度

图 2-9　对抗攻击示例

评估模型的鲁棒性需要两个步骤:首先生成对抗样本,然后使用这些对抗样本来评估模型的性能。生成对抗样本有许多方法,常用的包括基于梯度的快速梯度符号法(fast gradient sign method,FGSM)、投影梯度下降法(projected gradient descent,PGD)和CW(Carlini and Wagner)攻击等。这些方法都是通过对原始样本进行微小的修改来生成对抗样本,从而欺骗模型。

在评估模型的鲁棒性时,我们可以使用几个指标。其中,最常用的指标是对抗精度(adversarial accuracy),它是指在对抗样本上的准确率。通过比较原始样本和对抗样本的准确率,可以评估模型对对抗攻击的鲁棒性。另外,对抗成功率(adversarial success rate)也是一个常用的指标,它是指生成对抗样本的成功率,即成功生成对抗样本的样本数量占总样本数量的比例。对抗成功率越高,说明模型越容易受到对抗攻击。

除了对抗攻击之外,还可以使用其他的方法来评估模型的鲁棒性。例如,可以使用噪声或扰动来评估模型的鲁棒性。这些方法可以帮助我们更全面地了解模型的性能,并为提高模型的鲁棒性提供指导。

总的来说,使用对抗攻击来评估模型的鲁棒性可以帮助我们更全面地了解模型的性能,从而提高模型的预测能力。但需要注意的是,对抗攻击也存在一些局限性,例如可能会增加计算复杂度,而且对不同的数据集和任务可能会有不同的效果。因此,在选择评估方法时,需要根据实际需求和情况选择合适的方法。

3. 模型的公平性 模型公平性评估旨在评估模型是否公平地对待不同人群,并确定模型在特定人群中的性能差异。在医疗影像领域,模型公平性评估尤为重要,因为不同人群可能存在生理和文化差异,这些差异可能影响模型的性能。例如,某些肤色和年龄的患者可能比其他患者更容易被模型诊断错误,这可能导致不公平的医疗结果。

下面是模型公平性评估的一般步骤。

(1)定义公平性指标:首先,需要定义用于评估模型公平性的指标。通常,这些指标包括准确率差异、误诊率差异、偏差和方差等。

(2)数据集分析:在进行公平性评估之前,需要对数据集进行分析,以确定患者之间的差异。这可能包括对数据进行可视化、统计分析和探索性数据分析等。通过数据分析,可以确定哪些变量可能导致模型的不公平性,并确定需要纠正的变量。

(3)模型评估:在对数据集进行分析后,需要对模型进行评估,以确定是否存在公平性问题。通常,使用测试集进行模型评估,并计算模型在不同人群中的准确率、精确率、召回率等指标。如果模型的性能在不同人群中存在显著差异,则需要进一步调查公平性问题,并采取措施解决。

(4)公平性调整:如果模型存在公平性问题,则需要对模型进行公平性调整。这可能包括重新加权样本、重新训练模型、增加正则化项等方法。例如,可以使用重加权的方法,使得不同人群的样本在训练中得到相同的重要性,从而提高模型的公平性。

(5)模型再评估:在对模型进行公平性调整后,需要再次对模型进行评估,以确定调整后的模型是否具有公平性。如果仍然存在公平性问题,则需要继续调整模型,直到满足公平性要求为止。

综上,模型公平性评估需要定义公平性指标,进行数据集分析、模型评估、公平性调整和模型再评估等步骤,以确保模型在不同人群中具有公平性。

五、模型应用

得益于多模态医学影像数据的涌现,影像组学、深度学习等人工智能技术在疾病筛查、辅助诊断、急诊预检及预后预测评估等多项医学任务中取得了令人满意的性能表现。近年来,越来越多的人工智能医学影像产品已经从初期的试验阶段陆续进入临床验证阶段,人工智能的产品转化包括以下不同阶段。

　　a. 前期：①产品包装：指设计和规划人工智能医学影像产品的外观和功能。这包括用户界面的设计、产品的可视化呈现，以及产品的整体体验。②产品注册：涉及产品的安全性、有效性等方面的审核，确保人工智能医学影像产品符合医学和法规标准，是合法可靠的。

　　b. 中期：①云产品：是指将医学影像人工智能模型部署在云端，通过云计算提供服务，有助于实现集中管理、高效运算和共享数据等优势。云产品的关键在于数据的隐私和安全性，以及对大规模数据进行快速处理的能力。②用户端产品：是指医生、技术人员等医学专业人士使用的工具和界面。其关键是用户友好性、实用性和高效性。直观的操作界面能更加有效地与医学专业人士进行交互，以提高影像诊断和分析的效率。

　　c. 后期：①迭代升级问题：人工智能医学影像产品需要不断进行迭代和升级。这包括改进模型的性能、增加新的功能、修复程序缺陷等。持续的迭代和升级确保产品始终处于科技前沿，满足用户不断变化的需求。其中为强化算法准确性和鲁棒性，通常可以借助联邦学习和域自适应学习来合理规范利用更多的数据改进算法性能。②注册证变更问题：指在产品上市后，如果需要对产品的关键性能、适应证、使用方法等进行修改，需要重新向监管机构提交注册变更申请。这确保了产品的改动符合法规和监管标准，同时也是保障患者和医护人员安全的重要步骤。这些概念共同构成了人工智能医学影像产品在不同阶段的关键考虑因素，确保产品的顺利应用、高效运行和持续改进。

　　本节将就人工智能技术在医学领域落地应用中的诸多问题展开阐述，主要包括医疗人工智能软件包装与使用的实际方法、人工智能影像产品在多中心应用中的现存问题及应对策略、人工智能技术的前瞻性使用及升级换代。

（一）医疗人工智能软件包装与使用的实际方法

　　医疗人工智能软件作为人工智能模型最常见的包装方式之一，是底层模型与上层应用之间一种重要的交互媒介。软件包装的有效性、可靠性、安全性和使用的规范性、合理性对模型在图像重建、量化分析、辅助诊断、预后评估等方面的性能发挥起着至关重要的作用。

　　软件包装是将已构建的医学影像人工智能模型整合到用户友好的软件环境中，将模型封装成可复用、易于集成的软件产品，便于医疗人员的在线使用和人工智能模型的推广和落地。图 2-10 为软件包装的具体流程。

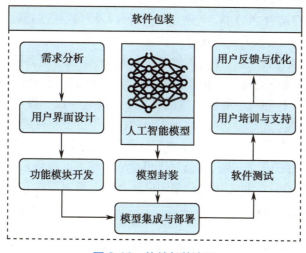

图 2-10　软件包装流程

　　1. 需求分析　医学人工智能产品的开发主要面向临床医生或相关医务人员，为此软件的设计初衷首先要与临床医生和相关人员充分沟通并了解用户需求和产品期望。

　　2. 用户界面设计　根据需求分析结果，设计出直观、易用、友好的用户界面，包括：①界面布局:合理安排各个功能模块的位置,使界面看起来清晰、有序。②颜色和字体:选择舒适、易读的颜色和字体。③操作逻辑:简化操作流程,尽量减少用户的操作步骤。

3. 功能模块开发 根据用户需求和界面设计,设计开发各个功能模块,包括医学影像的导入、数据预处理、模型评估、结果分析、报告生成等功能。

4. 模型集成与部署 集成与部署是实现人工智能模型在实际医疗场景应用的关键步骤。其中模型集成是指将医学影像人工智能软件集成到现有医疗系统中,集成过程需要考虑软件与其他系统的兼容性和协同工作。例如,医学影像人工智能软件需要与影像存储与传输系统(PACS)、电子病历(EMR)系统等进行数据交互。这通常涉及数据接口的设计,要遵循医疗行业通用的数据传输标准如医学数字成像和通信标准(DICOM)、卫生信息交换标准(HL7)等,以确保数据传输的安全、准确和高效。

(1)根据医疗机构的实际需求和资源,模型部署方式主要包括以下几种。

1)本地部署:将软件部署在医疗机构内部的服务器或工作站上。这种部署方式的优点是数据在本地处理,安全性较高,但可能需要较大的硬件投入和维护成本。

2)云端部署:将软件部署在云服务器上,医疗机构通过网络访问云端服务。这种部署方式的优点是可降低硬件投入,具有较强的可扩展性,但需要考虑数据传输的安全性和延迟问题。

3)混合部署:结合本地部署和云端部署的优点,将部分计算任务放在本地执行,部分计算任务放在云端执行。这种部署方式既能保证数据安全,又能实现资源的灵活扩展。

(2)模型部署过程中需要注意以下方面。

1)硬件配置:确保部署环境具备足够的计算资源和存储空间,以满足软件运行的需求。对于涉及深度学习模型的部署,还需考虑图形处理单元(GPU)等硬件加速设备的配置。

2)软件依赖:检查部署环境中是否已安装软件所需的依赖库和框架,如 Python 环境、深度学习框架(如 TensorFlow、PyTorch 等)及相应的第三方依赖库。

3)安全设置:为了保障医疗数据的安全性和隐私,需要在部署过程中进行相应的安全设置。例如,对于云端部署,需要配置防火墙规则,限制访问权限,以及启用数据加密等。

4)网络配置:确保部署环境具备稳定的网络连接,以便实现与其他医疗系统的数据交互。对于云端部署和混合部署,需要评估网络延迟和带宽,以保证软件的实时性和高效性。

5)监控与维护:部署完成后,需要对软件运行进行监控,以确保其正常运行。这包括对硬件资源的监控,如中央处理器(CPU)、内存、磁盘空间等,以及对软件性能的监控,如处理速度、错误率等。对于出现的问题,需要及时进行维护和优化。

6)软件测试:完成软件开发后,需要对软件进行测试,包括功能测试、性能测试、兼容性测试和安全性测试。功能测试是检查各个功能模块是否能够正常运行,性能测试是评估软件运行速度和资源占用情况,兼容性测试是确保软件能够在不同操作系统和硬件环境下运行。安全性测试则是对软件在数据中毒攻击、模型中毒攻击等风险因素下的安全性能评估。

7)用户培训与支持:为了使医务人员能够充分利用医学影像人工智能软件,需要提供相应的培训和支持。这包括软件操作的培训,以及对于模型输出结果的解释和应用的指导。

8)用户反馈与优化:在软件测试阶段,收集用户反馈意见,针对用户的需求和建议进行软件优化。

(3)为了充分发挥人工智能技术在医学诊疗方面的优势,人工智能软件在实际应用中需要考虑以下几个方面。

1)数据安全性:医疗数据通常涉及敏感信息,例如患者的医疗记录和诊断结果。因此,软件设计和计算机系统需要受到足够的安全保护。这包括使用强密码、定期更改密码、安装防病毒软件和防火墙,以及避免使用公共无线网络等。

2)模型调优与更新:随着医疗影像领域知识的更新和技术的进步,需要定期对模型进行调优和更新,包括改进其功能、修复错误、解决兼容性问题或增强安全性等,以保持模型的准确性、实用性和鲁棒性。

3）软件维护：医疗软件需要定期进行维护工作，例如清理不需要的缓存文件、定期备份数据等，从而确保软件的长期可靠性。

4）培训与支持：为用户提供详细的操作手册（包括软件的安装方法、功能介绍及使用方法、安全警告以及软件使用的限制和保修条款等）。与此同时，可额外提供在线技术支持（包括在线演示、软件社区问答和在线技术咨询等），确保用户能够顺利地使用软件。

（二）人工智能影像产品在多中心应用中的现存问题及应对策略

尽管现有的人工智能模型在众多医学任务中取得了令人满意的性能，但在多中心场景下，医学数据的处理和分析变得更加复杂。这为人工智能模型的推广带来了极大的挑战，这种挑战可以归因于数据和技术两个层面：①数据层面：a. 数据异构性问题，不同中心的数据来源、格式和标准可能存在差异，例如医学影像设备类型、扫描参数、图像分辨率等，导致模型在多中心应用中很可能面临源域与目标域之间的域偏移问题，进而导致严重预测失误；b. 训练数据有限且单一，由于数据的机密性和隐私问题，数据共享在实践中面临一定的困难，而现有参与模型建立的训练集数据往往有限且多样性较差，这也在一定程度上限制了模型在多中心应用中的泛化性。②技术层面：现有的人工智能模型，特别是基于数据驱动的深度学习模型，往往在已有的有限数据集上进行训练，并进行内部验证。这使得网络过分关注与特定数据相关的特征表达，而不是一般性的通用表示学习，从而导致网络在未知的目标域上产生较大的性能下降。

为缓解上述问题，加速医疗人工智能技术在多中心的应用落地，需要考虑以下几种应对策略。

1. 加速数据标准化 数据问题往往是影响模型性能的直接因素。多中心数据的异构性和多样性对模型的泛化性带来了极大的挑战。为此，各大医疗机构和政府部门需要共同努力，制订合理规范的医学影像数据审查机制和标准化的数据采集流程。

2. 强化模型泛化 模型泛化性能的提升可以分为数据的共享化学习和模型的自适应学习两个方面。

（1）联邦学习（federated learning）：作为一种新兴的分布式协同人工智能学习策略，可以在保护隐私的前提下，对来自不同机构的数据进行联合学习（图2-11）。这种学习策略在不共享数据的情况下，通过模型的交流和融合来构建更准确、更稳定的医学模型。在联邦学习中，每个机构只共享模型的梯度信息，而不共享原始数据。联邦学习在保障数据隐私性和安全性的基础上，显著增加数据样本的多样性，增大了数据的分布空间，进而提高模型在多中心数据上测试的准确性和稳定性。

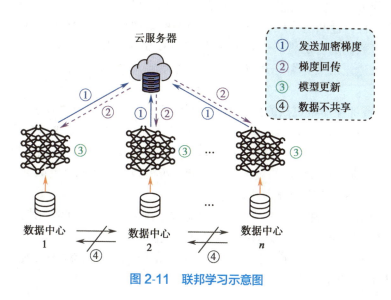

图 2-11 联邦学习示意图

（2）域自适应学习（domain adaptive learning）：是一种迁移学习方法。域自适应学习的出现是为了解决源域和目标域的数据分布差异所导致的目标域性能下降问题。这种学习策略的目的是将知识从一个或多个源域转移到具有不同数据分布的目标域。现有的域自适应学习通常采用基于差异、对抗或重构的方法，从图像或特征层面实现域对齐，即鼓励不同域在同一类别的特征分布一致，从而优化算法在目标域的泛化性能（图2-12）。

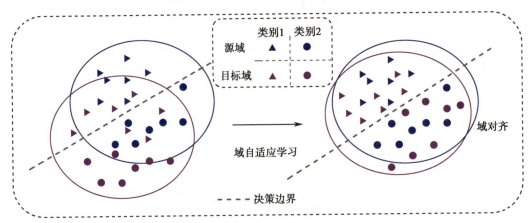

图 2-12　域自适应示意图

3. 加快模型和数据共享　在多中心场景下，不同的医疗机构可能享有各自的数据集和模型。为了提高医学模型的准确性和稳定性，可以采用模型共享的方式。即不同的医疗机构可以共享其数据和模型，以构建更大、更全面的医学模型。

综上，医学影像人工智能在多中心应用中面临诸多挑战，但通过加速数据标准化采集、强化模型泛化性能及加快模型和数据共享等手段，有望逐步克服这些问题，加快人工智能模型推广与落地的步伐。

（三）人工智能技术的升级换代要素

随着医学数据的增加和新型技术的发展，人工智能模型在满足多中心应用的基础上，也需要不断地升级和换代，以满足不断变化的医学需求。结合具体案例，对软件升级的关键要素总结如下。

1. 新的算法模型和架构　人工智能算法创新与优化往往是软件升级换代的核心要素，可以显著改进医学影像人工智能软件的性能和功能。例如，从传统机器学习到深度学习模型的进步显著提升了模型的鲁棒性和泛化性；Transformer模型的出现相比于传统卷积神经网络（CNN）在捕获图像块和时序数据的长距离依赖方面表现更佳；迁移学习和医学大模型的出现借助于大型自然图像数据集来建立语义类别可分的预训练模型，为有限数据下的医学影像模型构建创造了新的机遇。

2. 更大规模或标注质量更高的数据集　目前现有的深度学习模型往往受限于有限的训练集样本，而更大规模的数据集可以提供更多样化、更丰富的训练样本，在减少模型过拟合的同时，改善模型的泛化能力和准确性。此外，现有的数据集标注可能存在漏标、错标、标注一致性差等一系列问题，这些低质量或有噪声的数据标注可能会对模型决策造成一定影响，因此标注质量的优化也能够从根本上提升模型的准确性。

3. 临床需求的提高　随着医学影像人工智能软件在临床实践中的应用增加，对算法功能要求或性能要求（稳定性、准确性、算法效率等）也越来越高。为应对临床需求的增加，软件升级同样势在必行。2023年，国内首个采用肺结节AI靶重建的图像辅助检测软件获得国家药品监督管理局（NMPA）批准，这也是全球首个获得NMPA三类医疗器械注册证的肺结节AI靶重建类产品。

由此,肺结节从大规模早筛的 1.0 时代进化到精准诊断的 2.0 时代,实现了结节精准定位、智能参数评估、全自动靶重建报告生成等一系列重大功能突破,有效提升了诊断准确性和效率。

4. 更友好的人机交互界面 医学影像人工智能软件的用户界面对于临床工作者的使用体验至关重要。软件升级可以改进用户界面的设计、交互方式和可视化效果,使软件更易于使用、理解和操作。例如,重症医学数据库(MIMIC-Ⅳ)是一种用于医学影像可视化和分析的软件平台,它提供直观的用户界面、交互式的工具和多维数据可视化,帮助医生更好地理解和分析医学影像数据。

(四)人工智能技术的前瞻性使用

人工智能技术的发展进步与相关影像产品的更新换代是密不可分的,产品的前瞻性使用通常涉及:

1. 多模态融合(multimodal fusion) 除影像数据外,医学数据通常还包括多种其他类型的数据,如基因组学数据、代谢组学数据、电子病历信息、健康监测数据等。多模态数据能够从不同的疾病表征层面形成对疾病更全面的了解,从而提升人工智能模型的可靠性和准确性。目前有部分研究已经引入了多模态数据的整合,但不同类型数据(图像、传感器数据以及结构化和非结构化的文本数据等)的收集、对齐表示和融合方式仍然是多模态融合问题中的难点。

2. 通用性学习(universal learning) 现有的人工智能方法往往是高度专门化的,通用表示学习意在学习不同任务的通用数据表示。理想情况下,通用性学习期望使用单个模型的微调就可以实现多个相近任务的学习,从而在仅增加少量参数的前提下实现多个任务的自适应学习。Huang 等首次提出这一概念,其引入的 3D 通用 U-Net 通过对特定任务的差异化表征进行微调,就可以在不同影像模态下实现不同器官的分割。

3. 可解释性学习(interpretability) 临床决策直接关系到患者的生命健康,而临床决策在很大程度上依赖于证据的收集和解释。模型的可解释性一方面可以帮助医生理解模型的预测结果,提高模型的可信度,加速模型的推广与应用,另一方面也能进一步加深技术人员对模型工作模式的理解从而进一步优化模型对领域知识的学习。目前模型可解释性方法主要包括构建可解释性模型(如贝叶斯网络、领域知识引入等)和事后解释(如中间结果可视化、反事实推理等)。然而,构建面向临床的可靠的模型解释方法仍然是亟待解决的问题。

4. 域自适应学习(domain adaptive learning) 尽管现有的医学影像人工智能算法能够在某一特定任务上取得令人满意的性能,但当模型遇到域转移(domain shift)时,即模型应用的测试数据(目标域)与模型的训练数据(源域)存在分布偏差时,模型性能可能会大幅下降。这是 AI 模型在医学领域落地应用的瓶颈之一。域自适应学习期望模型能够学习不同域之间的本质表征,降低模型受域特定信息的干扰,从而提升模型泛化能力。尽管现有方法尝试通过对抗学习或合成学习的方式改善模型的域泛化,但标注数据有限、域偏移的明显差异和目标域不可见等依然是影响模型泛化的重要因素。

5. 多任务并行(multi-tasking) 目前,大部分人工智能医学影像产品局限于单一病种(如肺结节筛查、脑卒中检测、心血管评估等),不同病种往往需要不同的算法设计。然而,以胸部 CT 为例,除肺结节筛查以外,肺气肿量化评估、肺炎病灶检测、肿瘤分割与量化、气道阻塞评估等多种与肺部疾病诊断和量化评估相关的任务都可以并行化解决,在更大程度地发挥数据优势的同时,充分挖掘影像数据中潜在的病变信息,从而及时进行疾病预警。

6. 全流程集成(end-to-end integration) 多链条并行从数据维度出发,强调人工智能模型在单一数据下多病种的并行辅助筛查或诊断。而全流程集成则从疾病进展的时间维度出发,强调人工智能模型在全流程辅助诊疗过程中的渗透,包括疾病导诊、问诊、诊断、治疗、预后预测、随访监测、结构化报告生成等。例如某医疗公司在 2021 年推出智慧影像全流程解决方案,涵盖了患者预约、影像获取、影像处理、结构化报告生成、会诊与临床决策及随访监护,打造了全流程端到端的影像诊疗平台。然而目前不同系统、科室、机构之间对的数据和技术交互依然是全流程集成平台研发的壁垒。

7. 大模型驱动学习（large model-driven learning） 2023 年，OpenAI 推出的大语言人工智能模型 GPT-4，在逻辑推理、语言生成等方面有了显著的提高。自 GPT-4 之后，Meta 发布一种通用的分割模型 SAM（Segment Anything Model）可用于查找和分割图像中的任何对象。通过海量数据训练，大模型在不同模态数据（文本、图像或语音）理解和域外泛化方面取得了卓越的性能表现。尽管在医学影像人工智能领域大模型的泛化性能依然有限，但未来基于大模型的驱动性学习也存在巨大的潜力。其前瞻性使用主要表现在以下方面：①利用自然场景下参数预训练的大模型在有限的医学数据上进行迁移学习，使模型在有限的数据下也能提升自身的特征表达和域泛化性能；②结合大规模的非结构化文本数据（如病历、医学报告）与结构化影像数据，在对疾病全面分析的基础上，以交互式问答的形式进行智能化导诊和用药推荐，提高就诊效率；③辅助医生进行知识检索和病例推理，优化临床决策；④精准化、结构化生成和解读医学影像报告，提升工作效率；⑤发掘潜在与疾病关联的生物标志物，促进精准医疗发展。随着 LLM 技术的不断进步，其在医学影像人工智能领域的应用将更加广泛，为提高诊断准确性、预测能力和个性化治疗提供有力支持。

目前医学影像人工智能技术的发展如日中天。截至 2024 年，已有多款人工智能产品取得三类医疗器械注册证（"三类证"），涵盖冠脉血流、脑肿瘤、糖尿病视网膜眼底病变、肺结节、骨折等不同器官脏器的病变，为临床提供全方位的辅助。部分产品已经获得美国食品药品监督管理局（FDA）和欧盟 CE 的认证。人工智能影像产品正在朝着多模态、多系统、多任务、全流程、全链条的方向不断迭代升级，为更好地将人工智能技术应用于实际的临床诊疗流程，优化技术厂商、医疗机构和患者之间的共同合作不断努力。

在医学人工智能技术应用的未来，多模态学习、通用性学习、可解释性学习、域自适应学习、大模型驱动学习等将成为科学研究面向应用落地的重点方向。多任务并行和全流程集成诊疗模式将成为未来人工智能医学影像产品的主要流行趋势。人工智能技术在医学数据上的应用面临着诸多机遇与挑战，需要不断探索和研究，才能为医学研究和临床实践带来更大的贡献，才能推动新型智能诊疗模式的快速发展。

本章小结

人工智能已广泛应用于医学影像领域，且随着数据的不断累积，需求日益增长。本章系统性地介绍了与之相关的机器学习和深度学习的理论基础、应用方法以及在医学影像学科中的具体应用场景。医学影像从业者对人工智能常见概念的把握有助于跨学科的沟通与交流。监督学习、弱监督学习、无监督学习和强化学习，为解决不同类型的医学影像问题提供了多样化的工具。然而，这一领域仍然面临着一些挑战，如数据隐私、模型的可解释性等。未来的研究将继续探索新的深度学习架构和方法，以提高医学影像人工智能任务的准确性和可靠性，推动医学影像分析领域的不断创新。

（廖伟华 陈新建 李纯明 周少华 董迪）

第三章　人工智能辅助医学影像获取

第一节　概　　述

　　现代医学影像检查技术在临床医疗诊断中占据重要位置,日益增多的检查项目、检查序列及海量数据,令影像科承受越来越大的工作压力。同时随着人民生活水平的提高,健康意识及需求的提高,临床影像的工作量也明显增加。各种医疗成像设备还面临着成像及重建速度较慢、图像质量受患者配合度影响、检查成像工作流程烦琐等各种弊病。AI 的介入有望提供高效的临床解决方案,利用 AI 技术可以实现医学影像成像速度和质量的提升,AI 优化的扫描工作流程可以显著提高扫描效率,并使成像质量趋于标准化。标准高效的影像获取是提升高质量影像图像,保障准确影像诊断的前提,本章阐述了人工智能辅助各种常用影像检查的影像获取原理及方法,让大家熟知人工智能辅助医学影像技术的发展现状及应用前景。

　　随着 AI 技术在医学影像应用的日趋成熟和不断发展,AI 辅助成像在 X 线、CT、MR、超声、核医学等影像技术中得到较为广泛的应用:从优化检查程序、自动摆置体位及制订个性化扫描计划、减小甚至避免运动伪影的干扰,到提高扫描速度、降低辐射剂量、改进重建方式、提升成像质量等各方面,医学影像人工智能覆盖检查全流程。

第二节　人工智能辅助的 X 线定位与扫描

　　X 线扫描是影像科最常见的成像方式之一,包括常规部位 X 线扫描、数字减影血管造影(DSA)、胃肠造影、乳腺钼靶、骨密度评估等,在临床中发挥着重要作用。随着人工智能技术的快速发展,X 线扫描在患者摆位、扫描定位、扫描参数选择、图像重建和图像质量控制等方面,均可见 AI 的赋能和应用,能够大大提高工作效率,改善图像质量,更加有利于影像诊断。

　　数字 X 射线摄影(DR)自动曝光控制系统(AEC)已经在临床放射工作中广泛使用。它在拍摄过程中能根据患者的情况来调整曝光剂量,进一步降低 X 线剂量,不仅降低了技师的工作量,降低辐射伤害,而且减小了因操作人员经验不足而导致的曝光不足或过度曝光的现象,从而提高图像质量,这是 DR 使用中较早且较为原始的人工智能辅助技术。近年来随着深度学习(DL)与传统影像技术结合的不断进步,AI 在 X 线检查中的应用也在不断扩展。

　　以医学影像质量主观评价为基础,通过对采集到的正位 DR 胸片数据进行标注,结合深度学习图像分割模型、分类模型和传统图像处理算法,开发出了一套能实现辅助拍片功能的智能质控系统,能对体位是否正确、有无体外异物及其影响进行自动评价,智能评片结果符合人工判断。

　　DSA 中使用对比剂跟踪技术(bolus chase)可观察全程血管影像,一次注射对比剂即可获得全貌,既解决了需要多次曝光和多次注射对比剂的弊病,又在减少 X 线剂量和对比剂使用剂量上起着重要作用。Montoya JC 等基于 AI 提出了一种全新的图像后处理技术,即三维血管造影术(three-dimensional angiography,3DA),可以精确地重建小血管,且 3DA 图像与 3D-DSA 图像之间具有良好的一致性。相比于常规扫描的血管造影,3DA 无须蒙片图像,可消除两次扫描带来的图像配准误差的影响,自动生成高质量的图像,同时,在不丢失诊断信息的前提下,显著降低扫描辐射剂量。

骨科评价全脊柱畸形的影像学检查方法首选动态 DR 全脊柱成像,能将数张有部分重叠的图像拼成一幅长距离的无缝高分辨率图像。在相邻两幅原始图像的重叠部分,动态 DR 拼接技术对重叠图像的特征点迅速匹配,进行智能无缝融合处理,使拼接图像过渡更平滑、自然。再加上动态 DR 拥有强大的图像后处理技术,比如边缘增强、灰阶处理,以及对比度和锐利度的可调节性,大大提高了全脊柱拼接影像质量。此外,AI 在 DR 摄影对骨质疏松、骨折、骨龄自动评价中都有较好应用。

钼靶 X 线仍是较好的乳腺癌影像学检查方法,以往 CAD 辅助诊断应用比较普遍,近年来目标检测 Faster R-CNN 等深度学习算法逐渐应用于肿块、钙化、淋巴结的综合评价并取得不错效果。

一、患 者 摆 位

摄片摆位作为 X 线摄片成败的核心环节,一直以来都是影像科技师掌握的重点。临床上,摆位不当是导致 X 线摄片质量降低、造成非甲级片的主要原因,往往会干扰影像医生作出准确判断。在当前技术条件下,患者摆位最普遍的仍然是人工摆位,即技术人员将患者带入照相间,使被照射部位充分暴露,通过手动、口述等方式使患者摆出标准体位,需要技术人员反复操作放射设备并校正患者的身体坐标,耗时费力且摆位精度较差;同时,技术人员需要反复进入照相机房摆位,难免会受到 X 线散射线的照射,并且增加交叉感染概率。近年来,影像科检查患者人数多,技师工作量增大,临床诊断对影像摄片的依赖性增高等问题逐渐凸显。摆位不当、患者辐射剂量和检查人数的增加成为传统 X 线摄影摆位的三大弊端。

基于人工智能的医用数字 X 线机自助检查系统包括患者体位图像采集装置、智能体位识别装置、体位判断装置和语音提示纠正装置,基本原理是基于高清摄像头采集患者体位图像,利用添加有可变形卷积和自注意力机制的堆叠沙漏模型的人工智能体位识别装置对摄取到的患者体位图片进行识别,与标准体位数据库的关键姿势点进行对比判断,最后通过语音提示纠正装置提示对患者自主纠正体位和告知技术人员摆位成功结果,实现对患者体位的自动识别、自主纠错、自我调整,从而解决上述弊端。影像科技师在语音提示患者摆位成功后按下曝光按钮便可完成检查,真正达到了方便、安全、高效的目的(图 3-1)。

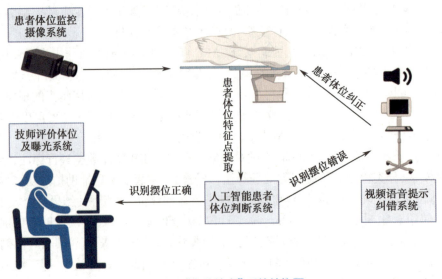

图 3-1 "自助检查"系统结构图

基于人工智能的数字 X 线照相机的体位识别系统,利用自主研发的人工智能体位识别装置、体位轮廓投射控件和贴心的语音提示功能,帮助患者自助检查,缩短摄片时间,同时提高摄片精确度,减少误诊漏诊,在疫情肆虐的特殊时期,还能避免院内感染,保护一线医务人员。

目前全国大部分的医院影像科摆位仍为传统人工摆位,基于人工智能的数字 X 线机自助检查系统有望能够通过大样本测试完成后大规模投入医院工作,若临床试验满足设计要求,将具有较大的推广价值。我们也希望能够出现更为多样便利、更精确的人工智能自动摆位设计,从而有助于提高 X 线摄片效率和摄片精准度,实现精确摆位精准摄片,降低患者辐射剂量。

二、扫 描 定 位

将患者摆位后,操作技师需要调整视野(FOV)、中心线。技师通常根据体表解剖标志来定位。但由于患者行动不便不能配合,定位困难,很难达到精准定位,以至于拍片后图像质量欠佳,影响诊断,需要重新拍摄而增加曝光次数、辐射剂量。在临床环境中,由于患者的胖瘦及体型差异,需要由放射技师通过调节 X 线球管电流的能量(keV)来控制曝光条件,曝光条件在 X 线成像中起着重要作用,会影响 X 线图像的质量。不适当的曝光可能会降低 X 线图像的对比度。DR 自动曝光控制系统(AEC)是利用电离室探测穿过人体的射线剂量,转化为电信号,传送到 AEC 电路板,随着曝光时间的增加,电压增加到一定阈值,X 线球管立即停止曝光。AEC 不仅进一步地减小了因操作技师经验不足而导致的曝光不足或过度曝光的现象,提高了摄影图像的质量,为影像科技师的操作带来方便,同时也减少了患者接受额外电离辐射伤害。

X 线探测器与球管的自动跟踪对中装置通过智能检测探测器端电位预设位置与 X 线球管端电位预设位置,当两者电位相等时,X 线探测器与 X 线球管的焦点处于对中状态,当探测器改变电位时,X 线球管可以再次通过电位差进行对中,从而降低了技师的劳动强度,提高了焦点对位精度,同时也能降低患者受到额外电离辐射伤害。

基于高分辨率网络(high-resolution net,HRNet)的轻量化人体姿势识别网络,通过识别人体的关键点进行 2D 人体姿态估计,特别是肩、肘、腕、膝、踝等大关节位置,检出人体关键解剖点,有助于操作技师在屏幕上更直观地定位患者。在下肢全长 X 线正位摄片中,基于 HRNet 深度学习方法能够构建自动检测摄片范围是否足够大,自动检测下肢力线关键点及关键角度,帮助技师对患者摄片质量进行预判。在脊柱侧弯患者中,具有 HRNet 构成的网络模型,能够自动测量椎体中心点和椎体倾斜向量,为技师提供图像质量评价,并降低不同医生测量的误差。

在 DR 摄片过程片中,基于传统图像分割算法和深度学习中的图像分割算法能够对 DR 片中有无异物、异物类型、异物部位进行提示,并且可以分割和评价锁骨是否对称,肩胛骨位置与肺野是否重叠,帮助技师对拍片质量进行评价和提示,及时进行纠正,缩短诊疗时间。

采用 AI 辅助扫描定位,AI 能够识别患者影像中的解剖部位,辅助定位扫描框范围,降低人为因素导致的偏差,包含所有完整感兴趣部位,避免患者接受不必要的辐射剂量。目前,AI 已具有搭载于先进的影像设备中的应用,如智能扫描流程,能够自动识别胸部、腹部、骨盆等中心线及 FOV,降低了技师操作难度,减少与患者接触,节约时间。

胃肠造影检查对消化道肿瘤、炎症等消化道疾病引起的器质性和功能性改变的观察,具有极高的应用价值。胃肠造影可以将消化道的管腔、管壁、黏膜的形态以及分泌、蠕动、收缩扩张和排空功能等变化显示出来。尽管近年来出现了一些新兴的技术,例如胶囊胃镜、超声胃镜等已经运用到了胃肠道的临床检查中,但胃肠造影依然是临床工作中胃肠道病变检查的常规方法,发挥着不可替代的作用。

传统的胃肠造影检查技术,要求患者全方位配合,曝光时间较长,图像质量差,小病灶容易漏诊和误诊。而全数字胃肠造影技术是影像存储与传输系统及其与人工智能技术相结合而不断发展的产物,它应用数字图像处理系统,采用动态对比控制,能够得到质量较高的影像资料,同时降低了传统的胃肠造影检查技术 X 线辐射剂量高的问题。基于 AI 辅助的新型数字成像胃肠道 X 线检查在扫描定位中的优点,主要体现在以下两点:①快速获取多幅图像。数字成像速度可达 0.5~15 帧/秒,这对处于运动状态下的胃肠道检查极为有利。在做咽部、上段食管检查时,可选用 2~8 帧/秒连续摄取图像,以便清晰显示这些结构及其异常变化。食管双重对比造影检查时,0.5~2 帧/秒的连续摄取可获得食管处于双重对比状态下不同时相的多幅图像,患者接受辐射剂量减低。十二指肠球部溃疡常有痉挛激惹征象,连续图像采集与回放方式更有利于发现溃疡龛影。②数字胃肠成像可以实时采集和显示图像,便于及时观察病变是否被适当地显示。因此在检查中可以随时采取补救措施,如改变体位、重新涂布、补充图像等。

乳腺疾病的影像学检查方法主要有乳腺超声、乳腺钼靶、乳腺红外线检查和乳腺磁共振,其中常规推荐的筛查方式是乳腺超声和乳腺钼靶。全数字化乳腺 X 射线摄影(FFDM)检查时 X 线球管保持固定不动,按照 Combo 模式和自动曝光控制系统下双体位投照,包括乳腺头尾位(CC)和内外斜位(MLO),每个体位采集一幅图像,从而拍摄单侧乳腺压迫重叠的二维影像。为更精确地观察致密型乳腺组织,目前已经应用数字乳腺三维断层融合成像(数字乳腺体层合成,DBT)和微小病灶术前定位,提高乳腺内病变的检出率及诊断准确性。DBT 乳腺检查成像前,X 线管先以 0° 为中心预曝光确定准确的曝光参数,以此为中心线,球管旋转一定角度扫描(±15°~25°),每旋转 2°~3° 曝光一次,得到一系列低剂量三维图像。合成乳腺摄影是将 DBT 采集的一系列影像经过特定的人工智能算法进行重建,得到类似于 FFDM 的合成二维影像。例如,基于滤波反投影重建算法,是通过对一系列不同角度、方向投影的数据,进行滤波处理,反投影操作来重建二维图像的算法。合成乳腺摄影在不增加辐射剂量的同时,图像质量可以用于诊断,并可能逐步取代传统的 FFDM。将 AI 系统整合至 DBT(AI-DBT)病灶评估的工作流程中,影像科医生可以在 AI-DBT 系统的定位和导航报告的基础上进行评估,通过点击 DBT 简化后的二维图像上标注出的病灶,可以跳转至病灶分布所在层的 DBT 影像,减少工作负荷,提高评估的准确性,减少阅片时间。

在 X 线扫描中,采用 AI 技术辅助扫描定位,能够获得最佳图像,同时将辐射剂量降至最低。无论图像采集还是图像生成,都大大降低了技师的操作难度,节约扫描时间,提高图像质量,这样不仅能提高扫描的成功率,也带来了"实时,无感"的体验,达到"AI+"的使用效果。

三、扫描参数选择

在 DR 出现以前的 X 线扫描过程中,由技师根据患者的投照部位、胖瘦,给一个参数范围并根据经验调整,通过人工标定确定扫描参数,这种方法效率较低,延长了整个扫描过程所需的时间,并且由于人工经验差异,可能会造成识别结果、标定结果不一致,扫描参数的精度无法保证。另外,对于 X 线剂量的选择,国际放射防护委员会(ICRP)1977 年第 26 号出版物提出防护最优化,在尽可能低的剂量下显示目标区域的解剖结构和病变情况。自动曝光控制系统(AEC)通过电离室探测穿过不同 FOV 及厚度物体的 X 线剂量,转化为电信号,从而自动调节管电压及电流的大小,获得适当的曝光量,保证了优质的图像,确保了最低的 X 线剂量。

1. **基于人工智能的数字减影血管造影(DSA)的低剂量技术** DSA 设备的低剂量技术已成为热点,研究人员努力通过人工智能技术创新来达到更低的剂量和更优质的图像,如通过综合低剂量操作软件、无射线患者定位、低剂量采集协议、皮肤剂量实时监控和 DICOM 剂量报告系统等技术手段降低剂量。低剂量技术采用微光信号处理引擎,自适应型全数字化影像通道,云架构影像链系统完成低剂量控制。微光信号处理以超低 X 线剂量获取信号为基础,通过新型强大的基于 AI 的影像链技术转化为同等质量甚至效果更好的医学影像图像。自适应型全数字化影像通道使用超强空间噪声抑制技术和强力时间噪声消减技术,使得保持图像质量所需的探测器 X 线剂量大为减少。云架构影像链系统保证系统能够进行复杂的图像处理,达到图像采集与显示实时完成。无论是透视还是采集都能显著降低辐射剂量,减少患者及医护人员的辐射剂量,采用低剂量技术 X 线辐射将降低 50% 以上。对比剂跟踪技术可观察全程血管影像,一次注射对比剂即可获得全貌,降低 X 线辐射及对比剂使用量。

2. 胃肠造影　数字胃肠造影技术以自动曝光控制系统(AEC)获得的 X 线剂量为合理的基础剂量。它通过自动控制 X 线曝光条件获得适当的感光量,保证了优质的图像,确保了最低的 X 线剂量。在此基础上,保证影像质量的前提下,可以通过 AI 各种算法再降低 X 线的辐射剂量。由于 X 线图像中的噪声灰度值与其周围正常灰度值存在明显差异,因此采用空间去噪算法中的区域平均算法去除图像中的噪声。空间去噪算法结果比较见图 3-2。

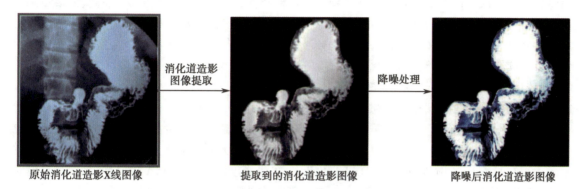

原始消化道造影X线图像　　　　提取到的消化道造影图像　　　　降噪后消化道造影图像

图 3-2　空间去噪算法结果比较
(引自:Wang 等,2022)

3. 乳腺钼靶　乳腺钼靶检查的时间和乳腺 X 线剂量因人而异;人工智能可以将像素级变量及关联与患者临床数据(包括已知的患者风险因素)相结合,以开发复杂的预测算法,这些算法可能等同于或优于人体筛查乳腺 X 线摄影技术。

DBT 摄影技术可通过对乳腺进行一系列低剂量的多角度曝光进行容积重建生成三维乳腺图像,有效减少组织重叠的影响,从而更精确地观察致密型乳腺组织,提高乳腺内病变的检出率及诊断准确性。DBT 存在辐射剂量优先模式、标准模式和对比度优先三种曝光模式,三种模式的辐射剂量也不同,目前尚无指南明确规定模式的选择标准。目前已经开发出全面兼容符合医学数字成像和通信标准定义的 DBT 人工智能软件,具有数据接收、图像显示、图像处理、图像测量、远程传输、乳腺病灶检出和分析、参数设置功能(图 3-3)。

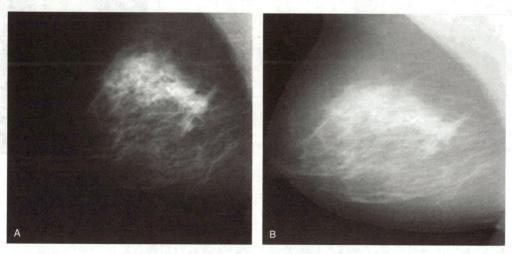

图 3-3　卷积神经网络模型图像处理对比
A. 传统法;B. 卷积神经网络法。
(引自:Figures reused with the permission from Springer Nature Publisher)

4. DR 全脊柱、双下肢全长成像技术　DR 全脊柱、负重双下肢全长成像已经成为脊柱畸形矫形和膝关节置换术前评价的必备检查,由于探测器尺寸限制,不能满足全脊柱及双下肢全长的拍摄,之前只能利用标志物在条件不变下分段拍摄图片,后期手动拼接,间接获得全脊柱、下肢全长图像。DR 全脊柱、双下肢成像技术图像扫描有两种方法:一种是 X 线球管和探测器同时上下运动,分段图像采集,另一种是 X 线球管处于相对静止状态,位于脊柱感兴趣区中心,探测器分三段进行上下垂直运动,X 线球管随之进行一定角度的上下转动角度进行图像采集。这两种方法都存在一定程度的图像重叠,动态 DR 拼接技术对重叠区域图像的特征点提取,迅速配准,利用图像边缘增强、灰阶处理,以及对对比度和锐利度的可调节性,进行智能无缝融合处理,使拼接图像过渡更平滑、自然,大大提高了全脊柱、双下肢全长图像拼接质量。常用配准有基于频域的图像配准算法和基于特征的图像配准算法。基于频域的图像配准算法是首先将图像变换到频域再做相关的处理实现图像的配准。基于特征的图像配准算法需要装出两幅图像重叠区之间的特征(特征点、特征区块、线段、边缘及几何矩)匹配,并可以使用随机抽样一致(random sample consensus,RANSAC)算法来去除错误匹配数据,进而提高匹配程度。

5. 骨密度　骨密度(BMD)测量技术主要是利用 X 线通过不同介质发生不同程度衰减的原理,对人体骨矿物质含量、骨密度以及体质成分进行分析的无创性测量方法。常用的骨密度测量技术主要包括双能 X 射线吸收法(DXA)和定量 CT 骨密度测量等。DXA 辐射剂量低,是目前应用广、认可度高的骨密度测量方法,常用的测量部位是腰椎、股骨头和尺桡骨。

但是 DXA 是二维重叠图像,易受患者体位等因素影响,不能区分骨小梁和骨皮质,不能处理脊柱重叠组织引起的伪影,从而影响 BMD 测量结果的准确性。同时,高质量的 DXA 测量需要对操作技术人员进行细致的培训,成本较高。有学者运用一种改进的带注意力机制的 U-Net 模型,从 X 线图像和 DXA 图像中准确地分割出骨骼区域,建立线性回归模型,计算 BMD 和 T 值。模型在 X 线图像和 DXA 图像两个数据集上都实现了 88% 的准确率。2021 年有团队提出将一种基于 Resblock 的深度学习方法,用于双能 X 射线成像中精确自动分割尺骨和桡骨,可以提高 BMD 测量的准确率,有利于骨质疏松的准确诊断(图 3-4)。

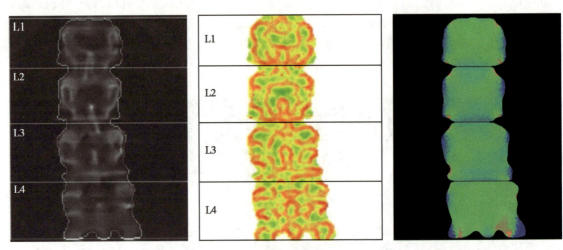

图 3-4　人工神经网络模型应用效果示意图
(引自:Ulivieri 等,2021)

通过结合人工智能技术,不仅缩短了检查时间,降低了技术人员工作量,提升了 X 线摄片图像质量,还减少了辐射剂量。目前人工智能对 X 线扫描参数设定的效能主要受两方面因素影响:算法及数据,数据量的大小及组成直接影响人工智能模型的性能。此外,人工智能决策过程的不可解释性也是受到关注的问题,直接影响其临床推广应用的价值。

　　总之，人工智能辅助的 X 线扫描将有利于缩短检查时间，实现快速低剂量拍摄，降低患者接受的 X 线辐射剂量，提高常规 X 线摄片、乳腺钼靶、胃肠造影、骨密度及 DSA 等 X 线检查的工作效率及摄片精准度，实现准确摆位精准摄片，极大地提升图像质量，为影像科医生阅片和临床医生诊治疾病提供强有力的保障。然而，目前人工智能算法还存在一些不足，面临着算法"黑盒子"和过拟合等缺点，未来人工智能算法发展空间会更加广阔，将会伴随算法和数据的增加而得到扩展，性能会进一步改善，促使 AI 在辅助 X 线扫描中更好地融合，使得操作更方便简洁，更精准，辐射剂量进一步减少，为医生诊断提供更多有价值的信息。

第三节　人工智能辅助的 CT 定位与扫描

　　CT 检查流程比较烦琐：确认患者的身份信息；手动摆位；采集定位图像；手动设置成像参数和确定扫描视野，等等。这些重复性的工作无形之中增加了技师工作量。近年来，人工智能技术的快速发展使得智能化影像扫描工作流逐渐成为可能。智能化扫描工作流涵盖了患者身份智能认证、智能语音交互、智能患者摆位、智能化扫描参数设定等功能，贯穿影像扫描的整个流程，可以实现个性化和标准化的扫描流程。人工智能技术的应用可以提高 CT 检查的质量和效率、实现个性化医疗、降低辐射剂量，值得进一步推广。

一、患者摆位

　　传统的人工定位可利用激光束配准患者中心线，但此种方法受技师操作经验影响，耗时长且易造成检查部位偏离扫描野中心。为解决上述问题，众多 CT 生产厂家研发了用于检测身体轮廓的 3D 摄像机等人工智能定位技术。3D 摄像机配备了可见光摄像机以及红外光源和传感器，用于获取患者表面的二维彩图和可视化的深度图像。它使用红外光和时间飞跃（time of flight，TOF）技术来测量物体表面到相机所在平面的距离，最终生成标量深度图像，图像中每个像素的大小表示其相对于相机平面的距离，单位为毫米。可将上述 3D 摄像机安装在 CT 扫描机架前、检查床的正上方，接入 CT 扫描机并集成到患者定位工作流程中。它可以检测头颅、下颌、肩及臀等解剖标志，利用内置的"虚拟患者"对深度数据进行拟合，并推断患者所处的体位与身体比例，从而获取患者的等中心线。当检查技师将患者以特定体位安置在检查床上之后，可以通过操作面板触发规划图像并一键完成自动定位，实现患者等中心线与 CT 扫描机中心线重合。部分厂家研发的人工智能定位技术还具有碰撞提前预警功能，当患者可能与 CT 扫描机架发生碰撞时，系统将在操作面板提示预警信息并在人体图像中高亮显示可能发生碰撞的区域，为患者的安全提供保障。

　　采用人工智能定位技术的 CT 扫描机，不仅有效节省检查时间、提高检查效率和图像质量，在特殊疫情形势下可有效降低一线医务人员交叉感染风险，对于疫情防控具有重要意义。

二、定位

　　在获取患者定位像之后，检查技师需要勾画定位框以确定扫描范围与重建视野，该过程耗时较长，且勾画的精确程度对检查技师的经验具有依赖性，不可避免出现扫描范围过小、没有包含所有解剖结构或是扫描范围过大、增加患者表面剂量的情况。

　　基于人工智能的人体自动解剖结构识别技术（automatic landmarking and parsing of human anatomy，ALPHA）能够识别和推断解剖模式，其核心是一个检测解剖标志的算法，旨在模仿人类的中央凹视觉系统。该系统仅关注感兴趣的点，例如，在任何给定时间感知外围环境模糊时的标志点。通常，人类视觉系统会分析完整场景，并利用周围结构的冗余性和关系来可靠地识别物体或上下文。ALPHA 的设计方式也是如此，它通过利用医学成像中丰富的上下文和高冗余来识别大量解剖标志和结构。其基础技术是一个多层的机器学习算法，称为学习解剖模式的集成（learning ensembles of anatomical patterns，LEAP）。ALPHA 算法通过训练引擎使用专家注释的图像数据库进行学习，无须对目标解剖学或成像模态作出明确假设。这使得 ALPHA 具有高度可扩展性，适用于不同的解剖结构和成像模态，可紧密结合在包括全面协助扫描仪技术（fully assisting scanner technologies，FAST）等模块的智慧影像链的工作链条中，以提高扫描速度、进行多参数分析，并在临床分析中实现工作流程的优化。具有定位框自适应功能的 CT 扫描机可以基于扫描协议和深度学习网络对定位像中的解剖结构进行分割和识别，并自适应调整定位框的位置和范围、在定位像上生成可视化图形，如图 3-5 所示，在冠状动脉计算机体层血管成像（CTA）检查中，正、侧位定位像中显示的上下两条蓝色虚线间为扫描范围，粉色框所示为图像的重建视野，最后由检查技师对系统生成的定位框进行直接确认或二次调整，即可进行下一步扫描，有效缩短定位框勾画时间并减少扫描边缘误差。

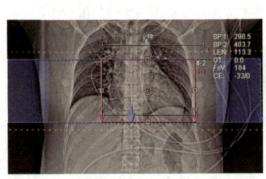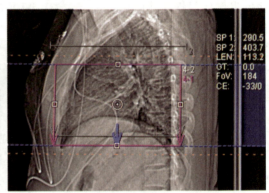

图 3-5　智能扫描规划技术在冠状动脉 CTA 检查中的应用

三、扫描参数的选择

CT 球管的革新换代使得其性能越来越强大，扫描参数越来越精细，检查技师需要根据患者的不同体型和不同检查目的调节相关参数来获得稳定的图像质量以及强化效果，因此智能化扫描程序辅助操作者选择最优扫描参数成为大势所趋，自动管电流和自动管电压调制技术应运而生并广泛应用于各种型号的 CT 扫描仪。

1. 自动管电流调制技术　目前，自动管电流调制（automatic tube current modulation，ATCM）技术被广泛应用于 CT 辐射剂量的优化，目的是在局部人体解剖结构的基础上调节管电流，调整 X 线量子噪声，以保持恒定的图像噪声、提高剂量效率，该技术可在不影响图像质量的情况下将辐射剂量降低 60%。ATCM 技术基于定位像估计患者体型及检查部位的尺寸、密度，从而调整管电流输出，降低患者所受的辐射剂量。

（1）角度调制（x-y 轴调制）：角度调制技术根据扫描部位对 X 线的衰减自动调整在每个投影角度上的管电流，以最大限度地减少投影角度中的 X 线。

在没有角度调制技术的情况下，无论患者的 X 线衰减曲线如何，管电流在 360° 旋转期间都保持恒定。当患者身体直径较小或成像区域密度较低时，对应投影角度的 X 线衰减也较少，管电流可以大幅度降低而图像噪声却不会显著增加。角度调制技术根据患者的实时衰减曲线计算调制函数，并将调制功能数据发送到控制器，最终在 X 线产生角度延迟 180° 进行管电流调制。在胸部 CT 扫描中，两肺上叶由于肩部影响，X 线在人体前后方向的衰减显著小于人体左右方向，角度调制技术的应用可以使前后方向的辐射剂量减少高达90%。

（2）z轴调制：在z轴调制技术中，系统通过使用患者定位像中的数据和噪声预测系数来确定管电流。定位像可以预测患者的体型及检查部位的尺寸、密度等信息，计算得到沿患者z轴的衰减分布图。根据衰减分布图，计算球管电流分布图以及在每个床位产生的有效毫安秒（mAs）。

随着自动管电流调制技术的改进和发展，四维智能在线剂量调节管理软件CARE Dose4D作为一项在线、实时、解剖结构自适应、基于衰减的管电流调制技术，可以根据每个患者的具体解剖特征，在X线管360°旋转的每个x-y平面的不同投影处在线、实时调制管电流来实现ATCM，以获得稳定的诊断图像质量，如图3-6所示。

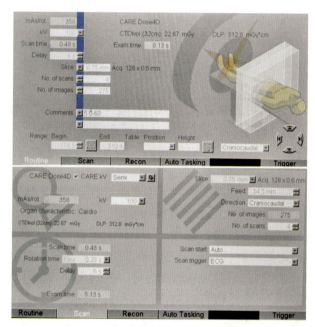

图3-6　四维智能在线剂量调节管理软件CARE Dose4D

2. 自动管电压调制技术　自动剂量最优化X线球管电压智能调节技术，即CARE KV技术，可根据患者CT定位像上扫描部位的衰减特征及检查目的（包括平扫、增强或CTA）计算出不同管电压对应的管电流值和z轴分布曲线，同时计算出容积CT剂量指数（volume CT dosimetry index，CTDIvol），选择最优的管电压及管电流进行CT扫描并维持图像合适的对比噪声比，兼顾了图像质量及辐射剂量，提供科学的最优剂量和图像质量一站式解决方案。

在使用上述波束整形滤波器和解剖自动曝光控制来调制管电流的现代扫描仪上，垂直方向的偏移可导致定位像尺寸发生变化，进而影响后续扫描的图像质量以及患者所受的辐射剂量。研究表明，在成年人胸部CT扫描中，向X线管方向偏移约6cm可导致CTDIvol增加38%；反之，患者背离X线管方向的偏移则导致图像噪声增加，影响图像质量。如前所述，利用安装的3D深度摄像头提供的信息，人工智能算法可以自动帮助患者置于中心位置。研究表明，基于人工智能的自动定位方法的准确率为99%，而人工定位的准确率为92%，导致胸部CT扫描的辐射剂量减少16%，噪声减少9%。

在目前的研究与临床应用中，低辐射剂量条件是通过降低管电压和使用相对较低mAs范围的ATCM组合来实现的，往往会导致信噪比降低。在低辐射剂量条件下，使用常规滤波反投影（filtered back projection，FBP）算法对于改善图像噪声的能力有限，而基于深度学习的图像重建（deep learning-based image reconstruction，DLIR）算法能在传统重建算法的基础上，显著改善超低剂量CT（ultra-low-dose CT，ULDCT）图像质量。这是在扫描后的节点通过提升图像质量来辅助降低 CT 辐射剂量,更贴合目前软硬件快速发展及临床需求,进一步开拓了影像图像处理的发展空间。DLIR 使用经大量数据集训练的深度神经网络来获得更好的重建图像,可以在低辐射剂量和对比剂用量条件下进一步降低 CTA 图像噪声,同时保持良好的血管对比度和清晰的血管边缘,从而提高了图像质量。

最近问世的一种数据驱动的 CT 扫描自动化解决方案(如 myExam Companion)使用了决策树。该决策树来自于各种不同临床机构的大量患者特征训练数据集和相应的指定扫描方案。该方案根据患者的个体解剖结构、临床任务和操作者的首选项,为 CT 扫描提供智能化、个性化设置,包括扫描和图像重建参数,显著简化了检查流程,同时能够为每位患者提供个性化扫描,但此项技术对于辐射剂量的影响尚未有文献报道。这种自动化解决方案消除了操作人员的技术复杂性和错误风险,利用人工智能的力量帮助医疗保健专业人员提供高质量的护理,同时优化工作流程、保障患者安全。

四、对比剂智能注射技术

对比剂智能质控系统包括对比剂智能匹配、全流程质控跟踪、对比剂智能注射系统三个部分。当 CT 增强检查申请被提交后,系统立刻筛选患者变应原、肾功能、基础疾病等高危因素,并选择相应的对比剂型号发送至放射科工作站;随后根据患者信息与既往检查记录推荐对比剂注射方案,包括对比剂注射量、延迟扫描时间等;检查结束后,若患者出现不良反应,系统将记录并归档,并为下一次精准匹配对比剂和优化检查方案提供数据支持。例如,de Jong DJ 等利用一项基于目标检测算法 YOLOv3 和全卷积网络(FCN)的人工智能工具对 CT 图像中的脂肪、肌肉和骨骼等结构进行自动分割,并确定患者的体成分。这种自动化的技术使得可以实时和个性化地根据患者的体成分确定对比剂的用量,相比于传统的固定剂量注射方案,个性化的对比剂注射可以更好地适应患者体重和体成分的差异,从而实现更一致的增强效果。此外,Yan 等使用深度神经网络(DNN)建立并验证了预测慢性肾病患者在接受静脉注射碘对比剂后发生急性肾损伤风险的模型,并指出该模型在临床中可能具有重要的价值,可以帮助对患者进行风险分层,并确保在低风险患者中安全使用碘对比剂。

第四节 人工智能辅助的 MR 扫描及重建

自磁共振设备应用于医学临床的几十年来,磁共振的创新演进一直是以硬件系统不断升级为核心,以序列、应用的不断拓展为侧翼的渐进式创新。由于科学技术的不断发展,中国在人工智能技术领域已经做到了世界领先。21 世纪以来,人工智能技术在各个领域都崭露了头角,随着人工智能技术在医疗设备上的不断赋能,MR 检查从患者摆位、扫描定位、扫描参数选择、图像后处理等方面,人工智能技术均可赋能 MR 设备并大大提高工作效率。

磁共振的主要发展方向主要包括:更快的扫描速度,更高清的图像质量,更多的实用性功能技术,以及更人性化的患者体验。传统的磁共振扫描为了获得更好的图像质量通常需要牺牲扫描速度,用更长的成像时间来换取更高的信噪比或者更高的分辨率。人工智能技术可以很好地弥补这个缺陷,并使得图像质量更好更清晰。

一、扫描智能定位

磁共振传统扫描流程操作复杂,需要扫描技师手动操作,将扫描床步进到预定位置,开启激光灯后微调扫描床,确定最终的扫描定位点,其中的操作流程比较费时费力。在 AI 技术赋能下,系统能够自动实现进床、定位和全身扫描的多协议规划,大幅减少摆位和患者上下床的时间,提高扫描效率。

　　磁共振成像质量非常依赖技师的操作与患者的配合,磁共振设备的操作对扫描技师的业务水平和专业素养要求较高。在进行患者摆位进床后,扫描前流程在设备上的操作大致分为以下五个步骤:①加载扫描协议;②得到扫描参考图像(也称为"定位像");③扫描层面的定位;④编辑扫描协议;⑤启动扫描。通过人工智能技术可以大幅优化磁共振扫描前的上述流程。智能定位技术是基于深度学习的智能定位工作流程,首先对于协议的选择,可以实现根据不同部位智能的协议包选择,包括增强扫描以及备选扫描项。在图像的层面定位上,对于头部、膝关节、脊柱、肩关节等部位可通过 AI 进行层面的自动定位,如图 3-7 所示。

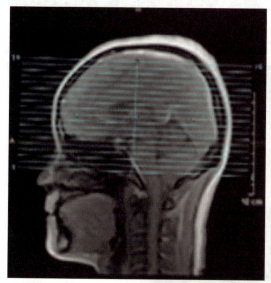
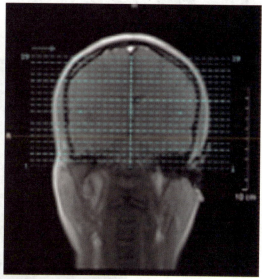
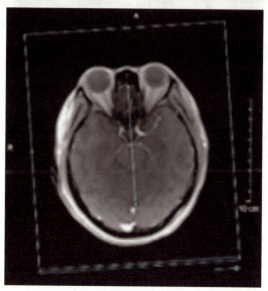

图 3-7　AI 辅助的自动定位

　　对于腹部可以实现层面、磁共振胆胰管成像(MRCP)及膈肌导航条的自动定位;而对于心脏磁共振检查这一临床扫描的难点,智能定位可以自动计算"左室的短轴""两腔""三腔""四腔"以及"正交位",优化全套扫描流程,如图 3-8 所示。

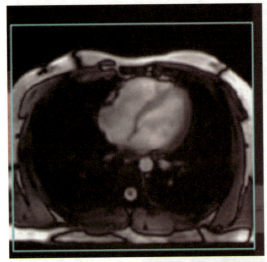
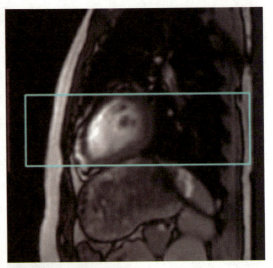
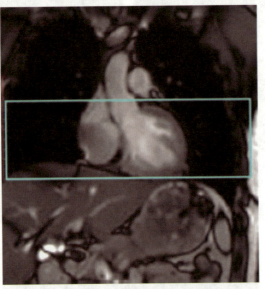

图 3-8   智能定位引导下的心脏标准层面自动定位

通过软件智能控制、算法智能计算和评估、智能线圈识别等技术,实现了全身各部位一键式检查,化繁为简,提高检查效率,减少出错率,提供高质量的 MRI 图像,大幅降低技师操作的技术门槛和培训成熟技师所需要的时间及人力成本。

二、多协议扫描智能规划

磁共振常规扫描过程中,遇到多部位联合扫描时,需要患者重新进床进行扫描部位的再定位,技师往往要多次进入机房对患者摆位和定位进行修改,降低了扫描效率。基于人工智能的多协议扫描智能规划技术提供一种便捷、简化的磁共振全身扫描工作流程。该方法通常由已有的一个或多个协议通过一定方式生成一个全身多床位协议组(whole body-group),通过该多床位协议来组织每个床位各自的协议,该组协议用于控制床位数、相邻床位重叠区大小、床位扫描顺序等。

智能协议组在扫描定位时可以一次进行整体扫描位置的规划和整体扫描范围定位,智能化调节床位、扫描范围、重叠区大小,同时可视化显示重叠区,方便调整,一次确认后就可以进行多床位多协议扫描,不需要多次打开单个协议分别进行定位和确认,大大简化了全身大范围扫描的工作流程。

三、智　能　扫　描

扫描速度和成像质量是磁共振扫描过程中最重要、最受关注的问题。随着科学技术的发展，越来越多的加速技术和滤波技术被应用到磁共振的扫描过程中。近几年，人工智能搭载下的磁共振加速技术、图像重建技术以及运动监控技术陆续被提出，人工智能与 MR 扫描的结合极大提高了诊疗质量，实现了高速、高清、高效地扫描。

1. 智能加速采集技术　在磁共振扫描中，人工智能技术同样起到了至关重要的作用，对于磁共振成像而言，成像时间一直是最大的挑战。由于传统磁共振成像时间较长、成像速度相对较慢，大型医院的磁共振影像检查预约时间一般较长，给医院的诊疗流程和效率带来压力，因此磁共振扫描中加速技术的发展和升级是磁共振发展的重要技术方向之一。目前磁共振加速技术的发展主要以欠采样技术为主。传统的欠采样技术以半傅里叶、并行成像以及压缩感知为主，但这些欠采样技术各有缺陷。例如，半傅里叶技术加速因子低，并行成像细节保真但是伪影较重；压缩感知技术是目前最新的欠采样技术，加速倍数高，信噪比高，但是容易丢失图像细节。

近年来，有国产设备采用智能光梭成像技术（AI-assisted compressed sensing，ACS），这是一种基于人工智能的 K 空间磁共振加速技术。该技术是在压缩感知、并行采集和半傅里叶三种传统欠采样加速技术的基础上融入 AI，并通过 AI 对先验知识进行深度学习，从而在进一步减少采集端对 K 空间数据的要求的情况下，即可获得高清、高保真的图像。此外，不同于其他 AI 加速技术的单一算法，考虑到 AI 可能产生的误差，ACS 利用数学算法将三种传统欠采样技术对 AI 的结果进行错误校验以及迭代矫正，将 AI 的误差转为压缩感知等经典算法的稀疏约束，得到的结果具有极高的鲁棒性，支持全身各部位、各序列 2D/3D 成像，结合多频带（MultiBand）射频技术可以充分发挥高密度线圈的优势，层内层间同时加速，进一步减少扫描时间，助力临床快速检查。

从临床表现来看，ACS 可以实现全身各个常规部位 3~4 种对比度百秒成像的临床效果，如图 3-9 所示，包括磁共振扫描常开展的颅脑、胸椎、腰椎，对于磁共振扫描耗时较长的盆腔以及肌骨关节都能够实现百秒以内单个部位的成像，大幅提升临床检查的效率。

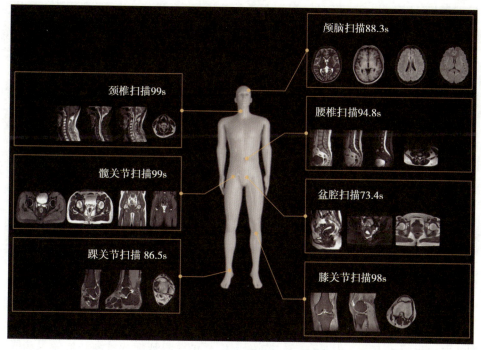

图 3-9　ACS 实现常规部位百秒成像

ACS 的价值不仅在于提升常规临床扫描速度,尤其对于一些依赖高分辨成像的部位(前列腺、直肠、肌骨关节等),还可以明显缩短扫描时间。比如,利用 ACS 可以将传统并行采集 368×368 的高分辨图像时需要耗费 6 分钟左右的肩关节扫描缩短至 2.5 分钟左右。而在相同的成像时间内,传统的加速技术只能实现 256×256 或者 320×320 的分辨率。这表明 ACS 可以给临床扫描方案提供更多选择,在患者流通压力较大的情况下可以通过更高的加速能力大幅提高扫描效率,在诊断组需要更高分辨的图像时可以在常规扫描时间内完成更高质量的图像。

2. 智能深度重建技术 由于影像学信号采集的分辨率是存在理论极限的,在采集磁共振信号过程中,采集真实信号的同时无法避免会采集到噪声信号,因此在磁共振设备上会配备相应的噪声过滤技术,在图像重建端对图像的质量进行进一步优化。传统的滤波器均使用均值或者中值法等固定数学模型,通过假定噪声分布来达到去除噪声的效果,但真实情况是噪声的分布并不完全遵循简单的数学模型,利用传统滤波技术会在过滤掉部分噪声的同时也丢失了部分真实信号,导致图像失真,丢失细节信息,可能会导致遗漏细小病灶。

深度重建技术(DeepRecon)是基于深度学习的智能图像降噪和超分辨技术,通过百万级大数据的学习以及自适应的数学模型,能够智能地将磁共振信号采集过程中的噪声与真实信号分离,在重建端实现图像域与 K 空间域的双重降噪保真,利用深度学习技术对图像高频信息进行有效补充,极大地改善图像细节,突破传统磁共振成像的固有局限,在不增加扫描时间的情况下,提高图像的分辨率和信噪比,从而进一步提高诊断准确性。深度重建技术采用三维卷积神经网络,充分利用 3 个方向的关联性,能够更加精准地识别信号和噪声,达到图像降噪和细节优化的效果,支持全身各部位 2D、3D 成像。

利用深度重建技术,可以实现全身各部位图像质量的跃升,尤其对于 1.5T 磁共振而言,在智能降噪技术的加持下,可以实现媲美 3.0T 的信噪比与对比度,如图 3-10 所示。此外,为人工智能技术特别优化的智能图像重建引擎改变了传统磁共振图像重建的硬件架构。其将传统一体式的磁共振控制主机与图像重建平台分离开来,分别由两台专用主机控制,增加系统效率与信息安全保障。

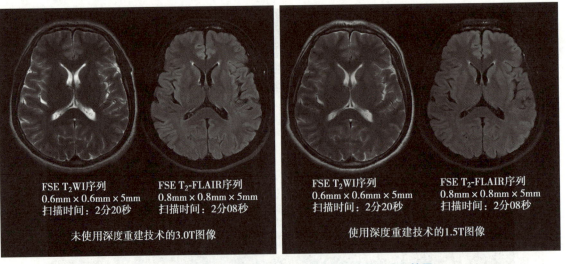

FSE T$_2$WI序列
0.6mm×0.6mm×5mm
扫描时间:2分20秒

FSE T$_2$-FLAIR序列
0.8mm×0.8mm×5mm
扫描时间:2分08秒

FSE T$_2$WI序列
0.6mm×0.6mm×5mm
扫描时间:2分20秒

FSE T$_2$-FLAIR序列
0.8mm×0.8mm×5mm
扫描时间:2分08秒

未使用深度重建技术的3.0T图像

使用深度重建技术的1.5T图像

图 3-10 深度重建技术使得 1.5T 图像实现媲美 3.0T 效果

3. 智能运动监控技术 磁共振扫描过程中的图像质控一直是很重要的环节,在常规解剖结构成像时,如果患者有运动(体位变动或者吞咽动作等),图像上就会出现运动伪影,技师能第一时间发现从而提出解决方案。但是在进行波谱成像、扩散张量成像或者灌注成像等功能成像时,由于重建的不是结构图像,所以很难从重建数据中发现这些运动伪影,这些伪影造成的数据偏差可能会影响到疾病的最后诊断结果的准确性。基于这样的成像基础,人工智能的自动、智能化的运动检测技术应运而生,如基于运动捕捉的监测技术(MoCap-Monitoring)可以覆盖全身部位的核心成像序列,序列设计中内嵌了运动监测模块,可以实现实时运动监测与提醒。在开展灌注成像或者波谱成像等功能成像时,可以通过 MoCap 的智能运动监测条对患者受检部位的运动情况进行提示,有效避免误诊漏诊的情况产生,保证患者运动造成的影响能及时反馈给技师,从而避免错误的信息采集,提高成像数据的可靠性。

4. 智能匀场技术 智能匀场技术在磁共振扫描技术中的应用非常突出,智能化扩大了扫描范围。如心脏磁共振检查中,心脏磁共振(cardiac magnetic resonance,CMR)是心血管疾病的重要影像诊断工具。先进的 CMR 技术与人工智能相结合可以简化成像过程,在不影响图像质量的情况下减少图像采集时间,并改善磁场均匀性。

在 CMR 成像中,由于 FOV 内的磁化率变化,磁场均匀度会受到影响。组织 - 空气边界会破坏 B_0 场,需要仔细匀场才能保证在心脏周围建立均匀的 B_0 场。当使用对非共振效应敏感的平衡稳态自由进动序列(bSSFP)进行采集时,这种情况会更加明显。通常,工作流程中会涉及 "频率侦察",即通过收集一系列具有不同非共振频率的图像,以帮助获取最佳的扫描仪频率。然而,这个过程既耗时又依赖于操作者的操作水平。为了解决这个问题,一种通用的匀场工具——智能心脏匀场技术运用于 CMR 扫描中,明显地提高了扫描质量。这项技术可以在扫描开始时采集一系列横断位图像以建立匀场电流,该电流可自动调整磁场,用于后续 CMR 扫描。

在智能心脏匀场搭载下,磁共振在配备低通道线性主动匀场的同时,可配备高通道高阶主动匀场。高通道高阶匀场线圈可以有效根据不同的患者摆位和线圈,动态智能多极调节、补偿 B_0 场,实现 B_0 场均匀度最优解决方案,确保长时间实现更稳定的高质量图像,为实现临床高级应用提供坚实的基础。

第五节 人工智能辅助的超声成像定位与扫描

超声是一种安全、无创的成像方式,超声诊断成为重要成像技术之一。人工智能擅长自动识别复杂模式并为成像数据提供定量评估,传统的超声技术与人工智能结合在临床中的应用正逐步开展。

超声是诊断甲状腺疾病的主要影像学手段,标准切面图像的获取是准确诊断的前提,但对超声医生检查技术的要求较高。柳舜兰等采用基于单阶段目标检测算法 YOLO 的 AI 模型,识别甲状腺 8 个关键标准切面的分类准确率为 94.7%~99.9%,达到了专家团队的水平,且在速度与效率方面均得到了大幅提升。

乳腺超声在乳腺癌等疾病的综合影像检查中占据重要位置,通过彩色多普勒、三维成像、弹性成像、声学造影等技术,获得多参数图像。AI 可以自动识别图像信息,对图像特征进行定量评估分析。基于 DL 技术的 S-Detect 可以在超声系统上直接识别和标记乳腺肿块,判断良恶性。

人工操作下超声心动图测定心功能指标是一个相对复杂的过程,需要手工描绘边界并计算相关指标,具有较强的主观性,一定程度上限制了三维超声容积测量的应用价值。人工智能则能够在后台完成计算,直接量化相关指标,HeartModel 自动分析软件的准确性接近心脏磁共振数据,且大大缩短了测量耗时。

将人工智能的深度学习技术和 CAD 技术进行结合,对超声图像数据进行提取和分类,建立自动化的诊断模型,能够快速识别肝纤维化特征,并判断肝纤维化的发展程度。

颈动脉粥样硬化斑块被认为是导致脑梗死的主要原因之一,早期发现并及时评估硬化斑块,具有非常重要的临床意义。Vila 等基于密集连接的卷积神经网络（DenseNet）对颈动脉斑块超声图像自动分割，有效地辅助医生客观准确地评价颈动脉粥样硬化斑块。Skandha 等设计由 3 种 DL 分类范式组成的计算机辅助诊断系统，用于动脉粥样硬化中斑块组织分类和表征。Biswas 等提出了一种基于 AI 的方法，以颈动脉内膜中层厚度（intima-media thickness，IMT）和斑块面积（plaque area，PA）为指标联合自动检测测量壁厚和颈动脉斑块，其对动脉粥样硬化的诊断性能有所提高。此外，AI 技术亦应用于超声心动图中辅助心脏功能评价。Salte 等使用基于 DL 和 AI 的新型运动估计技术通过追踪心肌运动，对左心室整体纵向应变进行全自动测量，进而测量评估心肌收缩功能。

　　胎儿超声心动图是先天性心脏病的主要筛查方法之一。通过 DL 构建 AI 系统与胎儿超声心动图检查相结合，有助于提高检查结果的准确性。AI 可通过胎儿面部检测，预知新生儿是否存在颜面部结构畸形等问题。传统的胎儿颜面检测是以医生为检测的主体，在切面采集过程中，不同医生的操作经验差异及主观因素均会影响采集切面的标准性，进而对于胎儿面部畸形的判断准确性产生影响。在 AI 的辅助下，可提高胎儿颜面部超声标准切面采集的准确性，同时提高图像采集效率。

本章小结

　　AI 在医学影像检查中有非常广泛的应用，特别是 AI 在推动医学成像设备智能化、数据采集规范化和标准化、数据分析自动化等方面取得了重要的进展。本章简要阐述了 AI 在 X 线、CT、MR、超声等常用影像检查中扫描与重建技术的应用。先进影像技术与 AI 的紧密结合，使得影像扫描速度大幅提升，重建功能日益强大，诊断准确率趋向专家水平，也将推动以形态为基础的影像诊断工作逐步向定量化和功能化分析转变。

（刘景鑫　王志强　李俊峰　张龙江　龚良庚　徐辉雄）

第四章 人工智能辅助医学图像重建及后处理

第一节 概 述

随着人工智能在医学成像领域的迅速发展和广泛应用,医学影像图像处理迎来了新的里程碑。人工智能技术为医学图像处理和医学图像分析领域注入了新的活力,为实现基于医学影像的个性化精准诊断与治疗提供了强大的技术支持。在这一进程中,基于人工智能的医学影像图像重建及后处理方法成为关键环节,通过利用先进的人工智能技术,不仅改善了图像的质量和表现方式,还为后续医学图像分析提供了持久、可靠的高品质数据基础。人工智能辅助医学图像重建及后处理在临床实践和医学研究中至关重要,目前已经广泛应用于X线图像、CT图像、MR图像、核医学图像以及超声等领域。人工智能为诸如胸部、脊柱、乳腺、循环等各个系统的图像重建及后处理领域提供深入见解和新思路。运用人工智能技术来增强医学影像图像,有助于推动医学影像领域的不断进步,造福患者。

在医学图像重建领域,人工智能涵盖了从CT和MRI成像技术到图像处理的多种方法。在患者定位方面,人工智能技术已经成功应用于无接触患者定位,通过RGB和深度摄像头的图像处理,利用卷积神经网络等技术恢复出患者的3D网格模型。针对扫描计划,神经网络和模式识别技术帮助识别特定解剖标志,规范化和简化扫描过程,提高工作效率。在MRI加速方面,深度学习方法加速了图像采集时间,如采用U-Net训练复杂正则项和改良的神经网络。而在CT降噪方面,卷积神经网络通过学习低剂量CT图像的噪声模型实现噪声与图像分离,同时保留图像细节,有效降低了图像噪声。

在医学图像后处理领域,人工智能包含了图像质量控制检测与图像优化等。在图像质量控制检测方面,人工智能通过大规模数据训练,实现了医学影像的自动评估,为技师提供及时反馈,并为质量问题的定位和改进提供支持。图像优化主要集中在图像去噪、增强和配准三个关键领域。针对图像去噪,人工智能采用了基于学习的方法,如混合注意机制的残差U-Net,成功解决了传统方法中模糊和失真问题。在图像增强方面,利用生成对抗网络(generative adversarial network,GAN)和超分辨率GAN(super-resolution generative adversarial network,SRGAN)等技术,实现了端到端的图像增强,克服了传统技术的烦琐性,尽管仍受到分辨率限制。至于图像配准,深度学习技术的应用使得传统的MR图像配准方法得以重塑,如利用CNN进行刚性变换参数回归,标签相似性训练网络,无监督学习进行特征提取和仿射变换参数回归。这些技术和方法对于提高医学图像处理的准确性和效率,以支持个性化临床诊断和治疗,具有重要的意义。

总的来说,人工智能丰富了医学图像重建及后处理的方法,为医疗诊断提供了更高效、更准确的工具。虽然在某些方面仍处于研发和初步应用阶段,但它们的出现标志着医学影像领域的不断创新和进步。

第二节　人工智能辅助的 X 线图像重建及后处理

一、人工智能在 X 线成像和 DSA 图像重建中的应用

(一) X 线成像

目前临床上使用较多的 X 线成像有肺部、脊柱数字成像（DR）、数字化体层摄影等，具有对比度分辨率比较高、空间分辨率高、数字化程度较高、辐射的剂量较小、成像质量较高的特点。从系统工程角度讲，数字图像处理的内容有数字图像的获取、存储和传输以及数字图像的输出和显示。其中，数字图像的处理具体包括代数和几何运算、图像变换、图像增强、图像复原、图像编码、模式识别和图像配合等内容。图像信息采集完成后，人工智能技术在图像重建中能够发挥出显著优势。

(二) 数字减影血管造影系统（DSA）

DSA 对于诊断和治疗心脑血管的疾病具有重要的价值。深度学习已经成为人工智能图像处理领域最先进的手段之一。基于深度学习的血管三维可视化技术，可以有效地弥补设备成像所存在的问题。该技术从二维图像中获取和恢复血管的三维空间信息，能够构造出血管真实的空间结构，将看不见的血管部位"真实"地显示出来，从而可以为医生提供逼真的显示手段和定量分析的工具。在先验知识的指导下，可以对血管的狭窄部分进行测量和评估，通过对冠状动脉造影模拟，得到心脏很多有用的功能信息，从而辅助诊断和治疗。同时在血管的造影显像过程中，可以为医生提供最佳的造影角度，从而快速地对病灶进行定位和处理，减少患者和医生所受射线的辐射量。血管三维可视化技术能够为医生提供具有真实感的三维血管图像，便于医生从多角度、多层次进行观察和分析，该技术在辅助医生诊断、手术仿真、引导治疗等方面都发挥重要的作用。

此外，随着 DSA 成像技术人工智能技术的发展，数字平板探测器应用日益广泛，近几年 DSA 的一些新功能也应用于临床。例如：透视路径图技术、造影转化路径图技术、3D-DSA 技术、步进 DSA 技术、实时模糊蒙片 DSA 技术、自动最佳角度定位 DSA 技术、C 臂 CT 的 DSA 技术、3D 路径图 DSA 技术和虚拟支架置入术等。

1. 透视路径图　又称透视减影，当导管到达实行超选择插管的靶血管区域后，打开 DSA 设备上的 "Road Map" 功能，透视下观察监视器，在解剖影像消失时利用手推法注入少许对比剂到达靶血管区。当靶血管区内的动脉血管在透视下显示最佳时，停止透视，此时，靶血管区内的动脉血管显示最佳的图像停留在减影监视器上，将此图像作为基像。再次打开透视，由于实时透视图像与基像相减，减影监视器上可以看到一幅没有周边参考组织器官的减影图像。基像中靶血管区的动脉血管由于有对比剂的充盈经减影后形成一白色路径，而实时透视所看到的导管及导丝呈黑色"嵌入"在"白色血管路径"中，引导导管、导丝沿着血管轨迹准确进入目标血管。

2. 造影转化路径图技术　又称透视叠加，它是利用造影图像作为背景，引导导管到达目的部位。造影完成后，在回放的血管造影图像中选取一幅供血动脉连续充盈最好、符合临床要求的减影图像作为背景图像，启动造影转化路径图技术。在透视状态下，造影减影图像和实时透视图像叠加，鼠标或触摸屏的操纵杆可以调节造影减影图像显示的背景密度观察导管和导丝头端的轻微运动，为术者提供良好的实时血管导引影像。目前主要应用于头颈部血管性病变，能清楚地显示分支血管的轨迹，为超选择插管提供帮助。

3. 3D-DSA 技术　是旋转血管造影技术、DSA 技术及计算机三维图像处理技术相结合的产物。其作用原理为通过二次旋转 DSA 采集图像，再将图像传至工作站进行容积再次重组（VR）、多曲面重组（MPR）和最大密度投影（MIP）。这些后处理方法主要是为了对感兴趣区的病变进行任意角度观察，以便提供较常规 DSA 更丰富的信息，在一定程度上克服了血管结构重叠的问题，可任意角度观察血管及病变的三维关系。目前主要应用于脑动脉瘤的治疗以及胸、腹盆部肿瘤的供血动脉的显示。

4. 步进 DSA 技术　采用快速脉冲曝光采集，实时减影成像。在注射造影前摄制该部位的蒙片，随即采集造影图像进行减影，在脉冲曝光中，X 线管组件与探测器保持静止，导管床携人体移动，或导管床携人体保持静止，X 线管组件与探测器移动，以此获得该血管的全程减影图像，即为下肢血管造影的跟踪摄影。为了控制床面移动速度，分段采集血管造影图像，计算机减影后拼接连成整体图像，并实时显示 DSA 图像。该技术提供了一个观察全程血管结构的新方法，解决了以前血流速度与摄影速度不一致而出现血管显示不佳或不能显示的问题。

5. 实时模糊蒙片 DSA 技术　它是利用间隔短的两次 DSA 曝光，第一次曝光时影像增强器适当散焦，获得一帧适当模糊的图像，间隔 33ms 再采集一帧清晰的造影图像，两者进行减影可以获得具有适当骨骼背景的血管图像。它可以在运动中获得减影图像，免除了旋转 DSA 需要两次运动采集的麻烦和两次采集间受检者移动造成失败的可能。由于蒙片像随时更新，且相间隔仅为 33ms，因此不会产生运动性伪影。实时模糊蒙片 DSA 技术可用于盆腔部出血的诊断。

6. 自动最佳角度定位 DSA 技术　是从两个投影角度大于 45° 的血管图像，计算出两条平行走向的血管在 360° 球体范围内的最佳展示投影角度，在临床应用中可利用 DSA 的正侧位图像，测算出某一段迂曲走行的血管投射角度，一次可调整到显示此血管的最佳角度来显示此段血管。这样，在临床上可以清晰显示此段血管有无病变。若有狭窄性病变，可有助于制订施行球囊扩张术或内支架置入术。

7. C 臂 CT 的 DSA 技术　是平板探测器 DSA 与 CT 结合的产物。它们是利用 DSA 的 C 臂快速旋转采集数据，然后重建成像，一次旋转可获得多个层面的图像。所采集到的系列图像存放在存储单元中，可根据要求选择不同处理技术获得不同三维图像，如可以任意角度观察，或获取去骨血管三维图像，或只有骨骼与血管的图像，或只有骨骼的图像，还有虚拟内镜、导航等诸多技术。由于平板探测器每个像素的面积很小，采集数据的信噪比空间分辨率优于 CT，但密度分辨率不及 CT 图像，可与 3D 血管图像相重叠，更直观。该成像技术与导航技术结合应用，给介入治疗带来了极大的方便。这种应用解决了介入治疗过程中需要进行 CT 检查的不便，方便了介入治疗。目前临床上主要用于头部 DSA，它可以观察栓塞效果，尤其是在脑动脉瘤栓塞中，有无再次出血及显示微弹簧圈的位置，有无动脉瘤腔显示更为清晰。

8. 3D 路径图 DSA 技术　最初的路径图采用"冒烟"和峰值保持技术，将导管前端血管分布图像与连续透视图像重合，利于指引导管及导丝便捷地送入病变部位的血管内。新近的三维路径图技术则先对检查部位进行血管重建，形成三维血管图像后，随后进行三维图像旋转，C 臂自动跟踪，自动调整为该投射方向的角度，使透视图像与三维图像重合，以便最大程度地显示血管的立体分布，利于指引导管或导丝顺利地进入到目标血管内。由于三维血管成像，则更容易选择性进入病变区的 C 臂的工作位，这样易于显示病变形态。如颅内动脉瘤时，可清晰地显示动脉瘤颈，便于确定微导管进入瘤腔内的角度和动脉瘤颈与载瘤动脉的关系。

除此之外，还有动态 3D 路径图功能。它是将重建的 3D 容积图像与实时透视 2D 数据集相套叠，就如同一个立体的路径图一般。该技术对神经放射的临床应用意义重大。3D 路径图功能是完全动态的，操作医生或技师可在术中自由改变视野、机架旋转参数等。

9. 虚拟支架置入术　动脉瘤和头颈动脉狭窄性病变的血管内介入治疗术成功的关键是正

确选择合适的支架。支架的选择主要依据血管造影或者 CTA 的测量结果,但不管是 CT 测量还是血管造影的测量,两者都受到主观因素影响。根据临床上的实际需要,虚拟支架置入系统应运而生,该系统可在有待进行支架置入的病变血管部位形象地展示支架置入的效果。可清晰地模拟显示支架置入后的情况,包括支架置入的位置、大小是否合适、支架贴壁情况、封闭部位是否合适,如不合适可再次更换支架,直至欲置入支架十分适合。再选择同样支架置入体内,就会取得一个良好的治疗效果。

(三)骨密度

骨密度利用人工智能相关技术,对临床骨质疏松患者指标使用多种特征相关性算法进行特征选择,对于骨质疏松疾病的研究具有重要意义,可以有助于提高医生的诊断准确率。AI 在骨质疏松性脊柱压缩骨折的检测方面具有良好的应用价值,可以采用 X 线片、CT 或 DXA 的侧位图像,利用 AI 技术做椎体骨折的自动化检测,已有初步研究证实了其可行性。DXA 测量面积内的骨密度受体重、脊柱侧凸、骨质增生、椎体骨折和血管钙化等因素影响,不能区分骨小梁和骨皮质,不能处理脊柱重叠组织引起的伪影,这些因素会使骨密度增加造成假阴性,导致漏诊,降低骨密度测量的准确性。

AI 在骨密度测量方面具有良好的应用前景。基于 U-Net 模型及线性回归模型,可以从 X 线图像和 DXA 图像中准确地分割出骨骼区域,提高了 X 线图像和 DXA 图像的准确率。使用 AI 机器学习算法可以模拟腰椎 DXA 评分,识别骨质疏松和骨量减少。基于 Resblock 的深度学习方法,可以在双能 X 射线成像中精确自动分割尺骨和桡骨,有利于骨密度的测量和骨质疏松的诊断。通过结合深度学习技术,可以针对 DXA 图像进行骨质情况识别判断,提升了 DXA 检测骨质疏松的能力。初步研究表明,基于多种深度学习算法,利用脊柱 X 线片或 CT 图像结合 AI 技术可以自动测量椎体的 CT 值或骨密度值,同时,还可测量脂肪和肌肉面积、肌肉密度等。

(四)乳腺钼靶

将 AI 系统整合至 DBT 病灶评估的工作流程中,影像科医生可以在 AI-DBT 系统的定位和导航报告的基础上进行评估,通过点击 DBT 简化后的二维图像上标注出的病灶,可以跳转至病灶分布所在层的 DBT 影像,减少工作负荷,提高评估的准确性,减少诊断医生的阅读时间。

深度学习对 DBT 的检测与诊断模型的性能主要受两方面因素影响:算法及数据。深度学习训练数据 DL-DBT 的模型训练依赖于大量、高质量标注的训练集,公开数据集是广大研究者开发、评估模型的坚实基础。目前为了解决数据量不足的问题,主要有以下几个解决方案:①迁移学习可以有效解决高质量标准数据缺乏的问题。②数据增强,利用旋转、翻转、缩放等数据增强技术,在现有 DBT 图像的基础上生成新的训练样本,克服数据不足的缺点,提高分类精度。③利用弱标签数据训练模型。④数据非均衡问题。深度学习的"黑盒"模型是深度学习临床应用的主要阻碍。深度学习无法提供决策过程。一个合格的医疗系统必须是透明的、被医生和患者信任,定位和分割模型、注意力机制的引入均提高了模型的可解释性。

深度学习对乳腺肿瘤位置的确定和肿瘤性质的判定已经达到专业影像医生的程度。此外,深度学习还具有其他重要功能,例如:构建预测模型、评估患病风险、提取成像特征、降低召回率、合成乳腺 X 线图像用于教育和科研等。Su Min Ha 等通过应用 CNN 图像重建算法,可以将辐射剂量减少到标准数字乳腺 X 线摄影剂量的 40%,而对乳腺癌患者的诊断信息只有适度的影响。Melekoodappattu 等使用集成方法开发了一种检测乳腺癌的系统,他们的方法包括四个阶段:预处理、CNN 分类、基于特征提取的分类和集成系统(图 4-1)。

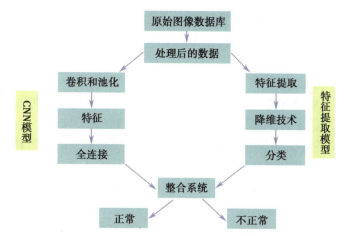

图 4-1　使用 CNN 和特征提取进行乳腺癌检测的集成方法示意图

使用 CNN 和特征提取进行乳腺癌检测的集成方法包括四个阶段：预处理、CNN 分类、基于特征提取的分类和集成系统。CNN 模型和特征提取是集成模型的核心组成部分，可以提高分类效率。

二、人工智能辅助 X 线图像的后处理

随着数字医学和精准治疗的大量临床实践，人工智能（AI）在临床医学领域的研究与应用日益广泛。X 线图像是许多急慢性疾病临床诊断的重要辅助工具。X 线图像具有实用方便、价格便宜、低辐射量等优点，在临床诊疗中发挥着关键作用。然而，X 线图像仍具有辐射风险、易漏诊、图像细节不清和对比度低等缺点。人工智能辅助的 X 线图像后处理利用算法来改善 X 线图像的质量和准确性。通过去除噪声、增强对比度、自动标记和分割结构以及诊断辅助等功能，帮助医生更快速、更精确地诊断疾病，提高了临床医疗的水平，目前已经广泛应用到了肺部、骨关节以及乳腺相关疾病的诊断当中，将其图像与 AI 相结合，通过分析大量数据，最终可借助基于机器学习的数据驱动分析算法来支持临床诊断和决策，可辅助建立合适的治疗计划。目前，在 X 线图像后处理应用的 AI 技术包括机器学习、神经网络及深度学习，其中卷积神经网络（convolutional neural network，CNN）是计算机视觉中新兴的人工神经网络（ANN）和深度学习的核心模型。该技术可在输入原始像素信息后自动提取图像特征，主要用于处理大型和复杂的图像。医学图像分割与诊断是 AI 图像处理和模式识别技术应用的重要领域之一。近年来，AI 用于 X 线图像的应用也越来越广泛，通过自动检测、预测或提出治疗方案，为医学专业人员提供有价值的辅助信息。

胸部 X 线检查具有成本低廉、易于操作等优点，现代 DR 机器价格也非常实惠。因此，胸部 X 线片广泛用于肺部疾病的检测和诊断，例如肺结节、结核和间质性肺病。胸部 X 线检查包含大量关于患者健康状况的信息。然而，正确解读这些信息对医生始终是一个巨大的挑战。胸部组织结构的重叠大大增加了解释的复杂性。

人工智能的最新发展与大量医学图像的积累相结合，为医学应用中的计算机辅助检测 / 诊断（computer-aided detection/diagnosis，CAD）系统建设开辟了新的机遇。胸部 X 线片的广泛应用和阅读的复杂性使得 CAD 系统成为热门的研究课题，因为该系统可以帮助医生检测易于错过的可疑病变，从而提高其检测的准确性。人工智能方法（包括浅层学习和深度学习等），尤其是深度学习，主要取代传统 CAD 系统中的特征提取和疾病分类过程。人工智能方法也已广泛用于胸部 X 线图像的图像分割和骨抑制。浅层学习方法被广泛用作分类器以检测疾病，但其性能强烈依赖于提取的手工制作特征。近年来，由于深度学习在不同图像识别任务（如图像分类和语义分割）中的广泛和成功应用，对重新应用深度学习于医学图像的兴趣已被激发。特别是，随着深度学习和大型数据库构建的进展，使得算法在各种医学成像任务中能够达到甚至"超越"医疗专业人员

的表现。因此,自动学习图像特征以分类胸部疾病的深度学习方法(特别是卷积神经网络)已成为主流趋势。CAD 系统主要有四个步骤:图像预处理、提取 ROI 区域、提取 ROI 特征和根据特征分类疾病。

(一)胸部 X 线图像预处理技术

算法预处理的主要目的是提高图像质量,使 ROI 更明显,预处理的质量对后续程序的性能有很大的影响。典型的胸部 X 线图像预处理技术包括图像增强和骨抑制。

1. 图像增强 图像中的增强对比度、边缘特征和噪声对病变的分类和识别有很大的影响。为了在胸部 X 线图像的模糊和低对比度区域获取更多细节信息,胸部 X 线图像应该被增强以突出结构信息并抑制噪声。胸部 X 线图像的增强包括对比度增强、图像锐化、噪声抑制和滤波。对比度增强是将图像中的亮度值范围拉伸,从而提高图像的整体或局部对比度,使图像更清晰。图像锐化补偿了图像的轮廓,增强了图像的边缘和灰度跳跃部分,即增强了图像细节信息。噪声抑制是指在尽可能保留图像细节的情况下进行图像去噪。在图像增强过程中,可以使用滤波操作,该操作可以在实域或频域中进行。滤波是一种邻域运算符,它使用给定像素周围的像素值来确定该像素的最终输出值。一般来说,作为预处理步骤,图像增强可以帮助降低误诊率,而不会失去图像细节,引入过多噪声并导致细节失真。

2. 骨抑制 骨抑制技术是胸部 X 线摄影中的一种独特预处理技术,是肺部分割和特征提取的重要预处理步骤。肋骨和锁骨可能会阻挡肺部异常病灶,从而使特征提取阶段变得更加复杂。因此需要去除骨骼结构,以增加软组织密度的可见性,尤其是后肋骨和锁骨结构。骨抑制技术于 2006 年首次被提出,使用骨抑制技术可以提高肺结节检测的性能,还可以用于检测其他异常,例如显著提高对局部肺炎的识别性能。

消除胸部 X 线检查(CXR)骨骼结构的方法主要应用于双能量减影(DES)成像。DES 放射学涉及使用 X 线辐射拍摄高能量和低能量的两幅 X 线片,然后使用特定的加权因子将两幅 X 线片组合成一个减影图像,强调软组织或骨骼成分。然而,使用这种技术需要专业设备,只有少数医院使用 DES 系统。更好的解决方案是基于图像处理技术自动检测或去除胸部 X 线中的骨骼结构。利用多分辨率、大规模训练人工神经网络(MTANN)抑制胸部 X 线中肋骨和锁骨之间对比度,肋骨和锁骨被大幅度抑制,可以从相应的胸部放射线图像中减去骨图像产生一个"软组织图像"。独立分量分析(ICA)方法也可以用来分离肺部图像中的肋骨和其他部分,其中 90% 的肋骨可以完全或部分抑制,80% 的病例增加了结节的可见性。而采用深度卷积神经网络(ConvNets)作为基本预测单元的有效的单一传统 CXR 骨骼抑制的深度学习方法,可以产生高质量和高分辨率的骨骼和软组织图像。

(二)人工智能辅助的胸部 X 线的分割

图像分割是图像处理中最困难的任务之一,在后续的图像分析中起着至关重要的作用,特别是在模式识别和图像匹配中。分割是指将图像划分为其组成区域并提取感兴趣的对象。然而,几乎没有一种图像分割技术能在所有问题中都表现良好。此外,图像中嵌入的噪声对分割技术的性能有很大影响。

由于以下几个原因,肺部 X 线的分割变得具有挑战性:①病理变化:严重的肺部疾病引起的肺部透明度明显下降;②非病理变化:肺部的形状和大小随年龄、性别和心脏大小而变化;③异物遮挡,如肺野被患者的衣服或医疗设备(起搏器、输液管、医用导管)遮挡;④肋骨和锁骨区域处的强边缘可能导致界标的位置不准确或肺轮廓的不准确;⑤由于各种呼吸运动引起的成像不均匀;⑥扫描期间患者的体位和位置。

传统的胸透分析系统通常包括以下步骤:①定位感兴趣区(ROI)(例如肺叶),以便将有用区域集中再进一步处理;②从 ROI 提取图像特征;③应用机器学习技术来检测 / 诊断异常。准确的 ROI 定位影响后续步骤和整个系统的性能。因此,它是异常检测 / 诊断过程中至关重要的预处理阶段。

对于肺部疾病,提取的目标 ROI 是胸腔内的肺部区域。在 CXR 的肺部区域检测的研究中,算法大多基于"正常"或未改变肺部解剖结构外观的成人 CXR 图像进行评估,但是,病理和解剖结构变化会影响肺部区域的强度分布,导致模糊的肺部轮廓,从而给自动边界划分算法带来挑战。

在 CXR 图像中,肺边界检测可以被看作是两种类型的过程:①基于规则的边缘检测,其中边缘属于肺部边界;②作为二进制分类(区域检测),其目标是将图像中的每个像素标记为属于肺部区域或背景。分割算法分为以下几种方法(表 4-1):①基于规则的方法;②基于形状模型的方法;③像素分类方法;④深度学习方法;⑤混合方法。

表 4-1　胸部 X 线分割方法的优缺点

方法	优点	缺点
基于规则的方法	易于实现 设置连续步骤	产生粗糙的解决方案 通常用作稳健方法的初始化 一般化能力较差
基于形状模型的方法	提供形状灵活性 结合肺的低级特征和一般形状	在形状变化较大时表现不佳 需要适当的初始化以成功收敛 由于骨密度较大可能会陷入局部最小值
像素分类方法	计算复杂度较低	基于低级特征 缺乏形状约束
深度学习方法	与观察者之间的准确率相似	需要长时间的训练过程 需要大量的注释数据 较高的计算复杂度
混合方法	结合方案的最佳部分 与观察者之间的准确率相似	可能需要长时间的训练过程

1. 基于规则的方法　这一组算法设定连续步骤和启发式假设,以定位肺部区域。它们通常用作更强大分割算法的初始化。例如,使用级联集,将全局统计数据,先前的形状和边缘信息相结合。级联集是在使用阈值、形态学和连通分量分析等基本规则的步骤计算出的种子掩模中初始化的。或者,利用欧拉数方法提取肺区域,并通过形态学操作进行改进。也有学者应用高斯导数滤波、阈值、边缘清理、噪声去除和锁骨消除等连续步骤,再应用模糊 C 均值聚类算法。这一组算法实现更容易。然而,由于连续步骤(例如应用形态学操作)导致的级联误差积累,这些算法产生的输出边界可能不是最优的。

2. 基于形状模型的方法　该组算法同时使用低级外观和形状先验知识,最早的基于模型的算法是活动形状模型(active shape model,ASM)和活动外观模型(active appearance model,AAM)。具有许多内部参数的 ASM 是基于形状学习数据的常见分割方法,其通过将模型的变形限制为可接受域中的形状来弥补可变形模型的局限性。形状是由训练图像上的标志点分布建模,并通过调整分布参数来拟合图像。由于形状灵活性,ASM 和 AAM 具有广泛的适用性,但它们在肺部形状变化较大时性能不佳,需要适当的初始化以实现成功的收敛,并且输出边界强烈依赖于调整参数。对于肺部区域分割,由于肋骨和锁骨骨密度过大带来的影响,算法可能会陷入局部极小值。为了解决 ASM 和 AAM 的缺点,几项研究提出将先验形状统计信息纳入目标函数中。例如,肺边界由尺度不变特征变换表示,并且 ASM 受到从同一患者和其他患者的 CXR 中收集的统计数据的约束。也有研究采用使用形状粒子滤波方法以防止陷入全局最小值,也有研究将全局边缘和区域力添加为额外项,以达到全局最小值。

3. 像素分类方法　这种算法通过使用分类器(例如支持向量机、神经网络)对每个像素进行标记,标记为肺部像素或非肺部像素。该分类器使用训练集的胸部 X 线和其对应的肺部掩模进行训练。有学者采用多尺度高斯导数滤波器组和 K 近邻（KNN）分类器进行像素分类。传统像素分类方法的局限性是缺乏模型约束，无法较好地保持肺部形状的边界。由于这些区域的成像特征差异，分类器可能无法基于参考模型分割有病变或其他病理改变的肺部。

4. 深度学习方法 深度学习技术是像素分类方法中的一个卓越的技术方法，因此将其单独列出。随着 AI 最近重新引起关注，计算机辅助检测 / 诊断系统已经开始使用深度神经网络（deep neural network，DNN）进行开发。在 DNN 中，输入数据通过深度卷积层进行处理，这些层逐层学习特征表示，从低层到更抽象的表示开始。特别是，在图像分析问题中，CNN 受到了相当大的关注，因为它们保留了图像像素之间的空间关系。基于 DNN 计算肺分割和骨影去除对肺结节检测算法的影响，发现分割和去除骨影的 CXR 观察肺结节具有更高的训练和验证准确性。然而，由于 DNN 的处理优化了大量的模型参数，使图像大小增加，导致计算成本昂贵。

尽管深度学习算法在医学成像中非常流行，但仅有少数研究报道了在 CXR 中进行肺部边界检测。全卷积网络（FCN）被用于分割 CXR 的肺、锁骨和心脏区域。FCN 是一个编码器 - 解码器架构。编码器模型对图像的语义信息进行建模，解码器则恢复了在池化过程中丢失的位置信息，并生成一个包含每个像素的肺部区域概率的映射。FCN 生成粗糙的映射是由于其基本的解码器体系结构，因此，研究者通过添加每个卷积层之后的丢弃层，重新排列特征图，以及用卷积层替换池化层等来应用修改架构。最近的一项研究使用语义分割方法，输入 CXR 图像，输出一个指示每个像素的肺部区域概率的映射。SegNet 是一种语义分割方法，其编码器 - 解码器架构与 FCN 相似，但在其解码器阶段，每个去卷积层对应于相同级别的卷积层，并根据相应的编码器阶段中的池化指标进行上采样，其分割映射效果比 FCN 更准确。也有研究建议使用生成对抗网络（GAN）进行 CXR 中肺边界检测。GAN 由两个网络组成：生成器和鉴别器。在肺的分割中，生成器使用手动勾画的肺区域产生人工肺部掩码；鉴别器产生概率，指示该掩码是合成的还是来自真实掩码集，基于该概率，鉴别器引导生成器生成更类似于真实掩码的掩码。

5. 混合方法 在这些方法中，将方案的最佳部分结合起来，产生更好的方法以克服肺部边界检测的挑战。例如，有研究将可变形的模型和像素分类方法结合，报告了更好的边界检测性能。采用基于图谱的方法，其中模型图谱使用 SIFT-Flow 算法在患者 CXR 中进行叠合，并与图形分割边界检测结合使用。

（三）人工智能辅助的胸部 X 线肺结节识别和检测

在胸部 X 线片中，有三种主要的异常类型：①纹理异常，其特点是局部外观和结构的弥漫性变化，例如间质性病变；②局部异常，表现为密度的孤立性改变，例如肺结节；③异常形状，疾病过程改变正常解剖轮廓，例如心脏肥大。有时，胸部纹理和形状同时发生变化，如结核病。本节主要描述胸部 X 线肺结节的识别和检测。

肺结节是肺癌的早期表现，因此早期检测和诊断肺结节对于肺癌的早期诊断和治疗非常重要。肺结节的特征表现为大小变化大、密度变化大、位置不确定等。创建肺结节自动检测算法一直是医学图像 CAD 系统中的一个重要的方面。

传统的肺结节 CAD 系统采用图像预处理（增强和肺分割）、候选结节检测以及特征提取等方法来减少假阳性。图像预处理的目的是增强结节，分割肺组织，去除其他组织区域，减少数据噪声。候选结节检测是使用各种算法来尽可能识别图像中的所有结节。为了提高算法对结节的敏感性，这一步不严格要求假阳性率。目前，许多算法专注于如何提高结节的检测率，同时减少检测结果中的假阳性。为了减少假阳性结节，传统算法提取候选结节的特征，并根据这些特征对结节和非结节进行分类。早期的肺结节检测研究使用不同阈值下的候选形状差异作为特征来识别候选结节。然而，这些方法只考虑了肺结节候选者的强度和形状，无法实现高敏感性和低假阳性率。

近年来，肺结节检测的研究增加了梯度特征（包括强度和方向）和纹理特征以识别从预先检测到的候选结节中的肺结节。随着 CNN 的发展，CNN 模型在图像分类和检测方面都表现较为出色。然而,用于肺结节检测的胸部 X 线数据集相对较小,从零开始训练一个复杂的肺结节图像神经网络可能会遇到很多困难。迁移学习被认为是一种高效的学习技术,特别是当面对有限的数据集时,迁移学习通过将在大型数据集上训练的学习模型参数转移到新模型来训练新模型。考虑到一些数据或任务之间的关系,可以将模型从一个模型中学到的参数共享到新模型中,以提高模型性能。在胸部 X 线疾病检测中,它是从与疾病检测相关的分类任务(如自然图像分类)中学习通用的语义特征(如边缘信息、颜色信息等),以提高疾病检测的泛化能力。

(四)人工智能辅助的脊柱 X 线图像后处理

目前,X 线是医学上诊断脊柱侧凸的主要成像方式,通过测量 X 线正位相中的椎弓根影相对于椎体中心产生的偏移量可以实现对椎体旋转度的测量,进而完成脊柱侧凸的系列评估工作。椎弓根作为椎弓的一部分,它起于椎体后上部,与椎体方向垂直向后方凸起,外形呈弧形。椎弓根影常作为脊柱 X 线图像三维重建的界标之一。现有的椎弓根影分割方法按自动化程度分为手工分割、半自动分割和全自动分割三种。

1. 手工分割　手工分割靠医生人工对脊柱 X 线图像进行标注,耗时费力且结果的精确度受到人工的主观因素制约,且会直接影响后期椎体旋转角测量结果的准确度。

2. 半自动分割　半自动分割只能有限地降低人为干预,最终分割精度还是取决于分割者自身的技术和经验。其中,椎弓根图像统计形状作为先验信息的水平集 X 线图像椎弓根影分割方法严重依赖于图像的质量,该方法不易推广。进而有学者提出一种基于圆形状约束的梯度矢量流(GVF)Snake 模型的 X 线图像椎弓根影分割方法,但此方法需要由用户选择矩形感兴趣区生成初始椭圆轮廓,过程烦琐。而后,一种数学形态学增强的图像预处理结合 GVF Snake 模型的 X 线图像椎弓根影分割方法被提出,但该方法仍然需要用户标记初始化轮廓。

3. 全自动分割　基于支持向量机的从平面 X 线图像中全自动分割椎弓根影的方法难以实现大规模样本的训练且最佳分类器的检测准确率较低(仅为 48%)。进而有学者提出了一种基于随机森林分类器的自动检测 X 线图像椎弓根影的方法,检测精确度为 84%,效果虽不错,但在检测一些不明显的椎弓根影时,仍然会产生较大的检测误差。U-Net 神经网络是一种 U 型架构网络,是从全卷积网络(FCN)演变而来。U-Net 网络通过引入跳跃连接的方式将用于像素定位的高分辨率层与用于精确分割的低分辨率层结合起来,这种方式使分割结果更加准确。端到端的基于注意力机制的 U-Net 神经网络模型法不需要人工进行干预,对脊柱 X 线图像作简单预处理后输入到神经网络中,通过网络对标签特征的学习,从而实现对 X 线图像椎弓根影的高精度自动化分割。基于注意力机制的 U-Net 网络在分割 U-Net 网络 X 线图像椎弓根影时可以得到良好的分割效果。

(五)人工智能辅助的乳腺钼靶图像后处理

乳腺癌是女性最常见的恶性肿瘤之一,全世界每年有 50 多万妇女死于乳腺癌。早期乳腺癌的 5 年生存率很高,因此尽早明确诊断并选择合适的治疗方案是改善患者预后的关键。目前乳腺常用的检查方法有超声、磁共振成像、乳腺 X 线检查、全视野数字乳腺 X 射线摄影(full-field digital mammography,FFDM)、数字乳腺体层合成(digital breast tomosynthesis,DBT)、对比增强能谱乳腺摄影等。乳腺 X 线摄影可以全面地反映整个乳腺的解剖结构,可以观察病灶的大小、形态、钙化等特征,进行定性诊断。国内指南建议 40~70 岁女性每 1~2 年进行 1 次筛查,乳腺 X 线检查作为主要筛查方法。但我国人口基数大,乳腺 X 线筛查的工作量也非常大,因此,借助 AI 技术开发用于协助放射科医生解决个性化的乳腺癌早期检测、诊断以及风险预测方面的算法,具有重大的现实意义。

不管是基于机器学习(ML)还是基于深度学习(DL)的 AI 算法目前都已广泛应用在乳腺 X 线图像中。尤其是基于 DL 算法的模型,通过模拟人脑的思维方式,对图像进行复杂的卷积操作,可以提取并学习到图像更深层次的特征。深度 CNN 通过多层的非线性变换,在大量图像训练数据中提取特征以代替手工提取的特征,并且具有极强的特征学习和表达能力,能够学习到乳腺组织或病变局部的高层语义特征,从而得到ROI复杂的全局特征信息和上下文信息(CNN模型架构见图4-2)。AI技术应用在乳腺X线图像上,大致可以分为图像预处理、图像分割与病变检测、特征提取、选择、分类5个步骤。由于图像往往存在噪声且缺乏锐度,所以需要通过图像增强和增加对比度进行图像预处理。为了减少周围组织或背景对ROI检测的干扰,可以选用阈值法将ROI从背景或周围组织中分割出来。提取包括纹理、边缘、形态学特征及更抽象的高层语义特征,并使用统计分析、频率域分析、模型分析、形态学分析以及DL模型等方法进行分析选择。模型分类中使用较多的有支持向量机(SVM)、Softmax、贝叶斯分类、线性判别分析、人工神经网络等方法。基于AI技术的乳腺X线检查目前可完成乳腺密度分型,病灶的检出、分割、良恶性鉴别、美国放射学院(ACR)乳腺影像报告与数据系统(Breast Imaging Reporting and Data System,BI-RADS)分级,以及进行风险及预后预测等。

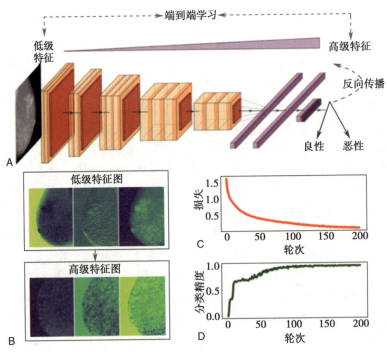

图4-2　CNN模型架构

A. 多个过滤器生成不同的要素图,显示为橙色框图。深橙色表示汇集后的输出。在分类之前,模型还将图层扁平化为矢量(紫色)。B. 随着模型的深入,它从先前的特征映射中提取更高层次的特征。C. 一个样本损失函数图,显示模型如何在每次训练迭代时最小化错误。随着模型的学习,它会更新学习任务的特征映射。D. 随着模型通过最小化损失来学习,分类精度增加。

第三节　人工智能辅助的 CT 图像重建及后处理

一、人工智能辅助 CT 图像重建

　　CT 是 X 线摄影技术与计算机技术相结合的产物,利用计算机运行基于 Radon 变换理论的数学模型重建生成断层图像。从广义上说,CT 是人工智能方法在医学领域运用较早的成功范例之

一、医学影像是人体解剖、病理、生理和心理方面信息的可视化表达。从生命健康的安全角度考虑，医学影像必须精准反映人体内部信息，基于成像物理学知识建模的传统机器学习方法在医学影像领域发挥了重要作用。深度学习由于其固有的"黑盒"特性，可解释性差，与临床医学的循证要求相悖，在医学影像领域中的应用相对谨慎，尤其是在图像重建的环节多处于初步应用和研发阶段。下面介绍用于 CT 图像重建的人工智能方法及深度学习人工智能 CT 图像重建方法面临的挑战。

（一）CT 图像重建的人工智能方法

CT 硬件和图像重建方法的进步使得扫描时间更快，图像质量也有了巨大的改善。图像重建是过去 10 年发展最迅速的领域之一。2010 年美国 FDA 减少医疗成像中不必要的辐射暴露倡议的推动，CT 图像重建技术的所有进展都旨在实现低辐射剂量、高质量图像、快速重建速度的完美三合一。然而，传统方法并不能面面俱到。

滤波反投影（FBP）是最标准的图像重建技术之一，自 20 世纪 80 年代以来广泛使用，至今仍在使用。然而，FBP 正逐渐被新技术所取代。FBP 图像重建虽然速度快，但是图像显得模糊，对高噪声水平和对条纹伪影高敏感性，导致低信噪比（SNR）和对比度噪声比（CNR）。因此，FBP 为了加快图像重建速度，牺牲了图像质量，增加了辐射剂量。

全模型迭代重建（MBIR）是一种较新的重建方法，具有比 FBP 更高的信噪比和更低的辐射剂量。简单地说，MBIR 利用基于统计和光学模型的复杂算法对预期图像建模，但这需要巨大的计算能力。它提供高质量的图像，同时保持低的辐射剂量，但由于复杂的算法，重建时间很长，这限制了它在医院急诊环境中的使用。此外，那些不习惯 MBIR 的人发现图像的外观有"蜡质/塑料"感。

混合迭代重建（HIR）通过仅使用统计系统建模和正向投影步骤，在 MBIR 和 FBP 之间提供了折中方案。这是一种常见的重建方法，现在所有的主要医学影像公司都提供自己的版本（如 ASiR，AIDR 3D，SAFIRE，iDose）。HIR 比 MBIR 快，然而，信噪比较低，图像在外观上仍然有"蜡质/塑料"感。

随着人工智能的兴起，深度学习重建成为一种新的图像重建方法。深度学习重建算法的主要目的就是克服迭代重建算法在低辐射剂量 CT 成像中的局限性。它们能够从真实信号中识别噪声并抑制噪声，这样图像中的解剖和病理特征不会受到损害，得到的图像显示出高的信噪比，从而产生高质量的图像，提高放射科医生的诊断性能。实现了以前难以实现的高质量图像、低辐射剂量和快速重建的三重功能。

深度学习是人工智能的一个分支学科，它利用经验自动学习和改进应用程序，通过构建深度神经网络处理各种任务。2016 年由美国医学物理学家协会组织的低剂量 X 线 CT 挑战赛上，首次将深度学习方法引入 CT 图像领域。深度学习模型由多层特征表示（除了输入层和输出层之外的多个隐藏层）组成，从原始输入开始通过多层网络提取不同抽象层次的特征表示，从而使复杂函数的学习成为可能。它的关键特征是利用所提供的数据样本自动学习用于特征提取的所有参数，与人工特征方法相比，可以更好地针对特定问题进行自我优化。当输入是图像时，低层特征通常表示图像中的边缘和轮廓，而高层特征通常是语义特征。

在 CT 图像重建领域，深度模型可以捕获高级特征，显示了它在整个数据驱动学习过程中学习 CT 图像上不确定噪声分布的能力，此外，数据驱动学习方法可以有效地适应任何噪声类型。因此，深度学习方法可以显著提高 CT 图像重建的整体性能。根据 CT 图像在投影域和图像域所采用的重建模型，将基于深度学习的 CT 图像重建方法划分为四个子类，即投影域 CT 图像重建、图像域 CT 图像重建、双域网络 CT 图像重建和直接映射 CT 图像重建（图 4-3）。

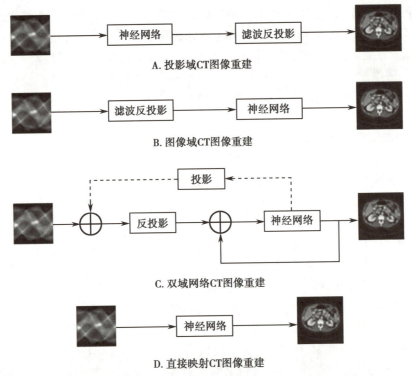

图 4-3　CT 图像重建深度学习方法

1. 投影域 CT 图像重建　投影域 CT 图像重建问题表述为投影域图像利用深度学习方法从不完整的数据表征(低剂量、数据稀疏、有限角)到完整数据表征(正常剂量)的回归问题。这一阶段的主要目标是利用深度学习模型估计在信号采集阶段没有采集到的缺失部分,以便将更完整的信号信息输入到滤波反投影层进行重建过程。

深度学习方法应用于投影域 CT 重建的主要目的是恢复不完整数据信息,不完整数据当作先验信息补全缺失信息,然后利用传统的重建算法来整合信息,并约束重建图像与所获取测量数据的一致性。虽然投影域中的深度学习方法可以减少投影域中信号损失,并显著提高重建图像质量,但是由于重建过程对正弦图的内在一致性很敏感,任何对正弦图的不当操作都可能在整个重建图像上引入额外的伪影;此外,深度学习方法提取的特征仅限于投影域,对于完备的投影数据在图像域的重建过程仍然存在缺陷。

2. 图像域 CT 图像重建　图像域 CT 图像重建的任务是学习低质量重建图像和高质量重建图像之间的映射。虽然现有的迭代重建方法改善了重建图像质量,但计算代价太大,并且在有噪声或不完整信息(数据稀疏采样等)情况下仍然可能出现重建伪影。重建效果不佳的主要原因是噪声的非平稳特性和由于信息丢失而产生的严重条纹伪影。CT 图像中噪声和伪影很难分离,它们具有很强的幅值,并且不服从图像域中特定的模型分布。与人工设计的滤波器相比,深度神经网络提供的复杂模式的自动学习具有明显优势。

在稀疏视图、有限角测量和噪声干扰情况下,初始投影域重建后图像可能包含即使通过深度学习模型也难以去除的复杂伪影和噪声。与计算机视觉中的许多逆问题(如图像修复)一样,初始重建中丢失的信息也很难通过后处理过程进行恢复。因此,图像域 CT 重建更适合于处理质量相对较好的图像。图像域 CT 重建中网络模型通常采用滤波反投影等算法作为输入,仅适用于去除投影域图像中噪声伪影的图像域,不能保证采样的正弦图数据得到保留。然而,采样的正弦图是图像源数据,重建前后应尽可能保持相同,以确保重建内容的高保真度。如果只利用图像域中包含的信息,而忽略了另一个域中的补充信息,方法的鲁棒性会受到质疑。尽管已有许多学者研究图像域 CT 重建方法,但是 CT 成像过程各个环节的中间域数据复杂,如何有效利用这些数据恢复图像的结构和边缘信息仍然是一个挑战。

3. 双域网络CT图像重建 在强大的表征能力和海量数据的辅助下,基于深度学习的方法已经在医学图像重建任务中取得了成功。然而,上述方法都是基于单一域进行重建,虽然这些方法可以方便地应用于原始正弦图或相应的FBP重建图像,计算量相对较小,模型复杂度较低,但它们要么仅适用于去除已重建图像中噪声伪影的图像域,要么仅适用于从稀疏正弦图合成完整正弦图的投影域,投影域数据和图像域数据之间缺乏信息交互,影响重建效果进一步提升。因此,研究人员已经开展了在双域网络中进行CT图像重建的研究。

基于双域网络的CT图像重建方法比基于单域网络的重建方法需要更大的GPU内存来进行训练,重建过程也更加复杂,参数相对较多,但是这种方法的有效性和通用性也表明它可能解决图像重建领域以外的超分辨率、灌注CT反卷积等领域的优化和逆问题,为现有的深度学习技术带来了更强的稳健性和可靠性。

4. 直接映射CT图像重建 直接映射CT图像重建通过学习正弦图和CT图像空间之间的映射,同时近似逆问题的基本物理模型,使用深度神经网络直接从投影域数据解码为CT图像。这种直接估计模型受益于深度学习模型的多级抽象和自动特征提取能力,在CT图像重建领域也开始广泛应用。

(二)深度学习人工智能CT图像重建方法面临的挑战

基于人工智能的深度学习CT重建方法与滤波反投影、迭代重建方法相比,可以获得更好的图像质量,大量研究人员提出的先进性方法也印证了深度学习在CT图像重建领域的成功,然而,深度学习CT重建方法仍然存在许多问题,严重阻碍了它在临床实践中的广泛应用。

1. 模型可解释性问题 深度学习的过程是一个"黑盒子",这意味着没有直接的物理模型或者理论机制解释如何将输入转化为输出,因此,深度学习重建模型很难被临床医生接受。近年来,通过构建可解释性的神经网络或者利用各种可视化技术来提高模型的可解释性,成为基于深度学习自然图像分析领域的热门话题。未来,研究人员也将在构建可解释和高性能的深度学习重建模型方面作出努力。

2. 模型泛化性问题 泛化性意味着模型从给定的数据中学习并将学习到的模型应用到其他地方的能力的强弱程度。与自然图像不同,当将经过训练的深度学习模型应用于来自不同供应商的CT扫描仪数据集时,医学图像的分布会有很大不同,模型的泛化能力会成为一个重大问题。现有深度学习模型应用于终端用户数据时可能会造成性能大幅下降,构建能够在临床应用中保持足够性能的健壮模型对于推广应用至关重要。

3. 算法的不稳定性问题 虽然深度学习算法已经表现出准确的重建效果,但目前基于深度学习的重建算法仍然缺乏稳定性,其中,不稳定问题主要包括:①某些微小噪声扰动的不稳定性。②微小结构变化的不稳定性。③样本数量变化的不稳定性。在医学成像中,稳定性和准确的图像重建方法是用于疾病诊断的必要条件,因此,提高算法准确性的同时,保证其稳定性至关重要。④训练数据集的质量和数量:深度学习是一种数据驱动的方法,模型性能很大程度上依赖于训练数据集的质量和数量,构建一个全面的训练数据集至关重要。但是,大量的高质量数据来源于临床,在商业应用中使用临床成像数据可能会存在法律和伦理问题,通过从不同来源收集图像构建大型医学图像数据集是很困难的。此外,缺乏高质量带标签的大型临床数据集是深度学习应用于医学图像重建领域的障碍之一。

二、人工智能辅助CT图像后处理

(一)应用于CT降噪、配准的人工智能方法

成像物质波的量子效应带来不可避免的统计噪声,软硬件所致的噪声以及生理噪声叠加在一起,导致医学图像的质量下降。CT检查中潜在的电离辐射危害已受到公众的广泛关注,所以

临床实践中力求使用满足诊断需求的尽可能少的辐射剂量。但是,通过降低管电压、管电流等减少曝光量的办法来控制辐射剂量,如低剂量 CT,将引起图像噪声的增加,甚至出现条状伪影。

降低 CT 图像噪声的方法繁多,分为投影数据域和图像域两类。投影数据是指用来进行图像重建的原始数据。滤波反投影法是 CT 图像重建中应用最早和最广泛的算法,具有计算量小、处理速度快的优势。采用平滑卷积核可降低图像噪声,但空间分辨率会相应下降。滤波反投影法对投影数据的完整度、采样均匀度和积分路径均有较高要求,对于入射光子量不足的低剂量 CT 重建效果不佳。投影数据域还有双边滤波、自适应平衡均值滤波、自适应卷积滤波、惩罚加权最小二乘法等一些改良的方法。此外,还有利用稀疏变换进行特征表示和噪声统计特性模型的方法用于投影域降噪。这类方法的优势在于可充分利用投影数据噪声分布的统计规律,但在降噪过程中也可能产生数据不一致,从而引入新的噪声和伪影。

随着现代计算机算力的提升,统计迭代重建算法成为目前 CT 领域主流的图像重建方法。统计迭代重建考虑了投影数据中噪声的统计特性,将噪声的概率分布加入在目标函数中,并将图像的先验信息作为正则项约束方程解的寻找范围,有利于求解图像的最优值。由于正则项的引入,在消除噪声的同时保留了结构细节,因此如何设计正则项成为该领域研究的热点。学术界提出了基于贝叶斯统计、马尔科夫随机场先验、非线性领域滤波器先验、全变分、压缩感知以及特征字典先验的正则项,获得了较好的降噪效果。此外,字典学习的方法也被用在低剂量 CT 的图像重建中,对不完全投影数据的缺失部分进行修补。上述迭代类重建方法也有其缺点,重建速度较慢,图像过度平滑、纹理失真,呈蜡像外观。

由于投影域的降噪方法要用到 CT 投影数据,而一般用户和研究者难以获取,因此图像域的降噪方法成为研究的热点。譬如,基于第二代曲波变换、全变分滤波器、独立成分分析、自适应先验特征辅助恢复、改良的非局部平均及三维块匹配滤波等算法。也有将字典学习和稀疏表示等方法用在图像域抑制噪声。

随着深度学习的快速发展,利用卷积神经网络在图像域学习低剂量 CT 图像的噪声模型,进而实现噪声与图像的分离,降噪的同时保留了图像细节信息,在图像降噪领域呈现较传统方法更大的优势。有学者提出基于残差编解码器结构的卷积神经网络,其降噪效果更明显。有研究采用空洞卷积神经网络的方法来降噪,空洞卷积能够在不增加网络参数数量的前提下扩大卷积核的尺寸,增大感受野,降低了网络的复杂程度。

由于已标注的高剂量低噪声的 CT 图像不易获得,无须标注数据集的自监督学习以及基于生成对抗网络的域适应学习方法也开始用于图像域的降噪处理。前者有 UDCNN(CNN)等模型,后者有 WGAN-VGG 等模型。当然,也有设备厂家拥有足够大的高剂量 CT 临床数据集与体模数据集,在投影域采用深度神经网络的方法进行图像重建,获得了高保真的降噪图像。

图像配准的作用是比较或融合同一对象的多模态影像,寻找最优空间变换,使两幅医学影像的对应点在给定相似性度量下实现空间位置和解剖信息一致,从而得到信息融合后的医学影像。

基于深度学习的医学图像配准方法相较于传统机器学习的配准方法,具有很大的优势与潜力。目前基于深度学习进行医学图像配准的方法主要分为三类:①结合传统配准方法的深度迭代配准。其基本思想是在传统配准方法中嵌入神经网络来提取特征或者学习相似性测度,不断迭代优化目标函数。②监督或弱监督学习。在训练学习网络时,需要提供训练样本所需要的相应标签,即真实形变场,然后利用预测的形变场对移动图像进行插值,得到配准图像。③无监督学习。不同于监督学习,仅需要配准网络作用于输入图像,获得形变场,对移动图像进行变形插值,即得配准图像。

(二) 应用于图像测量的人工智能方法

影像诊断医生一般通过肉眼识别异常信号病变的位置、分布、数目、大小、形状与毗邻关系等特征,对疾病作出主观的定性判断。为强化其诊断的客观性,也会对病灶作径线、面积、体积与信号强度的测量,传统图像的测量往往比较耗时,且操作者之间可能出现偏差,人工智能的方法可通过识别特征点或感兴趣区自动测量获得一致性较好的量值。

由于成像物理学的限制,CT 在病灶或感兴趣区与背景信号对比可能不足,且以二维断层图像呈现。为立体显示病灶或感兴趣区,需要对二维原始图像进行后处理,生成三维可视化的重组图像,譬如解剖结构复杂的颌面部 CT 三维成像,弯曲走行的血管 CT 成像等。医学影像领域,尤其是 CT 检查的图像后处理已经成为临床繁重的工作任务。人工智能的方法,尤其是深度卷积神经网络天生具有理解图像的能力,已经在医学影像图像后处理中发挥了重要的作用。

如今头颈 CTA 是用来检出动脉粥样硬化病变和脑动脉瘤的常用影像检查方法。因椎动脉在横突孔内走行,颈内动脉在颅底穿行,强化的动脉紧邻周围骨质,基于区域的图像分割方法容易将毗邻的骨质作为动脉合并,或者将强化的动脉作为骨质分离出去,动脉后处理图像上出现骨质残留或连续性中断。也有研究采用中心线追踪、活动轮廓模型等传统机器学习的方法进行动脉分割,鲁棒性欠佳,且需要依赖较多的人机交互干预。利用图像代数运算,将动脉强化的 CT 图像与未注射对比剂的平扫图像逐层相减可获得无骨质干扰的头颈 CTA 图像,但实际上受患者头动幅度与图像配准方法性能的影响,减影效果往往难以达到临床要求。

近年出现专门的人工智能后处理软件系统产品,采用传统机器学习与深度学习相结合的方法,在头颈部 CTA 检查中获得较为成功的临床运用。这是一个多任务的复杂模型,首先使用多个加入瓶颈模块(Bottleneck)的串联 ResU-Net 进行骨去除和血管提取,再用一个三维 CNN 学习头颈动脉三维形态,自动修补被错误分割出去的动脉段,最后用常规三维重建方法获得连续的、无骨质和静脉干扰的头颈动脉 VR、MIP、CPR 以及 MPR 图,用注意力模型获得拉直的血管图;在血管重建图的基础上,采用融入先验拓扑结构的加权骨架化模型,获取精准的血管中心线;利用三维 ResU-Net 在断层图像上进行斑块的分割与分类,结合多特征序列回调模型去除假阳性分割;用二维 ResU-Net 在血管拉直图中分割出血管腔,结合多角度血管狭窄自动检测模型计算管腔狭窄程度;依然是利用改良的三维 CNN 检出动脉瘤。

此外,上述类似的人工智能方法也用于冠状动脉和主动脉的 CTA 后处理,以及肝脏、骨骼肌肉、肾脏肿瘤与肺结节的三维重建与可视化,取得了满意的临床效果。这类后处理过程重点在于解剖与病灶的精准分割,一般均会用到二维或三维 CNN 方法,最新的研究多为各种优化的 ResU-Net 模型,同时也结合了传统的机器学习方法。以头颈 CTA 人工智能后处理软件为例,该系统最终提供给用户的功能包括后处理图像多技术多角度显示,病灶检出、测量与分类以及结构化报告,满足计算机辅助诊断的全部临床需求。

第四节　人工智能辅助的 MR 图像重建及后处理

磁共振成像(MRI)是医学影像学领域最为重要的一种常规检查手段,在疾病诊断和治疗过程中的作用日益突出。MRI 以其毫米级别的高空间分辨率,能够清晰、精确地展示人体软组织的解剖结构而著称。它是获取软组织影像的首选方式,尤其在早期发现和诊断复杂疾病,特别是肿瘤方面发挥了至关重要的作用。人工智能在磁共振图像后处理方面具有广泛的临床应用前景。深度学习技术在解决磁共振图像稀疏采样、伪影校正和图像重建等问题上表现出色,提高了图像质量的同时也减少了重建时间。这一技术已经成功应用于神经成像、骨骼肌肉成像、腹部成像和心脏成像等多个医学领域,为临床医生提供了更准确的诊断工具。然而,仍然需要克服数据获取、模型解释性和通用性等方面的挑战,以进一步推动其在医学影像中的应用。

MR 检查时间较长,易产生运动伪影。目前,加快 MR 扫描速度除了提高硬件性能(比如提高主磁场强度、梯度场强度),还需要对成像序列进行改进,传统成像序列加速技术包括并行成像、压缩感知等。但这些技术的进一步提升一方面受限于人体生理承受阈值,另一方面也受限于加速倍数增加所伴随的图像质量下降。结合深度学习的图像超分辨和重组方法有潜力克服压缩感知等技术现存的障碍,能在明显缩短 MR 扫描时间的同时,优化图像信噪比。深度学习算法能将原始 K 空间数据转换为图像数据,达到加速成像和伪影抑制的目的。基于深度学习的算法可以在包括肌肉骨骼、腹部、心脏和大脑在内的许多临床成像应用中匹配或超越传统的重建方法。

一、人工智能辅助 MR 图像重建

1. 磁共振重建方法 磁共振常用的重建方法有并行成像重建方法、压缩感知重建方法以及基于深度学习的重建方法等。

根据奈奎斯特采样定理的要求,采样频率必须大于信号最高频率的两倍。据此磁共振传统成像时间长,也更容易产生运动伪影,同时患者的舒适度和耐受成像能力也会下降。在传统的重建过程中,若不满足奈奎斯特采样定理就会导致混叠现象。

并行成像(PI)方法是目前在 MR 成像中应用最广泛的重建方法。通过多通道线圈在 K 空间进行规律欠采样,利用敏感性信息填充缺失的相位编码线,以大幅提升扫描速度。不过缺点是采集数据点较少,因此信噪比(SNR)较低。两种常见的 PI 方法是广义自动校准部分并行采集(GRAPPA)和敏感性编码技术(SENSE)。GRAPPA 是在 K 空间域进行重建的算法。它将 K 空间中心数据作为自动校正数据,随后以多通道数据间相关性对线圈欠采样数据进行填充,再将每个线圈图像进行合并,以此减少成像时间。SENSE 算法依靠多线圈灵敏度空间分布来展开混叠图像,进而重建图像。

压缩感知(CS)重建对传统迭代重建方法进行扩展,通过加强数据一致性和利用正则化形式的先验信息,从少量的欠采样数据中重建图像,以缩短扫描时间。在重建过程中利用先验信息为最优化提供约束,最终得到较好的解决重建问题的方案。缺点是当采样率较低时,图像质量会明显减低。目前 CS 重建中最核心的任务是选择最优子空间进行正则化。

PI 和 CS 方法在实际应用中很耗时。虽然重建可以离线完成,但最终的临床场景需要快速且高效的个体化重建。

基于深度学习的重建方法提供了较好的解决方案。在质量上,通过深度学习进行离线训练重建图像后,可以较好恢复欠采样图像丢失的精细结构并重建较高质量图像。在时间上,基于深度学习的模型可以在几秒内完成对一次扫描的新的重建。深度学习可以满足高速、高质量的 MRI 重建,但在应用中必须要抑制过拟合。因此引入正则化来增加模型的泛化能力,避免追求完美的数据拟合导致过拟合的发生。目前深度学习在快速磁共振成像应用的不足有两点:①泛化能力不足;②深度学习的不可解释性——无法解释具体重建过程。

(1)静态成像:变分网络(VN)、基于模型的深度学习架构(MoDL)和深度密度先验(deep density prior,DDP)都是基于深度学习的传统迭代重构的扩展。将深度学习与传统重建方案相结合,再叠加正则化来提升重构性能。深度学习通过利用多个接收线圈提供的额外空间编码来解决采样不足的 K 空间中的图像重建问题,进一步加强与采集数据的一致性。用全采样数据和相应的回顾性欠采样数据作为训练对训练 CNN。并应用已训练的卷积神经网络(CNN)作为正则化项。目前 VN、MoDL 和 DDP 方法已经成功地用于加速 MR 图像重建。

(2)动态成像:动态磁共振成像(dMRI)以其优秀的软组织对比度和时空分辨率成为心脏成像领域必备的检查手段。在动态成像过程中,需要将多个心跳周期的分块数据拼接重建。这直接导致重建扫描速度缓慢。Schlemper 等开发了一种用于从欠采样数据中重建二维心脏 MR 动态序列的深度级联神经网络,他们提出的方法在重建误差和重建速度方面都优于现有的最先进的二维 CS 方法。当从动态序列重建单帧时,同时证明 CNN 可以通过结合卷积和数据共享方法来学习时空相关性。

数据共享方法通过利用动态成像中存在的时空冗余来实现积极的欠采样。例如,心脏以外的像素内容在扫描的不同时刻均保持稳定显现。运动心脏内的像素在任何给定时刻的信号都可以由该特定像素位置的前面和后面的信号共同显现。因此动态序列中的相邻帧被用来填充当前帧的 K 空间样本,以此来实现动态成像的重建。卷积循环神经网络(RNN),用于从高度欠采样(6、9 和 11 倍欠采样)K 空间数据中重建高质量的心脏 MR 图像,由于嵌入了传统迭代算法的结构,同时利用 RNN 跨时间序列学习时空依赖关系的能力,可以实现与 3D CNN 和传统的基于 CS 的方法相比更好的重建精度和速度。

2. 运动校正　磁共振伪影是指扫描及处理过程中造成 MR 图像上出现与被成像物体无关的各种影像表现。主要包括被成像物体结构在图像中出现的扭曲或者重叠,也可能是被成像物体之外的影像出现在 MR 图像中。出现这些伪影,会造成图像中显示的结构不能真实反映被成像物体(如人体)的结构,同时还会造成图像质量下降、信噪比降低。图像伪影带来的直接影响,是对影像科医生判读图像产生干扰。

在端到端的学习数据中,深度学习能识别和恢复数据中有利的特征。最近深度学习重建技术已被用于 MR 图像的运动校正,来减少周期与非周期运动伪影。例如,将 K 空间线分阶段按照运动与非运动进行分组采集数据。在保持获取数据一致的基础上,引入深度学习进行重建。

Oksuz 等在稳态自由进动序列(SSFP)心脏磁共振图像中进行运动校正。他们已开发可以识别运动损坏的 K 空间线的伪影监测网络,比如因为触发错误或心律失常导致的伪影。具体校正流程是先将损坏的 K 空间线移除,其次进行零填充,再转换为欠采样重建任务。并在随后的重建任务中,将循环 CNN 加以应用。

3. 涡流校正　平面回波成像(EPI)是一种常用的磁共振成像序列。它提供的高时间分辨率,在脑成像扩散加权成像和功能性 MRI 中十分重要。单次激发 EPI 的工作原理是使用一个具有交替读数梯度的射频脉冲,通过改变奇数和偶数行的每个回波的方向来获得所有 K 空间。但快速变化的梯度会产生磁性材料内的涡流。这些涡流产生的局部场扭曲了 B_0 场,导致奇偶回波相位不匹配进而产生伪影。

EPI 伪影通常以额外获取的参考扫描或校准扫描来校正,这导致整体上扫描时间更长。为将伪影校正重新定义为 K 空间插值问题,Lee 等设计一种在加速和非加速 EPI 采集中纠正相位不匹配且无须参考扫描的 K 空间深度学习方法。此方法重建的 3.0T 和 7.0T 活体脑成像数据,其图像质量优于现有方法,并且计算时间更短。

二、人工智能辅助 MR 图像后处理

在磁共振成像的过程中,常规解剖像可以满足大部分诊断层面的需求,有助于对大部分病情进行定性诊断,但是磁共振扫描更突出的特点在于病灶的精准定量和功能成像,不仅仅是简单的疾病定性,在对某些疾病病因的判断以及恶性程度的分级或者分类方面,可能直接影响疾病的治疗方案,因此磁共振成像以及图像后处理也是非常重要的一环。如今,人工智能同样赋能了磁共振成像后处理环节,大幅减轻了图像后处理的负担,有助于提高诊疗的准确性和时效性。

1. 智能图像拼接　由于磁共振成像过程中的线圈大小是有限的,单次扫描的成像范围受到限制。但是在实际工作中,医生往往需要得到大范围的整体图像,如全脊柱、全下肢血管、全身血管或软组织等。为了达到此目的,技师会通过多次的局部扫描,然后需要通过图像拼接功能,将各个局部成像的图像拼接成一个大范围的整体观图像。早期的图像拼接,多由手动或者半自动拼接,容易出现拼接处的图像错位、扭曲等。随着 AI 辅助技术的出现,实现了全自动拼接功能,

可迅速得到包括脊柱、血管和全身的拼接图。

2. 智能图像融合高级后处理 图像融合是将不同影像设备来源的图像(如 PET、CT 以及 MR 图像)进行融合处理,或者对不同加权的 MR 图像进行融合,也可对经过计算的参数图(如各向异性分数图、Perfusion 参数图或 T$_1$-mapping、T$_2$-mapping 等)与常规二维或者三维图像进行融合,该融合技术可以用于患者任何解剖范围和任意脉冲序列。

高性能后处理计算机配合高效率融合算法,将图像通过平移、旋转、变形等方式进行准确配准。由于算法快速高效,促成全自动的后处理工作流,加载结束即意味着融合结束,可以给医生的诊断效率带来很好的促进作用,对医生同时了解特定部位的结构和功能改变有至关重要的作用。

3. 智能斑块分析 对于脑梗死患者而言,常规的解剖相如 T$_2$-FLAIR 以及血管成像(如 TOF 技术)等,都只能对血管狭窄的发生进行定性的诊断,如果想进一步探明卒中是由于动脉夹层还是硬化斑块引起,则需要进行血管壁成像对疾病的原因进行分析。血管壁成像除了通过相应的 3D 黑血序列判断血管狭窄情况以外,更重要的是对于血管壁的后处理分析。传统的血管壁分析非常复杂,需要技师手动勾勒斑块的轮廓,手动标画血管中心线,随后借助第三方软件分析斑块成分,由于第三方软件与磁共振设备分属不同厂家,可能会出现数据不兼容或者数据分析失败的情况。

脑卒中的血管斑块分析的高级应用是一款可用于对颈动脉和颅内动脉磁共振图像进行可视化及量化分析的图像处理软件。系统支持加载多对比度磁共振成像序列,自动进行多序列间配准,血管中心线和血管壁轮廓提取,在 AI 的技术支持下,可利用多种工具手动进行微调和校准,并提供血管斑块稳定性及斑块成分的功能分析,从而达到对血管粥样硬化斑块的量化分析(图 4-4)。这个分析过程,可以将传统斑块分析约 30 分钟的耗时缩短到仅 1 分钟左右。

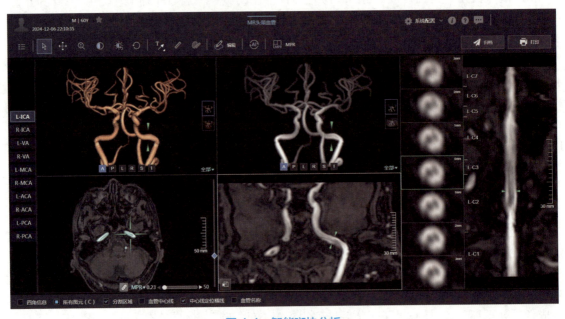

图 4-4 智能斑块分析

搭载 AI 下的血管分析系统利用人工智能可以实现以下功能:①中心线分析:提供基于 TOF 序列的自动中心线提取,提供半自动中心线提取工具、中心线编辑工具,自动进行曲面重建(curved planar reconstruction,CPR),血管横截面图像重建,也可实现 CPR 对比浏览的功能。②血管壁分析:提供自动提取血管内壁和外壁,提供管壁编辑工具,可进行血管感兴趣段和感兴趣点分析,提供血管直径、截面积、厚度、狭窄率、管壁指数等参数统计分析。③斑块分析:提供智能斑块绘制,斑块成分分析功能及编辑工具,可进行斑块体积、成分体积比例等参数统计分析,对于血管和斑块可进行 Mesh 渲染。可以实现对血管斑块的精确分析,从而协助制订更合适的治疗计划。

4. 心脏高级后处理——智能心功能分析　CMR 一直是磁共振扫描中的难点,主要是由于心脏多个平面的定位技术及心脏电影的后处理分析较其他部位的扫描技术相对复杂。由于心功能分析需要技师手动勾画心室轮廓,因此需要耗费大量时间进行后处理,单左心室的勾画就需要耗费 10 分钟以上的时间,右心室则经常由于时间及勾画难度等原因,在临床实践中不做常规分析。

近年来,AI 技术已经全面赋能 CMR 的扫描和图像后处理过程。磁共振心功能分析支持多时相、多断层心脏短轴图像的显示和浏览。基于心脏电影成像(cine)能完成左右心室内外壁自动提取分割,在 AI 智能进行分析提取后,支持利用多种工具手动进行微调和校准,并且能够勾选乳头肌是否参与心肌功能分析计算。计算结果会输出包括左右心室收缩末期容积、舒张末期容积、射血分数、心输出量等功能参数,以及表征心室舒张与收缩末期室壁厚度、室壁位移、室壁增厚率多种参数的牛眼图,并绘制心室容积变化曲线。结合以上丰富的分析结果,为医生诊断心脏疾病(如心肌肥厚、冠心病、心肌梗死等)提供定量或者半定量的功能参数。

5. 智能脑分析　随着老龄化进程的加快,以阿尔茨海默病(AD)、帕金森病(PD)为代表的神经退行性疾病患者逐年增多,给家庭和社会带来巨大负担。人工智能为该类疾病的早期预警和早期诊断提供了较为全面的精准量化评估工具,为疾病的早期发现、早期干预和健康管理提供了支持。研究表明,早期神经退行性疾病的发生与脑区体积的改变有较明显的相关性,因此对于脑区体积的智能分析有助于对神经退行性疾病进行更早的干预与治疗。人工智能脑分析可以基于 3D T_1 的磁共振序列进行智能脑区分割,输出脑区的分割结果并以不同颜色显示在图像上,同时可以量化每个脑区的体积,辅助对脑区萎缩或脑区扩张的量化以及对称性分析,同时提供多序列配准、数据库管理及自定义感兴趣脑区协议等分析工具。

三、人工智能辅助 MR 图像后处理可概括性与可解释性

人工智能程序的可解释性通常被定义为人类理解人工智能程序提取的特征与其预测之间的联系的能力。由于深度学习(DL)应用具有多个隐藏层,人类很难理解它们是如何得出结论的,这也就是 AI 技术的"黑箱问题"。

目前主要的研究热点是如何构建特定的训练模型。研究人员仍不清楚给各种 MR 检查分别训练单个模型是否可行,或者是否需要为不同的配置参数训练单独的模型。在临床实践中,扫描参数是为人体成像量身定制的,比如,针对患者的个体特征(如身高)和临床指征(如头痛的临床扫描方案与脑肿瘤随访的扫描方式可能会有差异)。目前尚不清楚扫描参数的差异是如何影响模型的性能,同时这些模型的失效模式也是未知的。

对训练模型加以解读是困难的。不同的研究机构、平台和扫描设备之间数据分布的系统性差异也可能会影响已训练好的模型的效果。训练的 CNN 是复杂的、相互联系的、高维的表征,其预测模型的结果通常过于抽象而无法进行实际解读。但基于深度学习的图像重建方法可能会在新的或不寻常的场景下以意想不到的方式得以表现。因此,对 DL 模型持续且广泛的验证以及对其推广性和局限性的透彻理解将是必要的。

在本节内容中,我们总结了基于深度学习的 MR 图像重建方法的临床应用现状。基于深度学习的图像重建在加速静态和动态 MR 成像以及解决成像伪影方面显示出相当大的前景。目前的模型适用于各种临床磁共振成像应用,从神经成像到腹部、心脏、肌肉骨骼和 MR 混合成像,每

种模型都面临自己独特的挑战。如果能够显著减少采集时间和改善图像质量,用于 MR 图像重建的深度学习模型将拓宽 MR 的临床应用范围,推动 MR 扫描和重建技术的进一步发展。

第五节　人工智能辅助的核医学图像重建及后处理

核医学成像是利用放射性核素进行组织代谢等功能成像的一种分子影像学方法。目前临床常用的核医学成像设备包括单光子发射计算机断层成像(single photon emission computed tomography,SPECT)以及正电子发射体层成像(positron emission tomography,PET)。基于人工智能的核医学图像处理方法通过利用人工智能技术以改善核医学图像的图像质量,为后续医学图像分析提供稳定、可靠的高质量数据。因受限于临床放射性核素的使用剂量、探测器灵敏度等因素的影响,核医学图像具有图像信噪比和分辨率较低的特点,为临床精确诊断以及后续基于核医学图像的图像分割以及图像配准等图像处理流程带来极大的挑战。核医学图像后处理主要是针对 SPECT 图像、PET 图像以及多模态的 PET/CT 和 PET/MRI 图像进行的包括图像重建、图像识别与分割、图像特征提取与分析等后处理任务。人工智能技术在上述图像后处理过程中显示出巨大潜力,不仅能够降低噪声干扰,提高核医学图像的信噪比,还能为影像医生提供病灶智能化检测、定量分析以及辅助诊断功能,极大地提高了阅片的效率和诊断的准确率。

一、人工智能辅助核医学图像的重建增强

由于成像原理不同,与 CT、MRI 图像相比,核医学的 SPECT 和 PET 图像能够探测的信息量较少,图像采集和重建所选择的矩阵也较小。因此,早在 20 世纪 90 年代末,PET 图像重建就开始采用迭代图像重建方法,首选有序子集最大期望值法(ordered subset expectation maximization,OSEM),可显著改善 PET 图像质量,将图像信噪比提高一倍以上,并且显著加快了重建速度。其次,在 PET 图像重建过程中应用点扩展函数(point spread function,PSF),可在降低噪声的同时提高 PET 图像分辨率。此外,SPECT 和 PET 成像探测的射线在穿透组织过程中会发生能量衰减。为了实现精准定量病灶对示踪剂摄取剂量,必须要对射线进行衰减校正(attenuation correction,AC)的处理,AC 对于 PET 图像重建至关重要。因此,核医学图像的重建过程,通常需要将图像迭代重建与 PSF 和 AC 联合应用,以获得高信噪比、高分辨率的图像用于临床诊断。

目前,基于模型的迭代图像重建技术已经取代既往传统的重建方法,成为 PET 成像的主流重建方法,因为它在图像重建中考虑了数据采集过程中探测器、受检者的身高和体重、示踪剂注射剂量等影响图像质量的因素。比如基于贝叶斯框架图像重建算法,可以对未知的影响图像质量因素采用先验概率分布模型进行建模。以及,基于马尔科夫随机场采用先验经验的概率模型,以降低 PET 图像计数统计涨落,从而增强图像对比度。然而,这些模型也存在局限性,主要表现为不仅抑制 PET 图像噪声,还会抑制 PET 图像的细节显示,从而导致 PET 图像显示病灶的轮廓模糊。

近些年来,机器学习和深度学习(DL)技术在光子检测、图像重建和量化、图像质量优化等众多方面显示出很好的应用前景。特别是卷积神经网络(convolutional neural network,CNN)在 PET 图像重建增强的应用具有巨大潜力,其可以从多模态训练空间中学习最具代表性的图像特征,从而产生超越基于经验的 PET 图像重建模型。PET 图像重建利用监督 DL 技术的最新进展分为以下三部分。

（1）使用端到端神经网络将 PET 正弦图直接映射到 PET 图像,可直接应用投影图像学习重建后的 PET 图像建立 DL 模型。

（2）应用 DL 技术在 PET 图像噪声或收敛方面进行图像的增强。以理想的 PET 图像作为参考，让低信噪比的 PET 图像学习并建立 DL 模型，建立模型后将低信噪比的 PET 图像通过该模型的推理提高 PET 图像的质量，以达到 PET 图像增强的目的。

（3）基于模型的 DL 重建是指将 DL 与传统的基于模型的重建方法相结合。

一方面，采用 DL 直接进行 PET 图像重建的技术，使用全连接层和卷积层学习 PET 图像重建的整个过程，会导致复杂的学习任务，需要大型和多样化的训练数据库用于训练模型。已重建的 PET 图像进行图像增强的技术，使用 CNN 将低 PET 示踪剂剂量、低分辨率或收敛不足的图像映射到目标（全剂量、高分辨率和完全收敛）图像，实现 PET 图像质量的提高。另一方面，DL 重建网络旨在融合基于模型的贝叶斯算法与神经网络，并且通过展开迭代优化算法，为设计稳定的数据校正和图像先验模型提供理论基础。Gong 等提出基于乘法器交替方向（alternating direction method of multipliers，ADMM）算法的展开网络，在 PET 最大似然最大期望值法（maximum likelihood expectation maximization，MLEM）重建、U-Net 模型的深度图像先验监督学习之间交替，并进一步探索该网络的无监督学习，分别使用 MR 图像和质量差的 PET 图像作为输入和目标。为了确保网络的收敛性，实验选择了 ADMM 的惩罚参数，并使用单独重建的 PET 图像初始化 U-Net 的参数，实现了无监督高质量的 PET 图像智能化重建。Cui 等使用类似的深度图像先验知识对 PET 图像进行无监督去噪，和既往方法的最佳选择的训练周期（epochs）的结果相比较，表明该方法优于已知的去噪方法。Xing 等采用 DL 方法将 PET 扫描速度提高，同时减少 25%~50% 的 PET 示踪剂注射剂量，这对提高临床工作效率、降低患者辐射剂量具有重要意义。

图 4-5 显示了基于 DL 图像重建方法提高 PET 图像质量，以此达到图像增强的目的。此例为同一受检者的 PET 扫描数据，采用表模式（list mode）每个床位采集 3 分钟 PET 图像，然后重建每个床位 30 秒和 3 分钟的 PET 图像。以 3 分钟重建的 PET 图像作为"金标准"，用 30 秒的图像学习 3 分钟"金标准"图像建立模型，表明采用 DL 重建方法可显著提高 PET 图像质量。

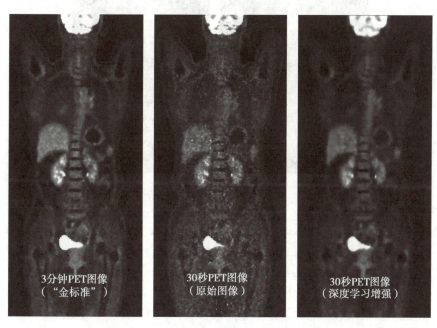

3分钟PET图像　　　　30秒PET图像　　　　30秒PET图像
（"金标准"）　　　　（原始图像）　　　　（深度学习增强）

图 4-5　基于人工智能的 PET 图像重建

PET/MR 设备相比于 PET/CT 设备的图像重建的额外挑战在于缺少 CT 图像进行衰减矫正。尽管骨骼和空气在 MRI 上衰减特征明显不同，但它们的信号特征却几乎相同。这会导致 PET 重建和 PET 标准摄取值（SUV）的系统性错误。虽然 MR 成像技术的进步揭示了潜在解决方案的存在,例如采取超短回波时间或零回波时间(zero echo time,ZTE)成像,可通过骨骼携带信号对两者加以区分,但目前衰减校正的准确性仍然是导致 PET/MR 在临床实践中转化有限的重要因素。

深度学习模型可以用于从 MR 图像中合成"伪 CT",以达到衰减校正的目的。Leynes 等通过深度网络在盆腔 PET/MRI 中将零回波时间和 Dixon MR 图像转换为伪 CT 图像。与标准方法相比,所得图像整体上定量准确并且可以减少衰减校正误差。通过深度学习方法可以从 3D 体积 T_1 加权 MR 图像中生成伪 CT 图像,并在脑成像中得到较好的测试效果。这也证明从 PET/MR 成像训练深度学习网络合成伪 CT 图像具有可行性。

二、人工智能辅助核医学图像的识别

核医学图像的智能识别是指基于人工智能技术,对扫描后的核医学图像目标进行识别、分类的过程,主要任务包括组织器官识别、病灶识别等。

肿瘤筛查、术前分期是全身 PET/CT 扫描的主要临床应用。对全身 PET/CT 扫描图像进行定量分析,需要先通过 CT 图像确定全身重要脏器,如肾脏、膀胱,才能定位药物正常的代谢浓聚,然后再对 PET 图像上异常示踪剂摄取的部位进行诊断及鉴别。通过 DL 技术预先训练好模型,采用该模型可直接对 CT 图像的人体脏器进行自动识别,识别结果见图 4-6。

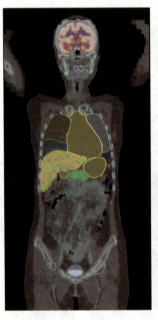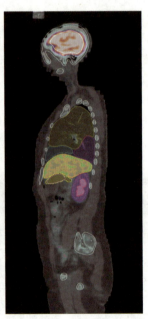

图 4-6 采用 PET/CT 全身扫描 CT 图像对全身主要脏器的自动识别结果

神经系统疾病核医学 PET 图像的人工智能识别,主要关注阿尔茨海默病(Alzheimer disease,AD)、帕金森病(Parkinson disease,PD)等疾病。目前基于人工智能的 AD、PD 的识别研究,通过 PET/MR 或 PET/CT 等神经影像,提取特征或模式,用于辅助诊断 AD 或轻度认知障碍(mild cognitive impairment,MCI)。在传统的统计学习、机器学习之后,近年来很多学者探索利用 DL 技术进行 AD/MCI 识别,输入数据也由原来的单一模态影像到现在的多模态融合影像。

Liu 等提出嵌入深度学习模型的 AD 多模态多分类诊断框架,其中 DL 模型由栈式自动编码器(stacked autoencoder,SAE)和 Softmax 逻辑回归器构成。SAE 是由多层自动编码器(autoencoder,AE)组成的神经网络,层与层之间采用全连接,属于无监督学习方法,通过自动编码 - 解码网络从像素级数据抽取输入图像特征,从而提高模型的识别能力,目前已广泛应用于降维和特征学习。其主要实现流程包括 MRI 和 PET 影像预处理后,分割为 83 个脑部感兴趣区(ROI),使用多模态数据融合创建一组特征去训练 SAE。然后,SAE 神经网络隐藏层通过推断多模态特征之间的相关性,以重建具有损坏输入的缺失模态。最后,通过 Softmax 回归分类器获得 AD 不同阶段的四分类(正常、MCI 转化、MCI 非转化、AD)。该框架基于 AD 神经影像倡议(Alzheimer's disease neuroimaging initiative,ADNI)公开数据集的 MR 和 PET 影像数据,分别进行二分类和四分类预测。验证结果表明基于 MR 图像的分类 AD 与非 AD 的准确率达 82.59%,且对于 AD、MCI、MCI 非转化及正常的四分类总体准确率为 46.3%;基于 MR+PET 融合的模型分类 AD 与非 AD 的准确率达 91.4%,而对于四分类总体准确率也达到了 53.79%。基于 DL 模型的分类性能整体上都优于基于支持向量机(SVM)的分类性能,由于临床实际工作的无标注数据居多,这种无监督学习的特征表征模型更具有实际意义。

近年来,机器学习和 DL 用于 PD 的检测及自动诊断也取得了实质性的进展。Mei 等系统性分析了 2009—2020 年发表的 209 篇 PD 分类检测文章的 448 个算法模型,其中传统机器学习算法占 55.8%(250/448),主要包括 SVM 及其变体、K 近邻及其变体、回归算法、决策树、朴素贝叶斯等,集成学习算法占 18.3%(82/448),神经网络算法占 17.0%(76/448),其他算法占 8.9%(40/448)。集成学习是通过构建并结合多个基础机器学习器(base learner)完成学习任务,就是将多个较弱学习模型组合,以得到一个更好更全面的较强学习模型。神经网络则包括模糊神经系统(fuzzy neural system)、深度信念网络(deep belief network,DBN)、长短时记忆网络(LSTM)、CNN 以及深度残差网络(deep residual network,ResNet)等。此外,这些研究也使用了广泛的数据模态,其中使用运动类数据的算法占 58.4%,医学影像数据类型的算法占 28.2%,多种数据组合的算法占 8.6%,其他类型占 4.8%。总体分析结果表明基于机器学习方法、DL 方法的不同模态数据构建的整合人工智能模型,对 PD 分类均取得很好的诊断性能。特别是 SVM、神经网络和集成学习模型,对各种模态数据类型具有极大的适应性。

总之,实现机器学习辅助诊断为临床决策系统提供临床应用潜力,机器学习方法(包括 DL)可成为影像医生筛查、检测或诊断疾病的客观辅助工具。

三、人工智能辅助核医学图像的分割

核医学图像分割是指将核医学图像分成若干个特定、具备独特属性的区域并提取感兴趣目标的过程。根据研究目的不同,图像分割的目标可以是病灶、正常参考组织或组织解剖结构,可以是三维或二维区域。随后的影像组学分析研究,是围绕着这些从图像内分割的区域进行的。图像分割的可变性导致影像组学特征提取的偏差,而组织的异质性给精准、可重复、稳定的分割带来了巨大挑战。目前一般选择三维区域,以减少由于图像分割带来的误差。

目前常见的 ROI 分割方式包括如下三种。

1. **手动分割**　由有经验的影像专家手动勾画 ROI。
2. **半自动分割**　影像专家通过辅助软件实现人机交互,基于半自动算法勾画 ROI。
3. **全自动分割**　通过大量相似病例的学习,运用 AI 技术构造自动分割模型进行 ROI 勾画。

尽管手动勾画 ROI 主观、费时、费力,但目前通常以此作为自动或半自动勾画方法的金标准,然而在大数据处理方面,这种方式在现实中并不实用。自动和半自动分割方法的主要目的是实现最大程度自动化和最小程度人为干预,进行准确且可重复性高的 ROI 勾画。常见的半自动分割方法包括阈值分割法、滑降区域生长法、基于边缘分割法和基于特定理论的分割法。半自动分割方法与手动分割方法相比,分割速度明显提高,但分割结果受很多参数调节的影响。这在很大程度上是因为依赖于操作者的主观经验和知识,例如区域生长法,就需要先由操作人员在目标区域内选择种子点,对于异质性程度高的区域,自动生长后分割的效果不佳。但随着 DL 的发展和计算机计算速度的提高,对正常器官组织的全自动分割技术已经相对成熟和稳定,下一步对病灶的自动分割已成为热门研究方向。

基于传统算法的自动图像分割方法，主要通过研究人员手动设计特征实现分割任务，基于传统算法的自动分割包括基于阈值的分割、基于区域的分割、基于边缘的分割、基于聚类的分割、基于活动轮廓方法的分割、基于图谱配准的分割、基于一些混合方法的分割以及一些基于特定理论的分割，如马尔科夫随机场、图像小波变换、分形理论、图论、统计理论等。然而手工特征的设计极大依赖于专业先验知识，再加上医学影像的图像本身对比度低、组织纹理复杂、边界区域模糊等特点，极大地限制了此类传统图像分割算法的效果和应用场景。

近年来，随着计算机技术和人工智能的快速发展，CNN 强大的建模能力已被广泛研究，相比传统的算法，在医学影像分割任务中更佳。DL 算法的自动提取特征能力克服了传统算法依赖专家先验认知的弊端，且可移植性高，借助迁移学习能够快速拓展到不同的任务场景。深度学习方法用于不同类型器官的分割，如肺部、腹部、脑组织等；不同类型肿瘤的分割，如肺结节、肝癌、脑瘤等，以及不同类型血管的分割，如冠状动脉、脑血管等。DL 在医学影像应用的工程框架也越来越多，如 NiftyNet、MONAI 等，这些框架封装程度高，功能全面，可提供多种预训练模型，只需要简单配置参数即可训练特定的模型，减少了用户学习的成本，加速了 DL 在医学影像的应用和发展。

目前，肺部肿瘤 PET 图像分割的相关研究较为成熟，针对肺部肿瘤病灶与周围组织的对比度低、边缘模糊以及靶本比分布不均衡等问题，有研究者提出了跨模态多编码混合注意力机制模型用于肺部病灶分割，使用多种模态医学图像辅助分割病灶。首先，设计了多编码器提取多模态医学图像的病灶特征，解决单模态医学图像病灶特征提取能力不足的问题；然后，针对网络通道维度冗余和对复杂病灶的空间感知能力不高的问题，在网络跳跃连接中加入混合注意力机制；最后对网络解码路径不同的尺度特征使用多尺度特征聚合块充分利用各个尺度特征。其在临床多模态医学图像数据集上验证的结果表明，所提模型对于肺部病灶分割的 Dice 相似系数、召回率、体积重叠误差和相对体积差异分别为 96.4%、97.27%、93.0% 和 93.06%；对于病灶形状复杂、病灶和正常组织粘连的情况，分割的精度能得到有效提升。

四、人工智能辅助核医学图像的特征提取与分析

核医学图像的特征是指对核医学图像使用简单明确的数值、符号或图形来表征，以反映该图像中最基本和最重要的信息和目标的本质。从原始图像中提取图像特征信息的过程被称为图像特征的提取，一般运用计算机技术对图像中的信息进行处理和分析，从图像中提取出关键、标示能力强的信息作为该图像的特征信息，并将提取到的图像特征用于处理实际问题。一般把图像的空间称为原始空间，特征显示空间称为特征空间，原始空间到特征空间存在某种变换，这种变换就是特征提取。对图像采用不同的特征提取方法，得到图像特征也会千差万别。

核医学图像本质是基于探测器采集转换的数字图像信号，并将其转换为灰度显示的图像。其图像特征包括：形态学特征、纹理特征、颜色（灰阶）特征和统计学特征，其中形态学特征是基础。在形态学特征基础上再进行统计学特征、纹理和滤波器特征分析，才能全面掌握脏器或病灶的特征，比如，肝脏病灶大于或小于 3cm，肺结节大于或小于 1.5cm 在临床均具有意义。纹理特征提供脏器或病灶特有的特征，往往超出视觉感知范围，需要借助分析工具和技术提取；统计学特征对于脏器或病灶特征的定量化分析具有重要的价值。

随着对分子生物学和分子医学认知的不断深入，以及高通量基因测序技术的应用，研究者发现疾病病灶形态或功能上的变化主要始于个体基因、细胞或微环境的改变。因此要实现以患者为核心的个体化精准医疗，也为医学影像学提出了新的挑战，即从传统医学影像中充分挖掘能够反映人体细胞或分子水平变化的影像学标志物。随着精准定量医学影像技术的快速发展、图像识别技术和数据算法的不断更新，医学影像大数据的挖掘和分析得以实现，极大程度扩展了医学影像的信息量。影像组学是在可视化、精准定量化影像技术和人工智能技术的推动下，兴起的一

种基于提取组织异质性、对图像信息进行深度挖掘以及定量分析的影像学数据分析方法。

基于人工智能的核医学图像的特征提取与分析,目前主要应用于肺癌、骨转移瘤等肿瘤相关疾病。有研究利用 15 474 例肿瘤患者全身骨显像图像,通过 CNN 算法及空间注意特征融合算子技术的联合运用,构建了一款人工智能辅助骨显像的模型。该模型通过提取已标注图像中肿瘤骨转移病灶的数目和部位等影像学特征并学习后,可有效进行全身骨扫描图像的良恶性判断。对 22 类肿瘤患者骨转移判断的综合准确率达到 93.17%,其中对于肺癌、前列腺癌、乳腺癌的骨转移判断准确率均在 95% 以上,具有较好的临床应用前景。

人工智能在核医学影像诊断领域的应用具有广阔前景,目前主要集中于图像重建、病灶自动检出、特征提取以及识别诊断的临床应用开发。部分研发中心进一步探索了人工智能技术在核医学影像扫描、成像质量控制及治疗随访等前沿领域的探索,有望在未来实现人工智能技术赋能核医学影像检查全流程,加快核医学影像人工智能产品临床应用和产业建设步伐。在此基础上,完善患者隐私和数据安全以及数据分享等行业政策和法规,加强人工智能相关知识培训,搭建产学研用合作交流平台和相关转化机制,将有助于核医学影像人工智能产业向着标准化和规范化的方向发展。

第六节 人工智能辅助的超声图像重建及后处理

一、人工智能辅助的超声图像重建

相比于 CT、MRI 等医学成像技术,超声成像具有普及性高、实时、无辐射以及费用较低等优点,是当前最为普及的医学成像方法之一。然而,超声图像存在斑点噪声、信噪比和清晰度较低的不足,且成像效果高度依赖设备配置,人工智能技术为提升超声图像质量、成像速度和图像重建效果提供了可行的方法。目前,基于深度学习的超声成像及重建主要有以下四方面的应用。

1. 基于深度学习的传统 B 型超声成像及重建 普通 B 型超声是根据回波幅度重建图像,是临床实践中最常用的实时成像方式。B 型超声成像的基本原理是使用超声波对人体组织器官进行扫描,而后集合处理反射回来的回波,从而得到 B 型超声影像(图 4-7)。但是,基于超声成像系统的相干特性,使得超声波的散射回波也会发生对成像的干扰,从而产生斑点噪声,使得图像的信噪比下降,严重影响后续的图像后处理工作。

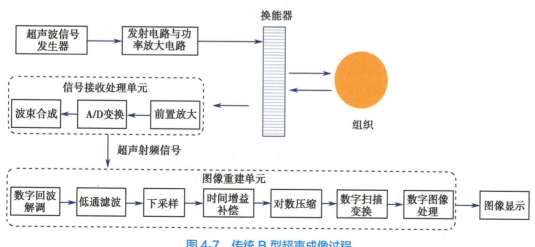

图 4-7 传统 B 型超声成像过程

95

目前深度学习相关研究针对超声重建过程中的前处理部分,主要包括在波束合成过程、下采样、回波解调等应用中。大多数研究是围绕波束合成过程展开的,目前最常用的波束合成方法是延时求和(delay and sum,DAS)。DAS是在对阵列上通道信号进行求和之前对各个通道上进行相位延迟和加权,相位延迟用于在接收端聚焦波束,信道加权是控制波束特性包括主瓣宽度和旁瓣水平。但是DAS方法只能使用固定的加权系数,无法考虑到回波信号的特性,会导致获得的主瓣宽度过宽,旁瓣高度过高等问题,影响到成像的分辨率与对比度。

近年来,研究人员对深度学习应用于波束合成的兴趣大幅度增长,很多研究是围绕用神经网络替代DAS展开的。2018年,有研究人员将深度神经网络应用于超声波束形成器中,先通过离散傅里叶变换(discrete Fourier transform,DFT)将超声信道数据变换到频域,训练针对不同频率的深度神经网络(DNN)来抑制离轴散射,再通过离散傅里叶变换的逆变换(inverse DFT)进行恢复,发现使用深度神经网络时的旁瓣伪影比DAS低约60dB,达到提高超声成像质量的目的。但由于该类方法将传统方法的结果作为其训练神经网络的金标准,因此传统方法的性能也决定了所训练神经网络的性能。有研究者提出一种将下采样后的超声射频信号重建成B型超声图像的方法,利用神经网络实现在经过下采样后的超声射频信号中直接内插丢失的信号数据,再经过DAS得到超声图像,在不影响图像质量的前提下,有效提升了成像的速率。2019年,有学者提出了一种使用可变自动编码器(variational autoencoder)网络对便携式超声系统中的预波束合成的射频(radio frequency,RF)信号进行压缩感知。其中编码器网络会压缩RF数据,然后将其进一步传输到云端,在云端解码器会重建超声图像。另外一个研究团队提出了一种架构用于模拟传统超声成像过程并且可改善图像质量。该架构具有输入同相(in phase)信号和正交(in quadrature)信号的两条独立路径,然后形成包络信号,对其计算损失。这些研究都充分表明深度学习在传统B型超声成像中的潜在应用价值。

2. 基于深度学习的平面波超声成像及重建 平面波超声成像模式成像速度快,具有较高的成像帧频和时间分辨率,可用于分析检测人体器官组织中信号的高速变化情况,是近年来超声成像新技术领域的重要研究方向。但相较于扫描线方式,单平面波成像往往具有回波信号信噪比低,发射波束宽,成像质量差等问题。虽然可以通过提升采样频率来提高单平面波成像质量,但采样频率的提高十分依赖超声设备的升级,这对硬件和成本提出了更高要求。高频采样所需的高频模数转换芯片依赖进口,价格高昂且数量有限,而低采样频率设备虽然容易获得,但成像质量差。所以提高低采样频率射频数据的成像质量具有重要的现实意义。

超声图像成像质量主要受纹理、颜色等浅层特征影响。低频数据的浅层特征差而高频数据的浅层特征较优。因此可以将低频数据中的浅层特征替换成高频数据的浅层特征,仅保留低频数据的深层特征,通过特征融合来提高低频数据的成像质量。传统波束形成算法难以分别提取深层、浅层特征,而深度神经网络更擅长提取特征,因此采用深度神经网络方法进行超声成像,可以提高低频数据的成像质量。通过分析采样频率对平面波超声射频数据的影响,有研究人员基于U-Net网络和生成对抗网络,提出了一种适用于低采样频率平面波超声射频数据的新型超声成像方法——低采样频率波束形成生成对抗网络。网络中的生成器可以从低采样频率的平面波超声射频数据中提取到深层特征,并通过对抗训练获取到高采样频率图像中的浅层特征,对二者进行特征融合来重建出高质量的超声图像。为了进一步提高成像质量,他们提出了一个去除乘性伽马噪声的去噪模块。通过在低采样频率波束形成生成对抗网络中添加此模块,可以在超声成像过程中完成去噪。通过使用对抗学习的方法分别提取深层和浅层特征并进行特征融合,以及添加去噪模块等方法,提高了低采样频率平面波射频数据的成像质量。

多种自适应波束合成方法在平面波成像中均得到良好的应用。相比于传统DAS算法,自适应波束合成方法在分辨率和对比度上都展现了较大的提升。然而,其高计算复杂度的特点,不适合应用于实时高帧频的平面波成像中。有研究者使用最小方差(minimum variance)方法生成波束合成中各通道变迹的标签,通过训练全卷积网络(FCN)来高效计算波束合成中最优的接收变迹。有学者通过训练全卷积网络完成了从延时后的降采样通道数据到自适应波束合成后包络信号的映射。有研究人员通过训练全卷积网络完成了从延时后通道数据到归一化空间相关性的映射,以得到最终的短滞后空间相干(SLSC)图像。上述 3 种方法均有效地保留了传统自适应波束合成方法的优势,并极大地降低了计算复杂度。此外,另外一个研究团队提出了一种基于叠层去噪自动编码器的信号压缩和解压缩方法。该网络的第 1 层用于压缩信号,其余层执行重建,并在相关国际竞赛中提供的 PICMUS(plane-wave imaging challenge in medical ultrasound)数据集上完成测试,证明了这种简单的结构在图像质量和计算复杂度方面都优于基于压缩感知框架的方法。

上述工作在改善图像质量方面都展现出了较好的效果。但是,这些方法需要通过传统方法生成训练数据集,在将通道数据输入神经网络前还需要对通道数据进行延时预处理。目前,已有少量研究尝试通过深度学习直接从通道数据中重建出超声图像,也即训练神经网络完成从输入的通道数据到波束合成后数据的映射。有研究者通过 FCN 模型从单次平面波发射的原始通道数据中提取特征,并直接重建得到波束合成后的 B 型超声图像和囊肿的分割图像。其中,DAS 波束合成的数据及其分割结果被作为金标准,结合平均绝对误差(mean absolute error)以及 Dice 相似系数作为损失函数,用于训练 DNN。神经网络可以从通道数据直接得到波束合成后数据,且囊肿区域的对比度相比于 DAS 方法得到了提升。有学者通过全卷积网络,从原始通道数据直接得到散斑抑制(speckle reduction)后的 B 型超声图像,并深入研究了网络深度、宽度对于散斑抑制效果的影响。基于 DNN 的方法可以在保证囊肿边缘清晰且具有较高对比度的条件下,获得较好的散斑抑制后的波束合成结果。上述研究展现了深度卷积神经网络(CNN)替代传统超声信息提取方法的应用前景。

3. 基于深度学习的超声弹性成像及重建　超声弹性成像可用于评估软组织的生物力学特性,已经逐步应用于肝脏弥漫性病变、乳腺肿瘤、甲状腺肿瘤等疾病的临床诊断。超声弹性成像能够重建出组织应变相关的图像,但目前的重建性能和效率还有待提升。基于深度学习的超声弹性成像及重建研究也已经初步开展。有学者设计了一个端到端的 CNN,可以直接从射频数据重建成超声弹性成像。该网络框架使用计算仿真作为训练数据,可以从真实的射频数据中推断出弹性信息的分布,分别生成位移和应变场。该网络框架在模拟射频数据、仿体数据和真人数据的最佳信噪比和对比噪声比分别为 39.5dB 和 69.64dB、32.64dB 和 48.76dB、23.24dB 和 46.22dB。此外,与当前最先进的超声弹性成像技术——归一化互相关相比较,该网络框架能有效地、稳健地、准确地计算出应变场。以上结果表明这种深度学习方法在超声弹性成像中的巨大潜力。在后续的另一项工作中,有研究者将特权信息学习(learning using privileged information,LUPI)这一迁移学习模式应用于 CNN 中,以纠正网络学习的中间状态。它在训练样例之外提供了因果特权信息来帮助网络学习,同时使这些特权信息在测试阶段不可用。这种改进可以缩小网络学习到的地图搜索区域,从而促使网络向实际的超声弹性成像过程转化。此外,为了确保 LUPI 中的因果关系,并且提出了一种基于物理的数据生成策略——生成特权信息、训练样例和标签的三元组。该数据生成过程基于组织生物力学和超声物理的数值模拟,可以近似地描述超声弹性成像的实际过程。因此,它可以在特权信息和训练样例/标签之间建立因果关系。它还可以改善医疗数据不足的问题。实验结果表明,该网络框架重建的超声弹性成像与超声模拟系统真实情况一致(应变重建的平均偏差为 0.065),并且优于目前最先进的四种重建方法。

4. 基于深度学习的超声超分辨率微血流成像及重建　人体毛细血管直径小于 $10\mu m$,而数量极其庞大;微血管改变是诊断疾病和评价预后的有效指标,但目前肉眼无法识别小于 $100\mu m$ 血管所形成的微循环。MRI、CT、核素显像和传统超声的分辨率仅为亚毫米或毫米级。超声超分辨率微血流成像为解决相关问题带来了希望。通过利用超快超声定位显微技术(ultrafast ultrasound localization microscopy,uULM),突破传统超声衍射极限,可实现分辨率远小于发射波长的在体深层微血管精准成像。通过对微血管中数以万计的运动微泡进行中心点定位和轨迹追踪,uULM技术可重建超声超分辨率微血流图像。通常一张超声超分辨率微血流图像需要数十秒甚至数百秒的连续长程图像采集,这在一定程度上限制了其更广泛的临床应用。

近年来,深度学习在医学成像领域展现了巨大的潜力,也被广泛应用于超声超分辨率微血流成像。目前超分辨率成像定位单个微泡均涉及对比剂导入途径。基本定位方法要求微泡浓度足够低,以便在滤波处理后利用图像系统衍射的系统点扩展函数实现气泡空间分离;基于稀疏的方法和基于深度学习方法可满足上述要求,允许较高的微泡浓度,并能缓解数据采集时间长的问题。有研究者训练卷积神经网络从射频数据中检测和定位高密度多点目标,可在较短的时间内检测更多微泡,以缩短数据采集时间。有学者使用卷积神经网络对高密度微泡进行中心定位,证明了深度学习可在具有挑战性的微泡密度下实现超分辨率成像。有研究人员提出了一种改进的亚像素卷积神经网络,通过加入残差网络,进一步提高了网络训练效率。区分微泡与周围组织为关键步骤之一,可以为后续定位提供候选区域,以便最终绘制图像。较高频率下微泡谐振性差、散射谐波小,故基于微泡运动或破坏的技术更为可取。深度学习技术可用于分离微泡与组织。

目前的研究仍多聚焦于超声图像中高浓度微泡的多目标定位问题,在微泡定位跟踪与微血管重建方面仍有所欠缺,特别是相关微泡轨迹筛选与平滑操作仍受到较多人为因素影响。有研究者提出了一种基于生成对抗网络(GAN)的深度学习超快超声定位显微技术(GAN-uULM),并将U-Net作为生成器网络。针对微泡的轨迹连接问题,采用GAN-uULM实现定位后的微泡轨迹重建,从而高效获得微血管图像。该网络通过在体uULM数据集训练,并在大鼠大脑的在体数据中进行验证。最后,通过对比标准uULM重建算法结果,对GAN-uULM处理得到的大鼠脑微血管图像的血管饱和度和空间分辨率进行了定量分析。在保持较高超声成像空间分辨率和图像饱和度的同时,数据采集时间缩减一半,从而显著降低了uULM对图像数据采集时长的依赖。相关深度学习模型连接轨迹的计算复杂度较小,且避免了人工调参以及轨迹筛选。

超声超分辨率微血流成像主要通过uULM技术克服了超声成像的衍射极限,并用于癌症、脑及肾脏等领域研究,但其临床转化仍存在诸多障碍,主要体现在血管流量、时间分辨率、信噪比及运动等方面的限制,显示血管结构需要较长时间为其主要缺陷之一,长时间扫描不可避免会因生理或外部运动导致图像质量显著下降。深度学习或将有助于克服上述挑战,但尚需进一步评估。

二、人工智能辅助的超声图像后处理

超声成像是超声探头发射超声波并接收、处理从人体组织器官反射的回波,经后处理以获得体内器官的图像。超声已成为临床实践中最常用的成像方式之一,具有某些优势和独特的挑战,包括低成像质量和高可变性。从图像分析的角度来看,有必要开发先进的自动超声图像分析方法来辅助超声诊断,使这种评估更加客观和准确。超声图像的分辨率和清晰度较低,而人工智能则为提升超声图像质量提供了可行的方法。利用人工智能技术的超声图像后处理技术主要包括超声图像增强、降噪、强化、重建及分析等,从而实时对超声医学图像进行全方位处理。

早期在图像处理领域中有很多基于监督学习的研究成果,其主要思想是从已有数据中提取特征从而训练相应的机器学习模型。传统的机器学习算法一般来说都是人工提取特征的,很难得到全局最优效果,使得整体效能有限。随着硬件计算能力的提升,深度学习强大的学习和拟合能力在图像处理中展露出巨大的潜力,可让计算机自动从当前数据集中学习最优特征。卷积神经网络(CNN)是深度学习中最具代表性的神经网络类型,可通过多个卷积层来自动寻找图像中的特征。目前,基于深度学习的超声图像后处理主要有以下三方面的应用。

1. 基于深度学习的传统B型超声后处理 目前针对传统B型超声后处理部分研究,主要是包括超声图像增强、超声图像插补等。其中大部分研究主要集中于图像增强的图像去噪。早期的方法主要集中在滤波过程的研究,其目的是在有效抑制斑点的同时,保留图像中对分析和诊断有用的细节信息。其中斑点噪声是超声图像中常见的与图像信息无关的乘性噪声,而通用的滤波算法是针对以加性噪声为主的 CT 和 MRI 图像的处理方法,对于超声图像并不适用。超声诊断很多时候还是需要有丰富经验的医生靠肉眼来进行判断,因此超声图像的滤波有其特殊性和相当的难度。

传统的超声图像去噪算法主要有非局部均值滤波类算法、散斑抑制各向异性扩散滤波算法、三维块匹配算法等,尽管这些算法能够有效地消除斑点噪声,但往往不可避免地会造成超声图像中纹理信息的损失以及过度平滑的边缘,这对超声诊断产生了不良的影响。因此,超声图像去噪的重点是如何在消除斑点噪声的同时,尽可能地保留图像纹理信息,减少模糊、增强边缘。CNN 和传统的图像去噪算法的不同之处在于:传统算法依赖先验信息来提取相对浅层的特征信息,而 CNN 能够通过训练大量的数据来自动学习特征。深度学习技术拥有灵活的结构以及较强的自学习能力,能够用来弥补传统图像去噪算法的不足之处。

有研究者提出了一个由卷积层、批量归一化(batch normalization)、线性整流(ReLU)函数以及残差学习所组成的深度学习网络模型,这一模型可以处理多个底层任务且用于图像去噪以及图像超分辨率等图像后处理,使图像的去噪效果有进一步的提高。另外一组研究者提出了基于编解码结构的降噪网络(encoder-decoder networks)来加强网络顶层特征细节的表征能力,这个网络在卷积层及转置卷积层引入了一种跳跃连接结构。跳跃连接可以恢复出高层语义特征且融合更多的底层细节特征,进而提升了网络结构的去噪效果。有学者于 2017 年提出基于残差学习的深度图像去噪算法,这个深层网络具有较大的感受野,但是依然存在特征传播困难的问题。IRCNN(irregular-time-distanced recurrent CNN)网络模型通过使用空洞卷积增大感受野,以此提高图像的降噪效果。基于深度学习的图像去噪算法可以与传统算法相结合用于针对特定图像进行去噪处理。另外一组学者结合非局部自相似和 CNN 提出的彩色非局域网络能有效地去除彩色图像中的噪声,这一网络结构提升了图像去噪性能、加快了处理速度。残差学习在图像去噪中获得广泛应用,但是由于噪声在学习的过程中具有一定的损失,所学习的残差图像内噪声和图像的细节信息同时存在,从而导致图像丢失细节信息。2017 年有研究人员提出块匹配卷积神经网络,将深度学习方法与 3D 块匹配方法结合,这一网络对重复和不规则的结构有很好的图像恢复效果。另外一组研究人员提出了一种基于生成对抗网络的盲去噪模型,它是由噪声提取部分、噪声产生部分以及用来区分噪声图像和降噪后图像的对抗网络这三个部分构建的模型。生成对抗网络模型可以有效地改善伪影现象,但是仍然容易生成错误的细节信息。一个研究团队于 2018 年提出 Noise2Noise 算法,相较于常规深度学习算法,无须成对的有噪声和无噪声的图像用于监督训练,仅通过独立的噪声数据便可对图像进行去噪处理。

从目前的研究现状可以了解到,大部分研究将深度学习应用于超声成像过程的某一部分,比如波束合成、下采样、压缩感知、图像增强等,进而比较重建出来的图像跟传统方法在峰值信噪比、结构相似性、信噪比、对比度等量化指标上是否有所提高。谢辰熙等则采用深度学习方法,试图实现从超声射频信号到超声灰阶图像的完整映射过程。他们搭建了重建模型以实现这个映射过程,替代了传统重建过程的后处理整个部分,省去了人工调参的过程,在后处理效率上大大提高(图 4-8)。

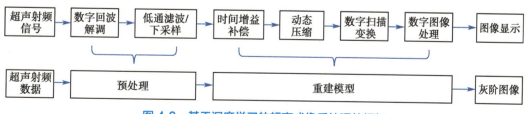

图 4-8 基于深度学习的超声成像后处理的框架

2. 基于深度学习的平面波成像后处理 为了改善平面波成像的图像质量,除了提升波束合成算法本身的表现外,还有一类方法通过以高帧频、低图像质量的成像序列所采集的图像为输入,以低帧频、高图像质量的采集序列所采集的图像为标签,训练出一个作为后处理步骤的神经网络,以较少的成像帧频损失获取图像质量的改善。

有研究人员通过训练卷积神经网络,以 3 角度的平面波发射重建出和 31 角度平面波相干复合相近质量的图像。有学者将 GAN 引入上述任务,以更深的网络结构实现了重建图像对比度的进一步提升。结果显示神经网络通过大量数据的训练,以 3 角度平面波发射的数据作为输入即可重建出与 31 角度平面波相干复合质量相近的图像,对于帧频的提高有巨大帮助。该类方法中用于训练的数据标签是波束合成后图像,在训练数据集不够大的情况下可能会使网络记住训练数据中组织的特定结构特征,影响泛化能力。有研究者在 2019 年提出并验证了一种结合深度学习的新型后处理方法,以提高超声造影平面波成像的图像质量。将基于深度学习的 U-Net 模型用于超声造影平面波成像图像后处理,该模型可以有效地区分微泡和组织的射频信号,去除组织信号干扰后对微泡信号进行成像。

3. 基于深度学习的超声弹性成像后处理 目前,只有大型高端超声设备才配备弹性成像功能,限制了这一技术在临床的广泛应用。如果在中低端超声设备加上弹性成像功能,无疑具有重要临床价值。针对这一痛点问题,有学者创新性地提出了利于人工智能的方法将传统的 B 型超声图像进行模态转换生成应变弹性图像的思路,设计了一种基于深度学习的图像合成方法。具体而言,提出了一种基于 GAN 的虚拟应变弹性图像重建方法,建立 B 型超声图像到弹性成像图像的端到端映射关系。由此,成功实现了乳腺病变的虚拟应变弹性成像,并且在 15 个医疗中心的 4 580 例乳腺肿瘤病例中进行了验证,获得了和真实弹性成像相似的诊断效能。

本章小结

深度学习在超声成像及重建各种任务中已经取得了一定的成果,与改善超声成像仪等硬件设备相比,利用深度学习算法提高超声图像质量、提升成像速度、改善图像重建效果的成本较低,可行度更高;尤其是可将轻量级深度神经网络部署到便携式超声设备之中,赋予便携式超声仪更为强大的功能。但人工智能应用于超声图像的生成和处理仍然需要在方法、应用等方面进一步深入研究,以实现基于超声影像的智能诊疗产品的广泛落地应用。

深度学习技术辅助的超声图像后处理,在临床上具有实际应用价值。深度学习技术能在有效抑制斑点噪声的同时,较好地保留图像纹理信息,并且使得去噪效果可以不依赖于人工调参经验。同时,还具有去噪处理耗时短的优势,不会影响超声诊断的实时性。此外,通过深度神经网络学习改良后波束合成的结果,可以在保留算法优势的条件下,极大地减少计算耗时,是较有前景的方向。为了确保神经网络具有较好的泛化能力,还需要进一步研究在实际中如何构建一个样本分布尽可能广泛的数据集,以覆盖不同的探查器官、探头方向以及患者间差异。

(刘景鑫　刘再毅　张水兴　李俊峰　张铎　赵鑫　龚良庚　卢洁　徐辉雄)

第五章　人工智能辅助疾病诊疗

AI在医学领域的研究与应用颇为广泛,涉及疾病筛查、诊断与鉴别诊断、分期分级、纵向随访等诸多环节,旨在提高医务人员的工作效率、优化临床工作流程、为患者的个体化精准诊疗提供帮助,医学影像AI的着眼点与之不谋而合。医学影像AI涵盖影像诊断工作流程的各个环节,包括但不限于:病灶自动检测、良恶性判断、易损斑块识别、肿瘤表型分析、疗效评估、预后预测和结构化报告的自动生成。最终目标为:从整体上优化影像诊断工作流程、提高放射科医生的工作效率、减少病变漏诊,同时尽可能多地为临床医生提供与患者疗效、预后等相关的重要信息,以协助临床医生对患者进行精准诊疗。

总体而言,基于数据驱动的医学影像人工智能研究范式已得到业界的广泛认可,AI在医学影像领域的发展势不可挡、助力疾病诊疗各阶段的潜力毋庸置疑,相关研究目前也已经取得前所未有的阶段性进展。AI与医学影像的融合不仅可以优化影像诊断流程,辅助医生准确检测病灶,改善传统视觉影像诊断模式中放射科医生阅片量大、主观性强、缺乏量化标准等困境,除此之外,还可为疾病的鉴别诊断、疗效预测、预后评估等提供重要参考价值,为患者的个性化精准诊疗提供关键信息和重要依据。尽管从AI产品使用现状来看,目前已实现临床转化的影像AI产品多聚焦于图像后处理、病灶检测及良恶性判断,且以胸部影像AI产品的应用较为成熟,而在肿瘤表型判断、疾病疗效评估、患者预后预测与风险分层等方面仍处于临床前研究阶段。各研究中所训练的AI模型在实现真正的临床转化之前还需解决与数据标准化、模型性能验证、算法优化与可解释性、数据安全及AI产品使用伦理规范等相关的问题。然而,机遇与挑战并存,我们可以预见,假以时日医学影像数据标准化问题将得以解决、AI模型泛化能力将得以提升、生物学可解释性将得以成功探索、临床实用性将得以改善、AI行业标准及法律法规将得以建立与健全,会有更多的医学影像AI产品问世,真正赋能影像科医生的日常诊断工作,切实切中临床需求的要害,对临床决策产生实质性影响,为患者的个体化精准诊疗提供帮助。

第一节　胸　部　疾　病

一、引　　言

1. 呼吸系统疾病分类　呼吸系统疾病常见且种类繁多,影像检查在呼吸系统疾病的诊断中具有重要价值。呼吸系统基本病变的X线表现包括气管和支气管病变,如管腔内肿瘤、异物、炎性病变和血块等引起的管腔狭窄和阻塞;肺内病变,如肺实变、增殖性与纤维性病变、肺结节与肿块、空洞与空腔等;胸膜病变,如胸腔积液、气胸、液气胸、胸膜增厚与钙化,以及纵隔与横膈的异常。

2. 常见检查方式

（1）X线检查:X线胸片经济简便、应用广泛,是胸部疾病诊断的基本方法,但对肺内微细病灶或隐匿性病灶易漏诊,对病变的定位及定性诊断均有一定困难。

（2）超声检查：由于含气的肺组织和胸部骨骼可将入射超声波全反射，所以超声检查在胸部的应用受到较大的限制，目前仅可检查胸壁肿瘤、胸壁感染、胸膜病变及浅表的肺肿物等。

（3）CT 检查：CT 检查提高了呼吸系统病变的检出率和诊断准确率，是呼吸系统疾病的主要检查方法。能量 CT 是一种新的成像技术，在肺内及淋巴结病变的良恶性鉴别、肺栓塞导致血流灌注改变等方面具有广泛的应用价值。

CT 检查常用后处理技术包括薄层面重组技术、多平面重组技术、支气管树成像、CT 仿真内镜和肺结节分析技术等。

（4）MRI 检查：胸部 MRI 可了解肺部病变对纵隔的侵犯、纵隔病变对心脏大血管的侵犯等；即使不使用对比剂也可显示纵隔和 / 或肺门的淋巴结增大。近年来以超短回波时间（UTE）序列成像、超快速涡轮自旋回波采集、屏气成像、对比剂（灌注成像、气雾剂）、钠成像、超极化惰性气体成像和氧增强技术等为代表的 MRI 新技术迅速发展。

二、人工智能技术应用于呼吸系统影像学诊断需要解决的问题

呼吸系统疾病种类较多、影像表现各异且有较多重叠，不易诊断。仅凭肉眼从大量图像中筛检微小病变，常导致漏诊。AI 利用其图像识别及深度学习功能，可从图像中快速提取出人眼无法识别的有价值信息，在呼吸系统疾病的诊断特异性和敏感性方面具有独特优势。随着呼吸系统各类疾病影像数据模型的建立，其在肺部疾病影像诊断、筛查等方面的作用日益突出，可显著提高诊断准确性。AI 在呼吸系统的应用显著提升了医生的工作效率和诊断水平，从海量数据中提取信息的优势有助于发现疾病更多的影像学规律。

1. **肺结节**　随着胸部 CT 的普及，肺结节检出率显著提高，但良恶性肺结节的影像学特征存在重叠，如何早期筛查肺结节、鉴别良恶性肺结节是临床高度关注的问题。早期肺癌多表现为肺内小结节，以薄层高分辨率 CT 显示最佳，但过多的影像图像数量增加了放射科医生的工作量，诊断医生的疲劳以及主观性可能导致肺结节的漏诊和误诊。

对肺结节定性诊断的传统方法是通过结节的形态特征和随访评估进行诊断，但视觉评估法存在提取特征少、主观性强等局限性。肺结节随访评估的准确性也受不同研究中心、不同诊断医生、肿瘤异质性等多种因素的影响，需要统一的扫描和评估标准。

肺腺癌是早期肺癌的主要病理类型，病理学上表现为非侵袭性到侵袭性病变逐渐发展的过程。病理学上按浸润程度分为原位腺癌、微浸润性腺癌和浸润性腺癌，其浸润程度与患者预后密切相关。因此，准确判断恶性肺结节的病理类型并判断其浸润性对患者精准治疗方案的制订及预后评价有重要作用。相对于实性结节，肺内磨玻璃结节提供的视觉化 CT 特征更少，传统影像学分析方法在病理分型评估中存在明显局限性。

CT 是呼吸系统应用最广泛的影像检查技术，随着人工智能技术的发展，基于胸部 CT 的 AI 技术在肺结节筛查、肺结节良恶性鉴别、预测肺结节的侵袭性或病理分型、恶性结节的基因表达中具有重要的价值。此外，MRI 检查则具有无放射性、高软组织对比度、多种功能成像的优势，胸部 MRI 在肺结节的检测、诊断等方面也展现出巨大的潜力。

2. **慢性阻塞性肺疾病（COPD）**　COPD 是一类由气道异常、肺气肿和肺外效应组成的复杂疾病，肺功能检测是诊断的金标准，但不能直观显示病变的部位和范围。胸部 CT 检查可直观显示 COPD 患者肺内、肺外结构改变并进行定量测量。以此为基础的 AI 技术在 COPD 的早期发现、肺气肿的识别、分类及评估，气道、心血管改变和肺部通气情况的评估等方面发挥重要作用。

3. **新型冠状病毒感染（COVID-19）**　COVID-19 是近年来新发现且迅速传播的病毒性肺炎，胸部 CT 是重要的筛查和治疗指导方法。然而，放射科医生在短时间内阅读和分析大量的 CT 图像是对公共医疗资源的巨大挑战。影像 AI 因有望提高诊断效率、评估病变严重程度而成为研

究热点。

4. 呼吸系统的危急值诊断 呼吸系统常见危急值包括气管 / 支气管异物、大量张力性气胸和肺动脉栓塞,常规胸部 CT 检查是呼吸系统危急值诊断的主要方法,但仍存在漏诊较小的异物或栓子、肋骨骨折等多种局限性。

三、呼吸系统常用的人工智能技术

AI 技术在呼吸系统中的应用包括影像组学和深度学习(DL)两部分,呼吸系统的 DL 方法包括无监督学习、有监督学习和迁移学习三种类型,有监督学习和无监督学习的区别在于是否需要使用带有分类标签的数据。有栈式去噪自动编码器(stacked denoising autoencoder,SDAE)、深度信念网络(DBN)、生成对抗网络(GAN)属于无监督学习,卷积神经网络(CNN)、循环神经网络(RNN)属于有监督学习。呼吸系统病变影像组学的基本步骤包括图像采集、图像分割、特征提取、特征选择、特征分类、模型建立及模型测试(图 5-1)。

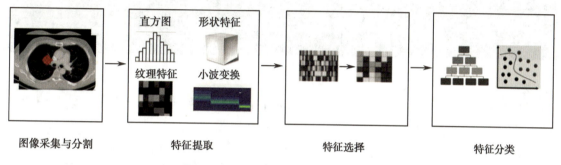

图像采集与分割　　　特征提取　　　　　特征选择　　　　　特征分类

图 5-1 肺部病变的深度学习基本流程

(一)肺结节的临床应用

1. 肺结节筛查 基于 AI 的 CAD 技术已广泛应用于临床,在肺结节的检出中具有高敏感性和低假阳性率,可显著提高肺结节的检出效能,明显减少放射科医生的诊断时间(图 5-2)。AI 识别胸部 CT 图像中肺结节的敏感性约为 95.7%,显著高于放射科医生(78.1%)。根据肺部影像报告和数据系统(lung imaging reporting and data system,Lung-RADs)和 Fleischner 指南,对于实性结节应酌情降低 AI 识别的敏感性以限制假阳性检测率,而对于 AI 识别敏感性较低的亚实性结节,应辅以人工阅片以提高准确性。

2. 良恶性肺结节的鉴别诊断 影像组学应用高通量组学特征对肺结节进行分析,有助于放射科医生早期发现恶性肺结节,从而早期制订治疗计划。同时,AI 算法能突出呈现病变的可疑区域供放射科医生参考,有利于减少肺结节分类的误诊率。影像组学通过提取并筛选影像图像中具有代表性的组学特征分析良恶性肺结节的差异,不同组学研究提出的特征各不相同,既往研究也呈现出不同的诊断效能和 AUC。有研究者通过提取肺结节 CT 图像的小波、纹理、形态等影像组学特征建立的模型,在良恶性结节鉴别诊断中的阳性预测值达 0.86,优于 Lung-RADs(0.64)。但在 LUNGx Challenge 对肺结节分类的研究中,AI 组的 AUC 低于放射医生组,说明 AI 技术鉴别肺结节的准确率尚需进一步优化。综上,肺结节诊治的中国专家共识认为,AI 算法在肺结节良恶性鉴别中可为临床诊断提供辅助参考,但准确性还无法取代放射科医生评估。

CNN 是肺结节分类诊断中应用最广泛的 DL 方法,其抽象的"深层特征"可与影像学的语义特征(如毛刺征)和定量特征(如纹理特征)直接关联。2D-CNN 解决了传统 CAD 性能稳定性差、诊断规则不全面和准确率较低等问题,诊断效能高于放射科医生的主观诊断,能够显著降低结节检出的假阳性率。SDAE 能够全面提取 CT 图像的肺结节特征,在肺结节良恶性鉴别分类中具有较高的准确率。基于 LIDC-IDRI 数据库对肺结节分类的大样本研究显示,三种不同的 DL 方法

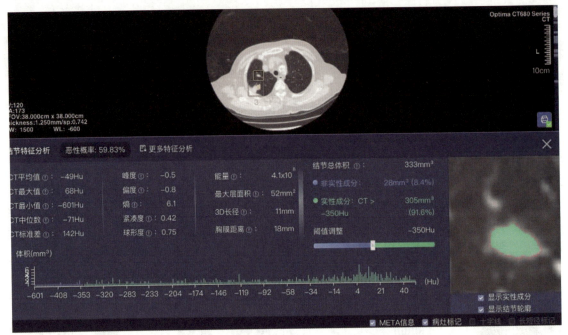

图 5-2　CAD 技术自动筛查肺结节,并测量其实性成分

(CNN、MTANN 和 SDAE)的分类准确率为 68%~99.6%,检测准确率为 80.6%~94%,说明 DL 在结节的检测和分类方面达到高水平的准确性、敏感性和特异性。

与手动测量相比,AI 体积测量软件能够通过肺结节体积倍增时间(volume doubling time,VDT)更有效地评估肺结节的稳定性和生长速度,估计肿瘤的恶性可能性。这种基本的影像组学肺结节评估方法已广泛应用于临床,并被部分指南所推荐。尽管可以分别估计部分实性结节的实性和非实性成分的倍增时间,体积测量软件对亚实性结节评估的可靠性仍较低。

3. 肺结节的侵袭性和病理类型预测　影像组学通过对肺结节高通量强度特征、形状特征及纹理特征的提取分析预测肺结节的病理类型和侵袭性,对结节的病理分型、治疗方案及预后预测等都有重要意义,但仍需要设计多中心、高质量数据集、前瞻性随机对照试验以进一步验证。肺内亚实性结节的病理学类型包括不典型腺瘤样增生(atypical adenomatous hyperplasia,AAH)、原位腺癌(adenocarcinoma in situ,AIS)、微浸润性腺癌(microinvasive adenocarcinoma,MIA)和浸润性腺癌(invasive adenocarcinoma,IAC)等。基于 CT 的影像组学构建的支持向量机、朴素贝叶斯分类器和逻辑回归模型等方法能够判断实性或亚实性肺腺癌结节的病理分型,结节内与结节周围影像组学特征相结合比单纯结节的影像组学特征具有更好的预测效能。影像组学也能够预测早期肺腺癌有无侵犯邻近淋巴、血管、胸膜及气腔扩散,有助于患者个体化精准治疗方案的制订。

对胸部 CT 定量数据的 DL 分析能够评估肺癌靶向治疗效果,且准确性优于常规 CT。DL 也可以预测肺癌患者的基因突变状态,从而避免了反复多次的有创性穿刺,便于患者长时间纵向随访。基于图像和特征金字塔网络结合的两级网络的 DL 模型,能够预测肺腺癌 ALK 融合基因的表达。

4. MRI 影像组学对肺结节诊断的研究　MRI 检测直径 <6mm 的实性结节以及直径 <8mm 的亚实性结节的敏感性低于 CT,但对直径 >6mm 实性结节检出的敏感性和特异性都很好超过 95%。基于多参数 MRI 的肺部病变分类影像组学模型的研究显示,使用 SVM 的递归特征消除算法,T_1WI、T_2WI 和表观弥散系数(ADC)的联合模型在鉴别肺良恶性病变中表现出最高的诊断效能。基于 MRI T_1-mapping 定量技术的影像组学诊断模型也有助于鉴别肺部良恶性病变。

（二）COPD 的临床应用

1. COPD 的早期发现　常规影像学诊断 COPD 的依据是肺气肿的存在,但无法识别肺部小叶中心结节和磨玻璃密度区等早期征象。影像组学能够灵敏识别正常肺组织、小叶中心结节和肺气肿等病变的特征差异,从而有助于 COPD 的早期诊断。前期基础研究发现,对暴露于不同空气污染物的小鼠模型 CT 图像的分形维数进行空间模式分析,有助于推测 COPD 形成的诱因。基于灰度游程长度及灰度间隙长度训练多元逻辑回归分类器建立的模型,可以成功区分 COPD 患者的正常肺组织、小叶中心结节和小叶中心型肺气肿。影像组学有挖掘 COPD 发生和发展机制的潜力,未来仍需进行更多的研究。

2. 肺气肿的分型和程度评估　肺气肿是肺组织渐进性破坏导致的远端气腔永久性扩张,是 COPD 的重要组成部分,对其分型和严重程度评估是 COPD 影像组学研究的热点。影像组学在建立肺气肿分类器的过程中,利用无监督学习模式,能够自动区分和量化小叶中心型、间隔旁型和全小叶型肺气肿亚型,据此建立的预测模型在预测肺功能和呼吸困难情况中具有重要的研究价值。肺气肿存在空间分布的异质性,对其分布模式的精确评估有助于预测肺减容术的疗效。无监督学习模式中的随机森林法能够区分上叶或下叶优势型肺气肿亚组,随机森林聚类法能够区分聚类良好及聚类不良的研究对象,识别出相对明确的上叶或下叶优势型肺气肿亚组。目前临床仍使用视觉评估肺气肿的严重程度,但此方法耗时较长且受评估者主观性影响较大。影像组学可应用于肺气肿严重程度分级,各级别内相关系数较高,且与视觉评分具有强相关性,能更好地评估 COPD 患者的严重程度并预测预后。分层排序支持向量机可显示肺气肿随时间变化的连续性评分,且此方法较全局排序支持向量机的分类性能更优。

3. 建立 COPD 模型　DL 模型能够预测 COPD 患者的肺功能、急性加重事件及死亡率。基于 COPD 患者吸气相及呼气相的肺密度、肺体积、双气相差值等胸部 CT 定量参数建立的不同肺功能预测模型都能够准确预测患者的肺功能值,其中 K 近邻回归对小样本预测模型的预测价值较大,XGBoost 和基于神经网络的模型对大样本量的预测性能较高。基于 CT 成像数据的 CNN 模型可以预测急性呼吸系统疾病事件和死亡率,是强有力的风险评估工具。

4. 肺部通气情况预测　运动性呼吸困难是 COPD 患者最主要的症状,由长期炎症引起的气道阻塞和肺气肿肺泡破坏引起的气流受限所致。肺功能在评估气流受限程度中有诸多限制,影像组学结合配准的方法可以精准预测肺通气情况。将吸气相及呼气相 CT 图像进行配准,提取雅可比矩阵、应变信息和各向异性变形指数等呼吸系统生物力学特征集,能够评估 COPD 的严重程度。超极化气体 MRI 是利用肺部气体空间或肺部组织内的自旋成像的新技术,可以显示肺部通气异质性及微结构。将超极化气体 MRI 的肺部通气图与胸部 CT 进行配准,可得出基于 CT 纹理特征和机器学习模型的预测通气图,预测的通气缺损百分比与肺功能指标相关。

5. COPD 继发心血管改变的评估　COPD 会引起肺动脉高压及右心衰竭,与患者不良的临床进展和较低的生存期密切相关。影像组学在心脏自动分割、肺动脉高压的诊断及风险分层、右心衰竭事件发生等方面预测准确性高、风险分层效果好,在心血管病变的评估方面具有广阔的应用前景。

（三）COVID-19 的临床应用

1. COVID-19 的早期诊断　在诊断效能方面,几乎所有 AI 模型都能迅速识别 COVID-19 和普通病毒性肺炎、细菌性肺炎或正常胸部 CT。尽管不同 AI 模型的诊断效能存在差异,但均具有较高的诊断准确性、敏感性和特异性(89.5%~95%,88%~95%,87%~95%)。

多数关于 COVID-19 的 DL 研究使用 VGGNet、Inception、DenseNet 等深度卷积神经网络,尽管算法不同,DL 识别 COVID-19 的 AUC 值、敏感性、特异性均高于常规影像组学模型。在肺炎的病灶分割方面,多采用监督学习的算法,手工对图像目标区域进行标注。为解决手动标注耗费人力、时间的问题,部分学者提出少样本学习、弱监督学习、迁移学习和生成对抗等方法进行自动标注。弱监督学习模型无须对病变进行标注,同样可以发现胸部 CT 的病变区域,准确预测 COVID-19 的概率。迁移学习策略能够自动挖掘 COVID-19 病灶特征,也展现了良好的诊断效能。

2. COVID-19 的严重程度和预后评估 基于胸部 CT 的影像组学分析通常采用薄层 CT 图像研究,对肺内炎性病变的分割方法包括手动分割和自动分割。除准确识别 COVID-19,AI 还可以对肺炎进行定量分析、评估严重程度及预后。经 CAD 测量的定量指标(全肺感染体积、磨玻璃密度体积和实性密度体积等)与 COVID-19 的重型、危重型等临床分型间存在较好的相关性。AI 软件动态测量肺炎体积有助于评价疾病的治疗效果和预判疾病的发展趋势,成功预测患者进展到重症的时间,识别出高风险患者,为临床及早干预提供依据,对降低重型及危重型患者病死率有重要意义。

(四) 呼吸系统危急值的临床应用

利用胸部 CT 或 X 线图像诊断气胸和胸腔积液是开发者和临床医生的关注点。发表在 *Radiology* 上的《利用人工智能对成人胸片危急值自动分类的可行性》,研究评估了利用 470 388 例成人胸片建立的 AI 系统。利用标记胸片对包含 2 种深度 CNN 的 AI 系统进行训练,仅通过影像学表现来预测临床紧急性,利用 15 887 例胸片进行测试;结果 AI 系统检出正常胸片的敏感性、特异性、阳性预测值和阴性预测值分别为 71%、95%、73%、94%,因此作者认为利用人工智能系统对成人胸片进行自动实时分类是可行的。在另一项包括 403 例患者胸部 CT 检查的研究中,AI 辅助诊断系统检测气胸、胸腔积液 / 血、肋骨骨折、其他骨折的敏感性和特异性分别为 96.6% 和 97.6%、80.0% 和 99.7%、99.2% 和 83.9%、84.1% 和 99.7%,检测肺挫伤的敏感性为 97.7%。辅助诊断系统与影像诊断对于损伤的诊断一致性高,对于气胸、胸腔积液 / 血、肋骨骨折、其他骨折的 Kappa 值分别为 0.783、0.821、0.706、0.813(均 $P < 0.001$)。医生初诊漏诊气胸 2 例、胸腔积液 / 血 3 例、肋骨骨折 9 例及其他骨折 6 例,均被辅助诊断系统检出。深度学习胸部 CT 辅助诊断系统能有效辅助检测急诊创伤患者胸部 CT 中的损伤,有望优化急诊创伤患者的诊疗流程。

Osman 等使用大津阈值法实现了肺实质的分割,使用跟踪算法实现肺血管的分割,然后从肺血管内确定候选栓子,通过形态学特性提取特征,最后完成肺栓塞的检测,测试证明人工神经网络分类器效果最好,对栓子检测敏感性达到 98.3%。Zhou 等在检测肺栓塞时,首先使用 Hessian 矩阵增强了血管结构,然后使用层级期望最大化估计提取高响应像素点,并根据规则排除假阳性栓子,经实验证明,中央栓子检测敏感性达到 81%,亚段级栓子达到 79%。

AI 在肺部疾病的影像诊断中虽具有良好的前景和发展潜力,但也面临一些问题:①各医院对于胸部 CT 扫描的参数、对比剂剂量、三维重建等方面均存在差异,此外,患者的呼气程度可以影响肺的密度和体积,可能影响基于阈值和直方图的量化。②虽然 AI 在肺结节、肺癌的筛查与临床诊断中已发挥重要作用,但仍存在对肺门和纵隔病变识别敏感性与特异性较低的局限性。③ AI 在支气管扩张、支气管哮喘、心肺联合评估等方面的研究较少。④对于多发、多变和多部位的肺内炎性病变,人工智能总体分析能力有限,靶区勾画困难。⑤多个机构之间尝试不同的算法进行更新,缺乏完善的理论支持,对其结果缺乏解释,难以应用于真实临床场景。对于多征象性疾病可勾画分析每个征象并建立数据模型,训练后汇总提取出该疾病的总特征;也可收集该病足够量的影像数据,利用深度学习处理海量数据,从而直接提取所有特征。

AI 与呼吸系统影像的深度融合,有助于优化当前诊疗模式,促进多学科协作发展,实现多点智能实时远程诊断,提高放射科医生的诊疗水平。

第二节　乳 腺 疾 病

一、引　言

乳腺常见疾病包括乳腺增生、乳腺炎、乳腺囊肿、乳腺纤维腺瘤和乳腺癌。乳腺增生为最常见的良性乳腺疾病,乳腺癌是女性最常见的癌症,是全球第五大癌症死亡原因。妇女中,乳腺癌病例占癌症病例的1/4;乳腺癌死亡病例占癌症死亡病例的1/6。GLOBOCAN最新统计结果显示,2020年全球新增乳腺癌病例数占所有新增癌症的比例为11.7%,位列第一。亚洲罹患乳腺癌患者占全世界患者的45.4%,致死率占50.5%。2020年统计结果显示,乳腺癌取代了肝癌成为中国第四大最常见的癌症,新病例数量从2015年的30万增加到2020年的42万例。中国人口约为14亿,即使发病率或死亡率的微小增加也将有更多的个体面临巨大风险,若没有及时进行诊断与治疗,乳腺癌患者及家庭将承受沉重的经济负担,因此需要提早预防乳腺癌。

乳腺癌早发现、早治疗,可获得较好的预后,定期体检筛查可早发现、早诊断乳腺病灶。因此,乳腺影像学检查占据着举足轻重的位置。然而,现阶段由于医疗资源分配不均,影像医生读片水平不同,加之于医生在繁忙的临床工作中产生的疲劳感等因素,导致读片的准确性和敏感性不足。人工智能具有提取医学影像相关特征的能力,在进行大量学习后可对影像中的病灶进行准确分割识别,并可根据病灶的特点判断病灶属性。临床试验中已验证人工智能辅助医生读片可大大提升医生的工作效率,有效提高诊断的敏感性和特异性,对于病灶性质判断的准确性也能有所提升。目前,国内外已研发多款人工智能产品用于临床,这些产品是医学影像发展的强有力帮手,也是医学影像发展的必然趋势。

乳腺疾病诊断中常用的影像学检查方法有乳腺超声(US)、数字化乳腺X射线摄影(DM)、数字乳腺体层合成(DBT)、对比增强能谱乳腺摄影(CESM)以及乳腺磁共振成像(MRI)。本节主要讲述上述五种乳腺影像学检查方法、人工智能在乳腺图像后处理中的应用以及乳腺AI系统。

二、乳 腺 超 声

乳腺超声(ultrasound,US)是一种相对便宜的乳腺影像检查方法,是乳腺体检筛查中的重要技术。乳腺US能够有效筛查出乳腺肿块,且能有效区分乳腺囊肿和实质性肿块。对于致密乳腺组织进行防癌筛查时,乳腺US具有很高的敏感性和特异性。此外,乳腺US还可以用于检测乳腺导管形态结构、探测腺体内病灶、观察病灶内部及周边血流信号情况以及观察乳腺淋巴区域的淋巴结情况。

正常乳腺US中,皮肤呈现增强弧形光带,边缘整齐光滑。皮下脂肪为片状低回声,可见乳房悬韧带。腺体层为圆形或椭圆形大小相似的低或等回声。乳腺后间隙为线状或带状弱回声。US良性病变表现形态大多为圆形或椭圆形,边界清晰形态规则,包膜回声完整。US恶性病变边界不清,形态不规则,肿块向周围组织或皮肤浸润性生长。恶性肿瘤能释放肿瘤血管生成因子,通过彩色多普勒血流显像可以进行Adler半定量分级。良恶性病变的US鉴别主要通过边缘及轮廓、包膜、内部回声、厚壁回声、肿物后回声、侧方声影、皮肤浸润、组织浸润、血供及动脉频谱九项进行诊断。

超声科医生依靠知识和经验的积累来诊断乳腺US图像中是否包含病灶区域并评判疾病的严重程度和分级结果。目前的乳腺US检查面临着两大难题。一是乳腺US检查依赖医生手动完成,在医疗条件较好的地区,经验丰富的医生较多,医疗诊断的结果可信度高,诊断过程速度较快。然而,在医疗资源比较落后的地区,医生经验不足,很容易发生漏诊误诊,导致患者无法及时治疗,从而产生严重的后果。二是超声医生的诊断过程耗时耗力,且随着人们对身体健康越来越重视,医院及体检机构超声诊断量越来越大,导致超声医生资源相对缺乏。深度学习与乳腺 US 相结合用于辅助诊断,不仅能够减轻超声科医生工作负担,还可以避免由于超声科医生经验不足或视觉疲劳等导致的漏诊,提高乳腺病灶筛查和诊断的准确性及敏感性。

对于乳腺 US 病灶分割研究,Yap 等提出了四种基于全卷积网络(FCN)的变体,实现乳腺 US 病变的分割。Almajalid 等基于乳腺 US 造影图像和乳腺 US 图像,提出改进的 U-Net 用于乳腺 US 病变分割。考虑到乳腺 US 图像的背景占比大,Zhuang 等提出了一种基于残差注意力的改进 U-Net(RDAU-Net)(图 5-3)。该方法使用残差结构来增强边缘信息并提高分割性能。Ning 等提出了一种显著性引导的形态学感知 U-Net(SMU-Net)用于乳腺 US 图像中的病变分割,模型中有效地融合前景显著特征和背景显著特征,并增强网络学习形态学信息的能力,在数据集规模上表现出更高的性能和更强的鲁棒性。

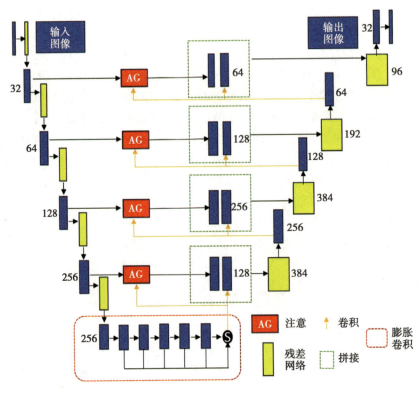

图 5-3　RDAU-Net 结构

对于乳腺 US 病灶类型的检测,Yap 等提出了一种将预先训练的 FCN-AlexNet 迁移学习方法用于乳腺 US 病变的检测,并将其性能与 4 种最先进的病变检测算法进行比较,该结果表明迁移学习方法具有更好的学习效果。在两个 2D 乳腺 US 数据集上,迁移学习方法检测敏感性分别为98% 和 92%。Seung 等提出采用基于深度学习中的目标检测算法来同时实现乳腺 US 肿瘤的定位和分类,采用 Faster R-CNN 算法在合作医院所提供的数据集对模型进行训练和测试。Masud 等实现了基于预训练卷积神经网络的模型,用于乳腺 US 图像检测乳腺癌,经微调后,DenseNet201和 ResNet50 在 Adam 和 RMSProp 优化器中显示出优异的准确性。

2012 年 Jamieson 等探索将无监督深度学习技术应用于乳腺 US 影像分类,实验的结果发现深度学习技术的效果与传统手工设计特征的 CAD 不相上下,证明了将深度学习应用到乳腺 US 影像的可行性;Han 等利用深度卷积神经网络 GoogleNet 对 7 408 张乳腺 US 影像进行乳腺良恶性鉴别,实现了端对端的学习,分类准确率达到了 90%;Becker 等训练了一个通用的深度学习软件,用来对乳腺 US 图像中乳腺良恶性分类,结果可与超声科医生相当,且与无经验的学者相比接受力更好、学得更快。Ciritsis 等在 582 个患者的乳腺 US 影像上利用 CNN 进行了病灶的检测以及分类,且分类细化到了 BI-RADS 分级,其准确率均超过了超声科医生。

US 诊断不同于其他静态医学影像,必须在扫查的同时给出诊断结果。所以,目前静态 US 的 AI 对临床的帮助非常有限。基于动态视频 US 的 AI 对乳腺 US 筛查具有极大的价值。国内现已有相关 AI 产品可实现在乳腺癌 US 检查过程中进行实时辅助超声科医生检出病灶、分析病灶属性、对病变最大截面影像自动抓取并最终一键生成报告。

(1)同步给出每个可疑病变当前截面的 BI-RADS 分级建议及恶性概率,并根据病变分级用不同颜色矩形框与声音提示,减少检查中的漏检。在检查过程中每帧检出延时小于 50ms,肉眼无延时感,并且检出率高达 98.4%。

(2)在发现可疑病变后 AI 会对完整扫查视频中病变的每一个切面进行计算,得出图像中病灶特征,综合所有切面分析结果,通过自动分析病灶属性对于病灶 BI-RADS 分类准确率为 89.4%,良恶性鉴别敏感性为 92.2%,特异性为 88.7%。该功能可以为医生提供病变的详细信息,增强医生诊断信心及提高诊断准确率。

(3)对于病变最大截面影像自动抓取可以减少医生测量工作,提高工作效率。

(4)一键生成报告可根据分析结果自动生成乳腺 US 图文报告,支持手动编辑修改,降低医生书写报告负担。

三、数字化乳腺 X 射线摄影

2018 年美国国家综合癌症网络(National Comprehensive Cancer Network,NCCN)肿瘤临床指南中指出,数字化乳腺 X 射线摄影(digital mammography,DM)仍是乳腺癌筛查首选的影像学检查方法。DM 经轴位和斜侧位进行摄片,在 X 线片上为圆锥形,各个解剖组织结构在图像上清晰可辨。可见乳头位于乳房顶端和乳晕中央,皮肤呈线状阴影,厚度均匀一致,皮下脂肪为高透亮阴影,腺体、乳导管及血管为低密度影。

DM 中病变表现为肿块、钙化、结构扭曲、不对称致密、皮肤增厚回缩、乳头内陷、腋下淋巴结肿大、乳腺导管改变等。肿块需要分析形状、边缘、密度和大小来对病灶进行性质判断。乳腺良恶性病变都可出现钙化灶,但大小、形态、密度、分布不同。临床触诊为乳腺癌阴性后可参考 DM 影像中钙化灶进一步进行性质判断。结构扭曲为乳腺组织内部局部结构紊乱、变形但无明显肿块,乳腺良恶性病变同样都可见结构扭曲,应结合既往乳腺疾病史及活检结果综合判断。不对称致密区域呈现进行性密度增高或面积扩大时应考虑恶性病变可能,通过活检进行确诊。皮肤增厚、回缩多见于恶性肿瘤,应结合现病史和既往史判断是否为手术后瘢痕或炎性病变。乳头内陷可为先天乳头发育不良或由于恶性肿瘤所导致形成的漏斗征。腋下淋巴结肿大同样需结合现病史判断为炎症或恶性肿瘤所导致。乳腺导管改变可见导管扩张、充盈缺损、移位、分支减少及排列紊乱等,多见于导管炎或乳头状瘤,需结合病理活检进行鉴别。

DM 图像在乳腺筛查中广泛应用。DM 图像具有高的对比度、分辨率及信噪比,在医学图像后处理方面有明显的优势。因此,人工智能方法在 DM 图像后处理中广泛应用,主要集中在病灶分割、疾病分类以及辅助诊断三个方面。

针对乳腺病灶分割,Cao 等提出了一种基于深度学习的 DM 图像诊断的综合解决方案,并提出使用 U-Net 模型用于钙化灶的分割。Sun 等采用非对称的编码器 - 解码器结构,并设计了一种基于注意力引导的密集上采样模块用于 DM 图像中肿块的分割,通过密集上采样来补偿双线性上采样的信息损失,同时设计了一种有效融合影像中的高维与低维特征的方法,其在 DDSM 数据集上的平均 Dice 系数可达 81.8%。Baccouche 等提出了一种用于乳腺 X 线影像中肿块分割的

Connected-UNets 结构(图 5-4),主要由两个级联的编码器 - 解码器结构通过与 U-Net 中相同的跳跃连接部分连接到一起,同时将 ASPP(Atrous Spatial Pyramid Pooling)集成到上述模型中,用于强调编码器 - 解码器网络架构中的上下文信息。该方法在 DDSM 数据集上的分割结果,Dice 系数最高可达 89.52%。

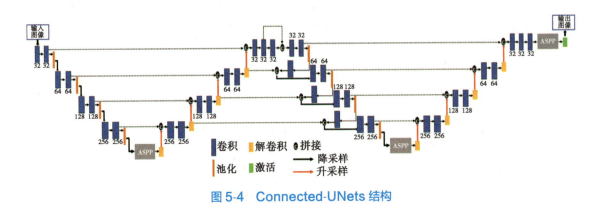

图 5-4　Connected-UNets 结构

针对乳腺疾病的分类,Ertosun 等提出了一种基于深度学习的 DM 图像肿块自动检测方法,首先通过深度学习分类器将 DM 图像分类为包含肿块或不含肿块两种,再利用区域概率方法对肿块进行定位。该方法在平均每张图 0.9 个假阳性病灶的情况下对应检出率可达 85%。Li 等提出了一种基于卷积神经网络(CNN)和循环神经网络(RNN)乳腺 X 线影像肿块良恶性分类模型,并结合轴位和斜侧位视图,通过 RNN 对特征进行融合,实现双体位空间信息的有效利用,其分类的 AUC 可达 96.8%。

在乳腺辅助诊断方面,有一项研究对 240 名妇女进行 DM 筛查,发现当使用 AI 系统提供支持时,放射科医生具有更精确的癌症检测率,并且无需额外的读片时间。一项来自英国和美国的大型代表性数据收集对照试验显示,与人工读片相比,AI 读片后假阳性减少了 5.7%,假阴性减少了 9.4%。此外,由于乳腺密度存在很大程度的读片者主观差异,对于经验不足的读片者具有一定的挑战性。AI 技术的引入可以有效缓解放射科医生短缺的问题,同时也可以帮助低年资医生提高读片准确性。大规模临床试验发现,通过将 AI 与放射科专家评估相结合有效提高了整体准确性。这些研究表明使用 AI 辅助读片能够有效提高 DM 检查的准确率。

近几年,随着 AI 技术的不断迭代更新,基于 DM 的 AI 产品开始涌现。通过前期回顾性研究发现,基于 DM 的 AI 通过学习并模拟医生诊断规则,融合来自双侧乳房的 CC 和 MLO 位的信息,实现对病变的精确检测和诊断。

(1)对于病灶良恶性的分类,AI 系统的诊断效能均高于单独医生读片。

(2)DM 图像中对于病灶检出的敏感性从 84.77% 提升到 95.07%,AUC 从 0.84 升高到 0.91,并且节省一半的读片时间。

综上所述,AI 作为 DM 第一读者,能有效减少医生读片时间,提高乳腺肿块检出率,并且可以提高病灶良恶性分类的准确率和效率,适用于大规模体检防癌筛查及乳腺癌诊断。

四、数字乳腺体层合成

2011 年,数字乳腺体层合成(digital breast tomosynthesis,DBT)获美国 FDA 批准。由于越来越多的证据表明 DBT 检测率优于 DM,许多医学中心用 DBT 取代了传统 DM。与传统 DM 相比,DBT 能够利用多平面图像在不同径向距离捕获的信息提供更好的图像质量和更丰富的结构细节。DBT 的原理为从旋转的低剂量 X 射线源收集数据的静态探测器在有限角度的半径内(即固定的径向扫描)以及在围绕乳房的每个角度的投影中捕获全视场图像。随后对来自每个投影的多个平行平面进行对齐和重新绘制以保持乳房的形态和空间性。DBT与DM相比,在降低正常乳腺组织背景信号噪声方面有明显优势。与单独使用DM相比,DBT对恶性病变的分类有所改进,并且假阳性减少30%~40%。

DBT虽然能减少二维DM中因腺体重叠导致的病变遮挡问题,但DBT检查也面临着一些挑战。首先,DM图像通常只有四张图,而DBT影像每个体位有几十到上百张图,大大增加了医生的阅片工作量。其次,DBT图像提供了丰富的信息,需要医生仔细鉴别图像中的腺体和病灶,这对医生的经验有较高的要求。最后,与DM相比,DBT影像在观察钙化类病灶上有一定的劣势,需要医生结合其他影像进行综合诊断。针对上述的三个挑战,AI与DBT图像相结合,旨在减轻医生的阅片负担,帮助医生结合其他影像更好地识别病灶,提高乳腺病灶筛查的准确性。

DBT影像中的分割主要分为乳腺腺体分割和病灶分割。Rodriguez-Ruiz等通过U型网络对胸大肌区域进行分割,以防止与乳腺腺体相似的胸大肌区域在后续图像分析中造成负面影响。在测试数据上,模型的Dice系数是0.977。Lai等通过利用U型网络对预处理后的DBT图像进行分割,取得了0.871的分割准确率。为解决BI-RADS 0类病灶分割难这一问题,Zhang等设计了一个编码器-解码器结构,提取局部及全局特征,该方法能很好地分割BI-RADS 0类病灶。

随着DBT影像和深度学习技术应用逐渐普及,很多研究人员尝试将深度学习应用于DBT影像的病灶检测及分类。2019年,Fan等通过在DBT影像的每一层图像上使用Faster R-CNN对单层影像进行检测,并在单层影像检测结果上进行后处理,融合得到最终检测结果的方式,将肿块检测的AUC提升到0.96。El-Shazli等将自然图像中的分类算法应用于DBT图像,对DBT图像进行三分类,判断该张图像为正常腺体/包含良性病变/包含恶性病变。Mota等也将在自然图像中取得成功的分类算法应用于DBT影像是否包含微钙化的分类问题中。Rigaud等则将分类模型应用于乳腺腺体分型问题,采用EfficientNet,将DBT、2D影像以及患者的临床病史共同作为输入,将腺体属于每个类别的概率作为输出,对乳腺腺体进行分型。除了上述应用外,分类模型还可以应用于病灶BI-RADS等级分类、病灶属性分类、病灶类别分类等多个不同的任务中。

AI通过算法辅助进行双视角信息的乳腺癌诊断,提高乳腺癌风险检出率,能够有效解决DBT筛查工作量大、信息融合难点,实现快速高效的大规模乳腺癌筛查。目前,国际上DBT系统改进了人工识别和标记的特征,随着训练数据集的增大,这些算法将进一步得到改进,成为DBT评估中不可或缺的一部分。DBT阅片时间越短,工作流效率的潜在收益就越高。在一项临床应用研究中显示,在使用AI与不使用AI两种情况下,医生的诊断准确性一样高,而使用AI时阅片时间比未使用AI的情况平均减少了23.5%。

已有AI算法可以基于DBT检测病灶、分析病灶的良恶性并将良恶性分析算法得到的结果映射到BI-RADS分级,辅助体检医生高效快捷地进行DBT读片。前期临床试验结果发现,加入AI辅助医生进行DBT乳腺病灶的检出率为90%,而医生单独诊断的检出率为74%。说明AI技术的加入可以提高医生在体检筛查中的乳腺癌检出率,减轻医生工作压力。同时,更精准的诊断会提升高危人群定期参加体检筛查的积极性,符合早诊断早治疗的防癌筛查理念。

五、对比增强能谱乳腺摄影

对比增强能谱乳腺摄影(contrast enhancement spectral mammography,CESM)将碘对比剂的双能量减影技术与DM相结合。CESM需要双能量DM系统和静脉注射碘对比剂。每个被检查者的图像包括一张"低能量"图像和一张"高能量"图像,双能量图像相减可去除背景信号,减影获得的碘图像有助于识别增强病变。CESM为常规DM和DBT提供更多解剖学和形态学细节并增加功能信息,可描绘与乳腺病变相关的脉管系统。研究发现,单独使用CESM优于DM联合US对乳腺疾病分级的诊断。与乳腺MRI相比,CESM敏感性稍有降低,但具有更高的特异性。CESM因为临床实施容易,方便行大规模体检筛查。

CESM 利用多数恶性肿瘤富含新生血管的特点,通过注射对比剂使肿瘤显像。注射对比剂后,在致密型乳腺中隐匿的病灶可以在 CESM 的减影图上呈现,显示更多的病灶信息,从而提高了致密型乳腺的检出率。一项多中心临床研究表明,将 AI 应用于乳腺 CESM 成像,乳腺良恶性病变诊断的敏感性、特异性和准确率分别为 0.848、1.00 和 0.891。基于 CESM 影像的 AI 研究相对较少,有待于进一步深入研究。

六、乳腺 MRI

乳腺 MRI 对于检测隐匿性乳腺癌的敏感性最高。MRI 可以检测出肿瘤继发新生血管的钆摄取以及通透性,为乳腺癌诊断提供了优越的组织对比。研究发现在浸润性乳腺癌中,MRI 优于 DM 和 US 检查,并且多中心随机临床试验中发现与单独使用 DM 相比,接受 MRI 补充检查的妇女间隔癌显著减少。乳腺 MRI 适用于乳腺癌术前分期,术后疗效评估,对隐匿性乳腺癌的检出以及在乳房成形术后进行随访和假体植入物评估。

乳腺 MRI 中乳腺脂肪组织在 T_1WI 及 T_2WI 上表现为高信号,在脂肪抑制序列上为低信号。乳腺纤维腺体组织在 T_1WI 中纤维和腺体不能区分,与同层肌肉组织信号相似,而 T_2WI 上腺体表现为中等信号,在脂肪抑制序列上为中等或较高信号。皮肤和乳头呈现渐进性强化,皮肤厚度大致均匀,乳头双侧对称。血管在 T_1WI 中表现为等信号,T_2WI 脂肪抑制序列上表现为流空信号或高信号,在增强 MRI 图像中可见多个角度的动静脉。乳腺 MRI 异常通过形态学表现、信号强度、内部结构、动态增强后强化分布方式和血流动力学来进行诊断。形态学表现可见灶性强化难以描述形态和边缘特征,立体结构异常强化的肿块,增强后出现既不是灶性强化也不是肿块强化的非肿块强化灶。病理状态下信号强度及内部结构在动态增强检查中良性病变的强化多均匀一致或呈弥漫斑片样强化,恶性病变强化多不均匀或边缘环形强化,强化方式由边缘强化向中心渗透,呈向心性。

与 DM 一样,MRI 是一种标准化技术,非常适用于自动化分析,并且可用于乳腺癌患者分期诊断。现有采用 AI 基于乳腺增强后减影图像的最大密度投影图像对 NME 病灶良恶性鉴别,此算法与高级放射科医生的表现相当,能辅助初级放射科医生提高其诊断敏感性。基于乳腺 MRI 影像,AI 在预测乳腺分子分型方面也有较好的效果。在乳腺动态增强 MRI 中使用影像组学方法实现乳腺分子分型的预测,其预测的 AUC 值达到 0.75。此外,AI 也可实现乳腺癌疗效的预测。AI 利用癌症病灶周围组织中灰度分布的量化特征进行分类,能为治疗的最终反应提供短期和长期预后预测。AI 结合肿瘤异质性可预测乳腺癌新辅助化疗效果。

第三节　心脏及大血管系统

一、引　言

心脏及大血管系统包括心脏、大血管和外周血管。影像学检查对于心脏及大血管系统疾病的诊断有十分重要的作用,传统影像学检查方法包括普通 X 线检查、X 线心血管造影检查、超声心动图(echocardiography)、冠状动脉 CT 血管成像(coronary computed tomography angiography,CCTA)和心脏磁共振(cardiac magnetic resonance,CMR)检查。普通 X 线检查可以显示心脏大血管的轮廓、搏动及肺血的改变。X 线心血管造影检查可以显示心脏大血管腔内结构的解剖、运动及血流情况。超声、CT 及 MRI 技术不仅可以动态地显示心脏的形态结构,还可以测定心脏的功能。由于心脏及大血管系统一直处于运动的状态中,因此这就要求影像学检查技术具备较高的时间和空间分辨率。

Fuin 等通过变分网络下采样重建方法获得经过自由呼吸运动补偿的全心 3D 冠状动脉磁共振血管成像（MRA）图像。与零填充和 CS 重建方法相比，该图像质量也有所提高。与基于小波的 CS（平均重建时间为 5 分钟）相比，在扫描时间（采集时间约为 2~4 分钟）和计算速度（重建时间约为 20 秒）都大大缩短的情况下，依然能够获得满足工作要求的高分辨率图像。

心脏及大血管系统常见疾病包括先天性心脏病（房间隔缺损、室间隔缺损、动脉导管未闭和法洛四联症）、后天性心脏病（冠状动脉粥样硬化性心脏病、高血压心脏病、风湿性心脏病和肺源性心脏病）以及心肌病等。影像学检查是无创诊断心脏及大血管系统疾病最重要的影像检查手段，但其影像诊断过程复杂、耗时。应用于心脏及大血管系统的影像学新方法、新技术飞速发展，对其图像的阅读、处理和分析要求也逐渐提高。心脏及大血管系统的图像分析包括心功能计算、冠状动脉钙化评分计算、冠状动脉斑块性质评估等，准确、高效的图像分析是心血管疾病诊断的重要依据。传统的人工分析方法耗时费力，且观察者间变异性较大，无法满足日益增长的临床需求。不同影像学检查技术之间的分析结果也存在一定差异。基于计算机视觉化的 AI 技术能够准确、快速、高效地进行图像分割，并进行关键指标的自动测量，还能提取更高维度的图像特征，挖掘新的生物标志物。图像分析 CAD 技术能够准确、快速、高效地进行心血管系统影像学图像分割，并取代人工对关键定量指标进行自动测量和评估，还能提取更高维度的图像特征，挖掘新的生物标志物。

二、先天性心脏病

先天性心脏病（congenital heart disease，CHD）指胎儿时期心脏血管发育异常而致的心血管畸形，是新生儿最常见的出生缺陷和死亡的主要原因，其产前诊断是一个全球性挑战。超声心动图在先天性心脏病的诊断中具有极其重要的价值，但不同地区、不同年资医生的诊断全面性、完整性参差不齐，直接影响了产前筛查结果的准确性，也不利于外科医生进行精准的术前评估。

先天性心脏病的产前筛查一直是胎儿产前筛查的难点，且存在诊断医生水平参差不齐的局限性。深度学习的神经网络模型能够识别关键超声图像，在先天性心脏病的诊断中具有较高的诊断效能。此类研究有望提高先天性心脏病筛查的准确性，为早期诊断和治疗奠定坚实基础。

三、冠状动脉粥样硬化性心脏病

冠状动脉粥样硬化性心脏病（冠心病）是全球导致人群死亡的第二大疾病，早期筛查对疾病控制意义重大。冠脉造影是冠心病诊断的金标准，但由于该检查有创、对患者要求较高等特点，往往不作为首选检查。心电图检查应用广泛且简便易行，是冠心病筛查的重要方法，但其敏感性和特异性均较低，尤其在冠心病患者无心肌缺血发作时，心电图可表现为正常或大致正常。CCTA 是无创诊断冠心病的首选重要影像检查手段，但传统 CCTA 检查耗时长、后处理过程烦琐，耗费了放射科医生过多的时间和精力。不同诊断医生之间存在 CCTA 诊断的主观差异，也无法预测不同患者的预后情况。作为最常见的心血管疾病之一，冠心病在其诊断及其危险度分层方面均高度依赖可视化的影像学检查，这也正是 AI 的优势。

1. 冠状动脉斑块的检出和易损性评估 CCTA 的 AI 图像分析已应用于计算冠状动脉钙化评分（coronary artery calcium score，CaS）、评估冠状动脉狭窄程度、评估斑块易损性以及识别并定量心脏脂肪组织等多个方面，并致力于将 AI 算法从特定扫描方案推广到多种扫描方案（图 5-5）。在诊断效能方面，无论钙化严重程度和图像质量的高低，AI 联合人工阅片模式的诊断效能均明显优于单独人工阅片。在冠心病的筛查和评估方面，CaS 是心血管事件的重要预测因素，基于深度学习 CNN 算法计算低剂量胸部 CT 图像的 CaS 与 CCTA 获得的 CaS 具有良好的一致性，可用于人群的心血管事件风险筛查与预测（图5-6）。在多中心、多扫描仪和多种扫描方案的CT平扫研究中，深度学习对定量计算钙化评分和心外膜脂肪容积的计算结果均与专家人工分析结果高度一致，且耗时明显低于专家分析，说明深度学习在冠脉CT的评估中具有高度的准确性、稳定性和高效性。CNN、增强集成法XGBoost等算法还可以应用于"罪犯"血管定位、血管狭窄程度评估、高危斑块分析等方面。

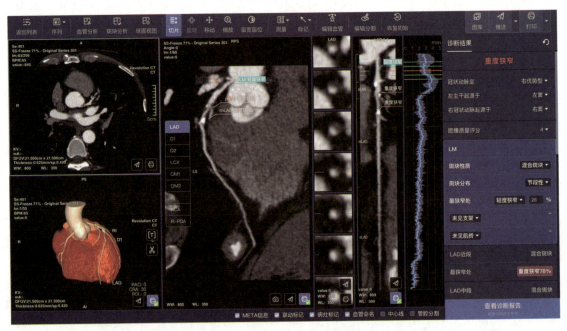

图5-5　AI技术联合人工阅片评估冠状动脉各分支狭窄程度、斑块类型和斑块易损性

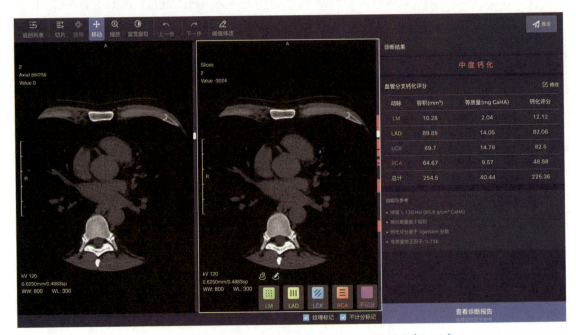

图5-6　CCTA的AI分析技术计算冠状动脉钙化评分（CaS）

在临床实践中，以症状为基础的验前概率分数评估胸痛患者是否为阻塞性冠心病的准确性有限，而基于XGBoost算法将CCTA、钙化评分与临床变量结合建立的冠心病诊断模型在阻塞性冠心病的诊断中具有较高的AUC。

2. 冠状动脉狭窄段评估　有创血流储备分数（fractional flow reserve, FFR）是确定冠状动脉狭窄有无血流动力学意义的金标准。深度学习模拟冠状动脉内血流与压力的变化，根据 CCTA 图像计算的无创 CT 血流储备分数（CT fractional flow reserve, CT-FFR）与有创 FFR 具有高度相关性，能够预测出具有血流动力学意义的冠状动脉狭窄，其诊断效能高于 CCTA 计算的狭窄百分比、SPECT 和 PET，且诊断时间显著缩短。CT-FFR 不仅能对血管狭窄处进行评估，还可随意获取冠状动脉树任意点的 FFR 值，便于无创、精准、全面地评估冠脉的心肌供血情况（图 5-7）。

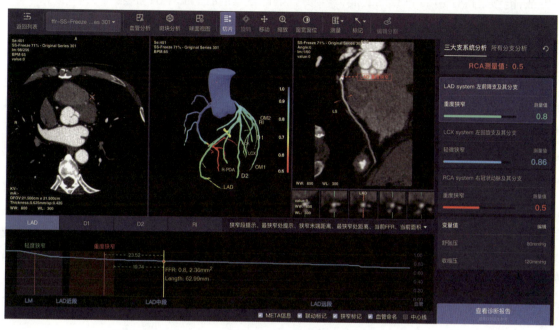

图 5-7　基于 CCTA 图像计算的无创血流储备分数（CT-FFR）

3. 冠心病的预后评估　机器学习能够将影像数据与临床信息相结合，通过建立高性能的个性化风险预测模型。与传统的回归模型相比，AI 模型对变量类型要求低，能够纳入海量的预后指标，并且充分计算各个变量之间的内在联系。

结合 CT 数据及临床信息，使用基于 LogitBoost 的机器学习算法拟合预测分类器并建立的预后模型在预测冠心病相关死亡方面的 AUC 优于冠状动脉钙化评分和仅基于 CT 数据的机器学习。机器学习还能够筛选出与冠心病患者预后相关性最强的 CCTA 血管和斑块关键特征并建立预后模型，预后效能较传统模型明显提高。基于斑块特征动态改变的 XGBoost 机器学习模型在急性冠脉综合征的预后评估中具有较高的预测能力。对冠状动脉血管周围脂肪组织重构的影像组学分析也有助于提高对心血管事件风险的预测能力。

四、肥厚型心肌病

肥厚型心肌病（hypertrophic cardiomyopathy, HCM）是由于编码肌小节相关蛋白基因致病性变异导致的，或病因不明的以心肌肥厚为特征的心肌病，需要排除其他的心血管疾病或全身性、代谢性疾病引起的心室壁增厚。超声心动图或 CMR 左室舒张末期任意部位室壁厚度 ≥ 15mm 可确诊。超声心动图是诊断首选、准确且经济的方法，所有患者均应行经胸超声心动图检查。心脏磁共振除了能够准确显示心脏结构与功能变化外，还可以结合钆对比剂心肌延迟强化（late gadolinium enhancement, LGE）在体识别心肌纤维化。但是，当心脏的形态和功能特征不够典型时，超声心动图无法将 HCM 与高血压心脏病、糖原贮积症、淀粉样变性等其他原因引起的心肌肥厚相鉴别，而 AI 有助于解决这一问题。

1. HCM 的诊断 超声心动图 AI 图像分析已广泛应用于超声心动图二维心腔层面的识别和分割、三维超声的定量计算、动态室壁运动异常评价和视频数据的连续评估等多个方面。基于三维超声的自适应算法定量测量的左心房、左心室容积和射血分数等指标均与专家手动测量结果具有极强的相关性,并且可重复性更高。AI 技术在提高节段室壁运动异常的检出率、射血分数等心功能指标的计算准确率等关键任务中具有明显的优势,从而能够提高常规超声心动图和 CMR 诊断 HCM 的准确率。基于超声心动图的心肌纹理特征通过提取一阶统计量和灰度共生矩阵特征,能够提高对 HCM 的诊断效能,并与其他病因导致的心肌肥厚准确鉴别。

CMR 电影是评估心脏结构、功能的金标准,LGE 可识别心肌瘢痕。CMR 的 AI 图像分析有助于 HCM 关键指标的自动测量,基于机器学习的自动测量最大室壁厚度可以避免测量者间变异性,对 HCM 患者的诊断至关重要。

2. HCM 的预后评估 HCM 的遗传表型与其预后密切相关,但由于 HCM 遗传表型的高度异质性,根据表型来预测基因型十分困难,人工识别的方法几乎无法实现。基于 HCM 患者 CMR 电影的深度学习算法预测其基因型具有较高的 AUC 值。

五、其 他 疾 病

1. 疾病诊断 CMR 的 AI 图像分析能从平扫电影中提取心肌组织学特征和运动特征,达到识别心肌纤维化的效果。深度学习可用于 CMR 图像左、右心室及心房的自动分割及心腔大小的测量,对左心室电影纹理特征的提取、逐步降维和特征选择能够识别亚急性和慢性心肌梗死瘢痕。基于 U-Net 的三维深度 CNN 算法诊断大量瘢痕(LGE>15%)的准确率高、分析时间短。此外,接受抗肿瘤药物治疗的患者可能存在心脏毒性,CMR 是识别肿瘤治疗心脏毒性的敏感方法,基于深度学习的方法可以对 CMR 测量的左心室应变进行精确评估,可用于肿瘤性心脏病的精确诊断。

2. 预后评估 基于肺动脉高压患者的 CMR 短轴电影图像可建立的右心室三维运动模型,与常规影像学、右心导管、6 分钟步行测试等传统参数结合后,机器学习模型对肺动脉高压患者的生存预测效能明显提高。钆对比剂早期强化能够反映毛细血管渗漏和微循环障碍,对于急性心肌炎患者的预后评估具有重要价值,AI 可以通过 CMR 图像准确地识别钆对比剂早期强化。

六、危急值诊断

心血管系统的危急值通常包括主动脉夹层、心脏压塞和纵隔摆动。

主动脉夹层的发病率较低,诊断需要依赖 CTA 检查。对于主动脉夹层患者 CTA 诊断中 AI 的辅助诊断应用研究,多集中在夹层直径测量和相关诊断方面。研究发现 AI 与高年资医生具有较好的一致性,在诊断破裂口数量方面两者一致性较好。AI 有助于准确判断血管腔的大小,实现精准的术前影像评估,可加快诊断评估的速率,有利于选择合适的支架以及其他治疗方式。此外,工作效率明显高于传统人工后处理,可以减轻医务工作人员的负担。

第四节　骨骼肌肉系统

一、引　　言

骨骼肌肉系统的危急值主要为严重骨关节创伤,包括脊柱骨折伴脊柱长轴成角畸形以及多发肋骨骨折伴肺挫裂伤和 / 或液气胸。

骨骼肌肉系统常用的影像学检查方法有 X 线检查、CT 检查、MR 检查和超声检查。骨组织含有大量钙质,约为 65%~68%,是人体中密度最高的组织,它和周围软组织有良好的自然对比。在骨骼本身结构中,周围的骨皮质密度最高,内部的骨松质及骨髓比骨皮质密度低,有鲜明的自然对比。目前,X 线检查仍是骨、关节疾病首选的检查方法。CT 图像具有高的密度分辨率,能更好地显示由软组织构成的器官。CT 图像常用的是横断面,可多平面重建为冠状面和矢状面。相比于 X 线图像,CT 图像能更好地显示骨、肌肉及软骨,对早期病变及复杂病变的诊断有较大帮助。MR 检查可以实现多平面、多序列成像,具有高的软组织分辨率,能清楚显示脊椎、椎管和椎间盘、关节及软组织结构,对肿块、水肿、坏死、出血等非常敏感,能早期发现病变或检出隐匿性病变,但是对骨质增生、骨化、钙化显示不如 CT 检查。在肌肉骨骼 MR 成像中,疼痛或活动范围受限的患者难以保持最佳成像位置;但实际工作中对肌肉骨骼成像的分辨率、清晰度和图像质量要求极高。超声检查可以实现多切面,实时无创成像,软组织分辨率高,还可以实现血流成像。但其穿透性不足,空间分辨率低,骨骼对超声全反射,因此超声检查主要用于关节及周围软组织病变,周围神经和血管成像。

二、骨　折

骨折是骨科常见疾病,因人体骨骼结构的复杂性和多变性,临床中容易出现误诊和漏诊。AI 应用于骨骼肌肉系统影像的检测,可以精准发现骨折类别与骨折部位,具有较高的临床意义。

根据国内外多项报道显示,使用深度卷积神经网络(deep convolutional neural network,DCNN)模型检测和分类肱骨近端骨折,结果显示 DCNN 模型在区分正常肩部和肱骨近端骨折方面准确率高达 96%。李小敏等利用深度学习算法在 CT 图像上自动检测和分类跟骨骨折,其准确率达到了 98%。Muehlematter 等评价骨纹理分析结合机器学习(ML)算法在标准 CT 扫描中识别椎体不全骨折风险患者的诊断性能,结果显示纹理分析与 ML 相结合,可以在标准 CT 扫描中高精度地识别出椎体功能不全骨折的危险患者,与 CT 扫描上的 CT 值测量相比,纹理分析与 ML 相结合的应用提高了骨折风险预测准确率,可以在标准 CT 扫描中以较高的准确性识别出椎体不全骨折的患者。然而,鉴别单个脊椎是否有骨折风险仍然是一个挑战。Kruse 等应用 ML 预测髋部骨折,并在双能 X 射线骨密度仪扫描的男性和女性人群中估计预测因子的重要性,收集 1996 年至 2006 年丹麦双能 X 射线吸收法测量数据,共纳入 4 722 名女性和 717 名男性,随访 5 年。在 75% 的数据上建立 24 个统计模型,在剩余 25% 的数据上进行验证,计算曲线下面积(AUC),并校准概率估计,男性髋部骨折风险模型具有较高的预测能力,AUC 值为 0.89,敏感性接近 100%,特异性 69%;女性髋部骨折风险良好,AUC 值为 0.91,敏感性 88%,特异性 81%。

AI 还可以帮助检测人类放射科医生可能遗漏的细微骨折,从而获得更准确、及时的诊断。研究发现,深度学习算法能够在 X 线图像上准确检测和分类肘部骨折,敏感性为 92.1%,特异性为 89.9%。有作者分析深度卷积神经网络(DCNN)模型在胸部 CT 图像上对肋骨骨折自动定位和诊断的作用,低年资医生诊断肋骨骨折的精确率(94.2%)低于 DCNN 模型(97.1%),在 DCNN 模型辅助下,提高了低年资医生诊断准确率。使用 AI 对骨折患者进行诊疗分析的过程中,不仅可以提高患者病情恢复速度,减小失误率,还能减少医生的工作量。

基于 AI 的骨折诊断系统的准确率可以达到约 90%。2018 年 5 月,美国 FDA 批准了一种名为 OsteoDetect 的新型 AI 工具。该软件适用于成人手腕并可识别桡骨远端骨折,使用 AI 算法来帮助医生以更快的速度识别骨折(如果存在)并自动将其标记在图像上。该 AI 工具的数据采用 25.6 万个腕部、手部和踝部 X 线片,并确定了 4 个类别征象进行识别:骨折、侧别、定位和检查部位,然后选择 5 种适合这些图像的公开可用的深度学习网络,进一步将网络的性能与 2 位资深医生进行了比较,结果显示 5 种网络在侧别、定位和检查部位的识别准确率均达 90% 以上,表现最好的神经网络(VGG16Layers)对骨折的识别准确率达 83%,与 2 名高级骨科医生诊断准确率相当。

另一项研究建立并验证了一种对 CT 图像检测、定位、分类压缩性骨折、测量胸腰椎骨密度的计算机系统,研究结果显示基于病例的 ROC 曲线分析敏感性为 98.7%,特异性为 77.3%。该研究建立了一套良好的对 CT 图像进行高敏感性、低假阳性率的椎体压缩骨折的检测、解剖定位和分类并计算椎体骨密度的自动 ML 计算机系统。

Burns 等基于 CT 图像设计并验证一种对创伤性胸腰椎椎体骨折的检测和解剖定位的全自动计算机系统,利用软件分析实现全自动化脊柱分割和骨折检测、进行 ROC 曲线分析。训练集对每个椎体内骨折的检测和定位敏感性为 82%,每例患者的假阳性率为 2.5%;骨折定位对正确椎体的敏感性为 88%,假阳性率为 1.3%。测试集对每个椎体内骨折检测和定位的敏感性为 81%,假阳性率为 2.7%;骨折定位对正确椎体的敏感性为 0.92,假阳性率为 1.6%。

三、骨 龄 评 估

骨龄评估是放射学中评估骨骼成熟度的一项常见诊断研究,对研究儿童内分泌、遗传和生长障碍具有一定的意义。骨龄评估最常用的方法是 G-P 图谱法。G-P 图谱法是将患者的 X 线片与具有代表性年龄的标准影像图谱进行比较,选择出发育程度最为相似的标准片确定骨龄。对于放射科医生来说,使用此种方法评估骨龄是一个冗长而耗时的过程,并且很大程度上受放射科医生主观判断及不同放射科医生之间判读差异的影响。如果把这个临床工作过程自动化,其受人为主观因素的影响将减少,检测速度也会增快。

因此,有研究者提出了几种 CAD 方法来实现骨龄的自动化。传统的 CAD 工具依赖于硬编码的骨龄算法特性,而这些特性存在一些缺点。ML 特别是深度学习这一子类型,在医学成像领域显示出广阔的应用前景,在执行困难的任务时显示出很高的准确性。研究者通过使用特定的特征提取技术,开发了自动算法评估手部 X 线片以确定骨龄。目前用于临床实践,具有与放射科医生相似的准确性。深度学习中 CNN 可以将图像本身应用于学习过程中,不需要在学习过程之前进行特征提取,最重要的功能是可以自动学习。北美放射学会(Radiological Society of North America,RSNA)ML 委员会发起了 RSNA 儿童骨龄 ML 挑战赛,参赛者可获得由 12 611 张儿童手部 X 线片组成的带注释的训练数据集,通过使用 CNN 在 12 611 幅图像训练并构建模型,并在 1 425 幅图像上验证模型,在两个不同的数据集上测试骨龄评估模型。第一个测试组的图像由 4 名放射科医生独立评估,通过分析确定计算机模型计算的骨龄与放射科医生判读的骨龄之间的差异,通过比较模型评估结果和参考标准结果的均方根和平均绝对差评估整体模型效能。研究结论是:深度学习 CNN 模型能够准确评估骨龄,其准确率与放射学专家和现有的自动化模型类似。其局限性在于:由于缺乏一个人类评估参考标准和评估的固有变化,很难对模型的性能与医生的表现进行比较。其次,类似于其他 ML 应用程序,该模型不会检测出医生可能从图像中检测到的某些疾病,例如软骨发育不全、佝偻病和先天性综合征等。再者,该模型无法预测 2 岁以下患者的骨龄,这可能与该年龄组的训练及检查数量相对较少以及儿科放射科医生认为 G-P 图谱法在该年龄组中的用处较少有关。

骨龄的定量评估具有相对明确的性质,手部 X 线片解剖结构相对一致且简单。在过去的 20 年里,利用 ML 确定儿童手部 X 线片的骨龄的文献已有数百篇。基于深度学习技术对儿童手部 X 线片进行检测以评估骨龄的相关 AI 产品在国内外都有研发,根据报道各产品模型评估骨龄的整体表现近似甚至优于放射科医生,且检测速度可以秒级完成。更有部分产品可以根据父母身高、儿童身高体重等数据自动生成包括骨龄评价、身高评价、身高预测、发育评价指数在内的"成长发育报告"。

四、骨 质 疏 松

骨质疏松症是一种骨代谢疾病,其特征是骨密度减低和骨组织微结构退化,骨骼脆性增加,从而增加骨折风险。当骨量下降的速度快于身体替代它的能力时,就会导致骨强度大幅下降。目前已经开发出多种骨质疏松症风险评估的临床决策工具。Yoo 等收集 1 674 例韩国绝经后妇女数据,1 000 例作为训练集,674 例作为测试集,开发并验证了多种 ML 模型,旨在确定绝经后妇女患骨质疏松症的风险,并与传统临床决策制订工具的性能在准确率、ROC 曲线和 AUC 值方面进行比较。与传统的临床决策工具相比,ML 更准确地识别绝经后妇女患骨质疏松症的风险。

研究者综述了 2000 年至 2017 年 25 篇相关文章,发现可以利用多种 AI 方法帮助筛选骨质疏松或骨折的危险人群,但仅限于特定的种族、性别或年龄,因此对未来此方面的研究提出了新的挑战。胡晓晖等总结发现骨质疏松 AI 的开发离不开骨质疏松体检生物样本库的建设,高质量多中心大规模骨质疏松生物样本库构建过程中收集的大量可供机器人学习及再学习的资料是决定骨质疏松 AI 技术开发成败的关键。

基于深度学习技术,通过综合分析患者相关临床资料预测老年人或绝经后女性骨质疏松发生风险。早期发现骨质疏松症对于预防骨质疏松相关骨折至关重要。Areeckal 等利用 X 线图像以及纹理分析获取第三掌骨骨皮质指数和远端桡骨骨松质的纹理特征,发现骨皮质厚度(combined cortical thickness,CCT)与双能 X 射线吸收法(dual energy X-ray absorptiometry,DXA)测得的骨密度有正相关(r 为 0.56)。而后选择了 13 个重要且高度相关的纹理特征来训练神经网络分类器,其训练精度为 94.3%,测试精度为 88.5%。该学者的研究表明,X 线图像上的骨皮质指数和骨松质纹理特征的组合可以作为筛查工具进行大规模人群筛查,用于早期诊断骨质疏松症。Tabari 等发现与正常体重受试者相比,神经性厌食症患者腰椎小梁结构纹理指标中的偏度(skewness)和峰度(kurtosis)增加,熵(entropy)和正像素平均值(mean of positive pixels)降低。这些参数与受试者最低体重和闭经持续时间相关,但与骨矿物质密度无关。这一研究结果表明,小梁纹理分析可能有助于提供神经性厌食症患者的骨骼健康信息。

五、骨 关 节 炎

骨关节炎临床表现通常为软骨退行性变和消失,识别软骨的变化可实现骨关节炎的早期诊断。目前的研究主要是对关节软骨的识别(自动分割)技术以及软骨损伤的定性检测。Norman 等将 2D U-Net 卷积神经网络用于膝关节 MRI 数据的自动软骨和半月板分割,以确定弛豫测量和形态测量,旨在分析与手动分割相比,自动分割的准确性和精确性。使用全自动深度学习软骨病变检测系统评估膝关节软骨的可行性,具有较高的诊断性能和良好的观察者一致性,可用于检测软骨退变和急性软骨损伤。另一项研究旨在评估用深度学习的方法检测膝关节磁共振中软骨病变(包括软骨软化、纤维化、局部缺损、软骨退变引起的弥漫性变薄和急性软骨损伤)的可行性,发现 ML 对骨关节炎患者分类有一定的应用前景。

六、骨 肿 瘤

骨肿瘤病情在肿瘤类型中属于发病率较低的一种情况,但是病情通常表现为多种形态成像特点。其治疗方法相对于其他肿瘤病情更单一,主要从放射治疗与化疗入手,精确地从骨肿瘤 CT 和 MRI 图像中分割出肿瘤病灶区域,对术前新辅助放化疗的计划制订,以及术后疗效评估都有着至关重要的作用。但是人工勾画肿瘤部位时间长且出错率高,为了防止其他主观因素对勾画结果的影响,使用人工智能的方式可以实现骨肿瘤的病理区域的自动分割与合理判断,有较大的应用价值。

2014 年,Gillies 在 RSNA 大会主题报告中提及,通过对影像可量化微环境的深入分析,预测肿瘤遗传异质性的程度。Xu 等利用纹理分析方法分析了恶性和良性骨及软组织病变的标准化摄取值和 CT 值的分布异质性,提高了 ^{18}F-FDG PET/CT 图像鉴别诊断的效能(图 5-8)。Lisson 等回顾性分析了 11 例低级别软骨肉瘤患者和 11 例内生软骨瘤患者的影像资料,对病变进行纹理分析:从 4 个 MRI 序列中获得峰度、熵、偏度、正像素平均值和正像素分布均匀性,并与组织病理学相关联。研究结果表明基于 MRI 3D 纹理分析能够通过多个纹理特征来鉴别低级别软骨肉瘤和内生软骨瘤。

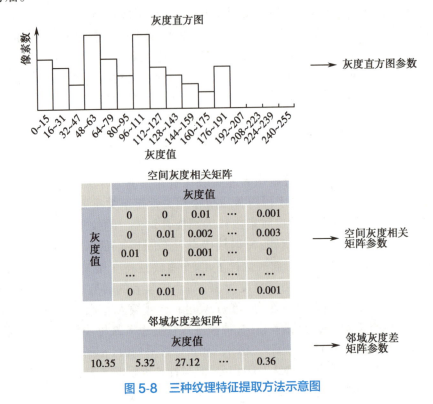

图 5-8　三种纹理特征提取方法示意图

第五节　神经系统及头颈部

一、引　　言

人工智能（AI）在颅内疾病的诊断和治疗中扮演着愈发重要的角色。AI 技术的发展不仅改善了医疗诊断的准确性和效率，而且为患者的长期管理和治疗提供了新的视角。

在成像方面，AI 应用于加速成像过程和提高图像质量，比如如何解决不自主运动造成成像质量下降的问题。AI 技术在这里起着关键作用，通过算法优化，减少成像时间，降低由于运动引起的图像模糊，从而提高诊断的可靠性。

在急诊工作中，对于日常危急病症，如脑梗死、脑出血，AI 的迅速和精确分析能力为紧急情况下的快速诊断提供了支持。AI 算法能够在短时间内处理、分析大量影像数据，快速识别出关键的临床特征，从而加速治疗决策过程，对避免错过救治时间的黄金窗口至关重要。

此外，AI 在常见脑血管病、脑肿瘤、脱髓鞘等疾病上也有研究应用。在脑血管病的临床管理中，AI 算法在病灶识别、智能诊断、影像特征提取、治疗效果评估和预后预测等多个方面发挥着重要作用。在脑转移瘤的研究和治疗中，AI 技术的应用主要集中在自动化识别和分析肿瘤病灶、不同类型转移瘤的鉴别以及转移瘤与胶质瘤的鉴别。在多发性硬化的研究中，AI 的应用有助于疾病诊断、进展预测以及疗效评估。

AI 在颅内疾病的诊断和治疗中的应用标志着医学领域的一个重要转折点。随着技术的不断进步，AI 将在未来的医疗实践中发挥更加关键的作用，为患者带来更加精准和高效的医疗服务。

二、人工智能在神经(脑)成像的应用

在神经成像中,精神状态欠佳的患者的扫描尤其需要加速成像。患者的运动会影响图像质量。Aggarwal 等提出基于模型的深度学习架构(MoDL)来重建大脑图像。与 CS 相比,该算法在峰值信噪比方面表现较优越。

Tezcan 等提出使用无监督深度学习的替代方法,应用于公开的大脑 T_1 加权图像、健康志愿者的多线圈复杂图像和带有白质病变的图像。结果显示,与现有深度学习方法相比,该方法在图像重建质量和均方根误差(RMSE)方面表现更佳。最重要的是,这种方法能够在带有白质病变的图像上准确重建病变(图 5-9)。此外,该方法不需要欠采样和充分采样图像的配对数据集,且对采集参数的敏感性较低。

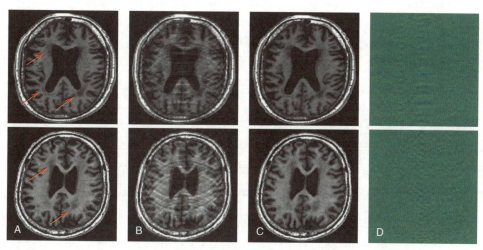

图 5-9　两张阿尔茨海默病白质病变图像的深度密度先验重建结果
A. 原始;B. 零填充;C. 重建图;D. 误差图。病灶在重建图像中清晰可见。红色箭头所示为病变。

三、AI 在中枢神经系统急诊中的应用

中枢神经系统的危急状况包括:严重颅内血肿(出血量大于 30ml)、挫裂伤、脑疝、硬膜下/外血肿急性期以及大面积脑梗死(范围一个脑叶或全脑干范围以上)。

脑出血(intracerebral hemorrhage,ICH)是常见急症,较大的血肿体积、早期血肿扩大以及脑室内出血扩张是 ICH 患者预后不良指标,也是临床治疗决策的重要因素。血肿体积的测量通常采用人工 CT 定量法。然而,这种手动测量过程耗时并且容易受到操作者主观因素的影响,从而降低效率和准确性。基于深度学习的计算机辅助检测/诊断(DL-CAD)系统能全自动检测脑出血的体积。多个国内外机构已开发出不同的 DL 模型,用于颅内出血的检测、分类和定量分析。一项针对 105 例急性期 ICH 患者的研究,使用头部 CT 平扫数据,发现对于伴有或不伴有脑室内出血扩张的 ICH 患者,测量出血体积的效率高于传统的 CT 定量法。脑中线移位距离是评估脑出血患者早期占位效应的一种简单量化方法。AI 软件计算的中线移位为放射科医生判断患者是否合并脑疝以及在复查时评估病情是否进展提供了重要依据。在急诊脑出血情况下,AI 脑卒中辅助诊断软件能够快速定位出血部位,准确测量出血体积,并评估脑中线移位距离。这些功能帮助急诊医生作出更适当的诊断决策,确保患者获得及时的治疗。

脑梗死,作为一种常见的脑血管疾病,特点是高发病率、高死亡率和高致残率。当前,大量研究报道了 AI 在脑梗死识别、图像分割、自动评分等方面的应用。这些研究成果为脑梗死的精确诊断、治疗选择和预后评估提供了重要的客观依据。在梗死区域的识别上,一些研究者采用监

督学习算法（LinDA 算法）来自动识别 MRI T_1WI 图像中的脑梗死区域；卷积神经网络（CNN）是医学中最常用的深度学习模型，有学者采用两种卷积神经网络方法构建模型，在弥散加权图像（diffusion weighted imaging，DWI）上自动分割脑梗死区域，以显示 DWI 上急性脑梗死核心区域。结果显示，该方法获取的定量指标较传统算法更稳定，定量更精准，有利于溶栓治疗前患者的筛选。Czap 等利用基于 3D CNN 的机器学习算法来检测头颅 CTA 图像中的大血管闭塞。Takahashi 等研究者使用机器学习技术来检测 CT 图像中的大脑中动脉高密度征，提取外侧裂区特征。他们采用支持向量机进行分类，并使用留一法（交叉验证）来评估模型性能。这一模型在检测大脑中动脉高密度征方面的敏感性高达 97.5%。

四、肿瘤 MR 的人工智能 - 辅助脑转移瘤诊疗

脑转移瘤（brain metastases，BM）作为颅外恶性肿瘤最常见的神经系统并发症之一，其发生与发展预示着癌症患者的不良预后。目前，AI 对脑转移瘤诊疗过程的研究主要集中于病灶的自动检测与分割、原发恶性肿瘤或基因突变状态的预测、与胶质母细胞瘤或放射性坏死的鉴别、疗效预测等方面（表 5-1）。

表 5-1　AI 辅助脑转移瘤诊疗

用途	作者	时间	图像序列	机器学习算法
检测与分割脑转移瘤	Xue 等	2020	增强 T_1WI	深度学习
	Yin 等	2022	增强 T_1WI	深度学习
	Shu 等	2022	增强 T_1WI	深度学习
预测脑转移瘤原发灶	Ortiz-Ramón 等	2018	增强 T_1WI	随机森林
	Kniep 等	2019	T_1WI，T_2-FLAIR，增强 T_1WI	随机森林
预测表皮生长因子受体突变状态	Park 等	2020	增强 T_1WI，DTI	LDA
	Wang 等	2021	增强 T_1WI，T_2WI，T_2-FLAIR，DWI	逻辑回归
鉴别脑转移瘤与胶质母细胞瘤	Qian 等	2019	增强 T_1WI	SVM
	de Causans 等	2021	增强 T_1WI	逻辑回归联合 Yeo-Johnson 幂变换
预测脑转移瘤疗效	Mouraviev 等	2020	增强 T_1WI，T_2-FLAIR	随机森林
	Liao 等	2021	T_1WI，T_2WI，增强 T_1WI	SVM
	Zhao 等	2021	增强 T_1WI	多变量逻辑回归
	Jiang 等	2022	T_2WI，T_1WI，T_2-FLAIR，增强 T_1WI，ADC，CBV，增强 3D-T_1-MPRAGE	随机森林
鉴别脑转移瘤放疗后进展与放射性坏死	Peng 等	2018	增强 T_1WI，T_2-FLAIR	IsoSVM
	Zhang 等	2018	T_1WI，增强 T_1WI，T_2WI，T_2-FLAIR	RUSBoost

注：DTI，弥散张量成像；LDA，线性判别分析；CBV，脑血容量。

1. 人工智能检测与分割脑转移瘤　早期准确识别脑转移瘤对恶性肿瘤患者的诊断和治疗至关重要。靶病灶分割是脑转移瘤立体定向放射治疗中不可缺少的一步。虽然脑转移瘤通常呈现为边界清晰的强化结节或肿块，但放疗科医生逐层手动勾画病灶既耗时又费力，且缺乏一致性。近年来，众多研究利用脑转移瘤患者的颅脑 MRI 图像训练了计算机辅助模型，用于自动检测和分割脑转移瘤，以减轻医生的工作量并提高小病灶的检出率、靶病灶的分割效率和一致性。机

器学习方法已从传统的模板匹配算法逐渐过渡到深度学习模型。深度学习模型能直接从输入图像提取特征,且由于较大的样本需求和数据增强技术,能够在降低假阳性率的同时减少过拟合的风险。一系列大规模研究展示了深度学习算法在脑转移瘤自动检测和分割方面的潜力。例如,Xue 等构建的级联 3D 全卷积神经网络和 Yin 等构建的多尺度检测网络,脑转移瘤的检出率高达96%。Shu 等训练的深度层交叉神经网络在检测和分割脑转移瘤方面,所获得的 Dice 系数为 0.90。

2. 人工智能预测脑转移瘤原发灶　脑转移瘤可根据发生时间分为三类:①在原发肿瘤诊断后被诊断出的脑转移瘤;②比原发肿瘤诊断更早的脑转移瘤;③与原发肿瘤同时被诊断出的脑转移瘤,其中后两类占所有脑转移瘤的约 30%。对于临床上怀疑有脑转移瘤但无原发肿瘤病史的患者,需要进行胸腹部 CT 和全身 PET/CT 检查来寻找原发肿瘤。由 MRI 组学特征构建的机器学习模型可以无创且准确地预测脑转移瘤的原发部位,从而缩短诊断流程。Kniep 等分析了 189 名恶性肿瘤共 658 枚脑转移灶患者(包括 143 枚乳腺癌 BM、151 枚小细胞肺癌 BM、225 枚非小细胞肺癌 BM、50 枚胃肠道癌 BM 和 89 枚黑色素瘤 BM)的头部增强 T_1WI、平扫 T_1WI 和 T_2-FLAIR 图像。他们从中提取并筛选了定量组学特征,结合临床特征来训练随机森林分类器,并使用交叉验证法来评估模型在预测脑转移瘤原发部位的性能。结果显示,该模型在预测五种不同原发恶性肿瘤的 AUC 范围为 0.64~0.82,优于两名放射科医生的预测性能。Ortiz-Ramón 等研究了 38 例癌症患者的 67 个脑转移瘤(27 例肺癌、17 例乳腺癌、23 例黑色素瘤脑转移瘤),从增强 T_1WI 图像中提取了 43 个组学特征(包括 3 个直方图和 40 个纹理特征)。他们使用嵌套交叉验证方法评估了随机森林分类模型在预测脑转移瘤原发灶方面的性能,得到的 AUC 范围为 0.84~0.87。该模型能够准确区分肺癌 BM 与乳腺癌 BM(AUC=0.96 ± 0.05,准确率 =0.86 ± 0.09)和黑色素瘤 BM(AUC=0.94 ± 0.07,准确率 =0.86 ± 0.09)。然而,在区分乳腺癌 BM 与黑色素瘤 BM 方面,该模型的表现较差,其 AUC 和准确率分别为 0.61 ± 0.19 和 0.56 ± 0.15。

3. 人工智能预测肺癌脑转移瘤患者 EGFR 突变　表皮生长因子受体(epidermal growth factor receptor,EGFR)突变阳性的非小细胞肺癌脑转移瘤患者可通过酪氨酸激酶抑制剂获得治疗效益。基于 MRI 组学特征的机器学习模型可预测肺癌脑转移瘤患者 EGFR 突变状态。Wang 等从 52 例初诊肺腺癌脑转移瘤患者(28 例 EGFR 突变型,24 例 EGFR 野生型)的颅脑增强 T_1WI、T_2-FLAIR、T_2WI 及 DWI 图像中各提取出 438 个组学特征,使用最小绝对收缩和选择算子(least absolute shrinkage and selection operator,LASSO)算法进行特征筛选并构建逻辑回归模型预测患者的 EGFR 突变状态。最终,基于 T_2-FLAIR 图像的 9 个组学特征所构建的分类模型在验证集及测试集中表现出了最高的预测性能,AUC 分别为 0.99 及 0.87,准确率分别为 99% 及 85%。另一项研究中,Park 等纳入 51 例非小细胞肺癌脑转移瘤患者,共 99 个脑转移瘤(其中 57 个 BM 为 EGFR 野生型,42 个 BM 为 EGFR 突变型,所有脑转移瘤 EGFR 突变状态均由病理证实),并在增强 T_1WI 及 DTI 图像中的脑转移瘤区域提取出 526 个组学特征,使用 F 分数、互信息、递归特征消除(recursive feature elimination,RFE)、LASSO 及基于树的模型进行特征筛选并构建了支持向量机(SVM)、自适应提升算法(AdaBoost)、线性判别分析(linear discriminant analysis,LDA)和随机森林(random forest)四种分类器。结果显示,基于树的特征选择方法所筛选出的 5 个组学特征所构建的 LDA 分类器在测试集中预测非小细胞肺癌脑转移瘤 EGFR 突变状态的性能最佳,AUC 为 0.74(95%CI:0.51~0.87),准确率、敏感性和特异性分别为 78.6%、81.3% 和 76.9%。

4. 人工智能鉴别脑转移瘤与胶质母细胞瘤　脑转移瘤和胶质母细胞瘤是成年人最常见的两种恶性脑肿瘤,依靠常规影像学特征很难将二者加以区分,基于影像组学特征的机器学习分类器有助于解决该难题。Qian 等从 170 例未治疗的脑转移瘤患者及 242 例初诊胶质母细胞瘤患者的对比增强 MRI 图像中提取了 1 303 个组学特征,进一步使用 12 种特征选择方法并构建了 7 种分类模型鉴别二者。最终,使用 LASSO 进行特征筛选并以 SVM 作为分类器展现出了最高的分类性能,AUC、准确率、敏感性、特异性、阳性预测值、阴性预测值分别为 0.90、82.7%、79.8%、87.3%、

90.0% 及 72.9%,且模型的诊断准确率、敏感性及特异性均高于放射科医生。在一项最新研究中,研究者从 72 名脑转移瘤患者和 71 名胶质母细胞瘤患者的对比增强 3D-T₁WI 图像中提取了 100 个组学特征。他们使用嵌套交叉验证来筛选和优化分类器,并在一个由 16 名脑转移瘤患者和 21 名胶质母细胞瘤患者的颅脑 MRI 图像组成的独立测试集上评估了模型区分这两种肿瘤的能力。该模型的 AUC、敏感性、特异性和准确率分别为 0.85、75%、86% 和 80%。

5. 人工智能预测脑转移瘤疗效 近年来,脑转移瘤立体定向放射治疗逐渐成为病灶数量和大小有限的脑转移瘤的一线治疗方式,但因放射抵抗等原因,不同脑转移瘤患者的疗效不尽相同。靶向药物治疗是间变性淋巴瘤激酶(anaplastic lymphoma kinase, ALK)阳性非小细胞肺癌脑转移瘤患者的重要治疗方法,但不同患者的疗效各异。早期、准确的疗效评价有助于临床医生为患者制订个性化诊疗策略,使患者治疗获益最大化。常规 MRI 无法提供足够多的信息以预测脑转移瘤疗效,而 MRI 组学特征能够提供额外信息。

Liao 等分别构建基于临床特征、MRI 组学特征、临床特征联合 MRI 组学特征的机器学习分类模型以预测因非小细胞肺癌脑转移瘤行伽马刀治疗的患者的疗效,结果显示,基于临床特征联合 MRI 组学特征的分类模型预测放疗后局部肿瘤控制的性能最佳,AUC、准确率、敏感性及特异性分别为 0.95、90%、91% 及 89%。Mouraviev 等从 87 例恶性肿瘤脑转移患者放疗前头部增强 T₁WI 及 T₂-FLAIR 图像所显示的肿瘤核心区及瘤周水肿区域提取组学特征并构建随机森林分类器以预测立体定向放射治疗后脑转移瘤局部反应。结果显示,在临床特征中加入所筛选出的定量组学特征可显著提高分类器的预测性能(AUC 从 0.67 提高至 0.79)。Jiang 等基于多模态 MRI(T₂WI,T₁WI,T₂-FLAIR,增强 T₁WI,ADC 图,CBV 图,对比增强 3D-T₁-MPRAGE)提取脑转移瘤核心区及瘤周水肿区域的组学特征并构建基于随机森林影像组学评分及临床特征(性别及肺癌组织学分型)的列线图以预测肺癌脑转移瘤行伽马刀放疗后的治疗反应,所得到的 AUC、C 指数、特异性及敏感性分别为 0.85、0.85、84.2% 及 76.2%。此外,研究结果表明:相较于单独使用肿瘤核心区的组学特征,加入瘤周水肿区域的组学特征可显著提高模型的预测性能(AUC 从 0.75 提高至 0.85)。

Zhao 等的研究中纳入了 24 例行恩沙替尼治疗的 ALK 阳性非小细胞肺癌脑转移瘤患者,从患者治疗前的头部 MRI 增强图像中提取出 87 个脑转移瘤区域的组学特征,使用最大相关最小冗余及 LASSO 算法进行特征筛选并使用逻辑回归模型构建影像组学评分运算公式(Rad-score),最终所筛选出的 9 个组学特征所构建的分类模型能够准确预测患者接受恩沙替尼治疗后 51 周内的颅内进展,训练集及验证集中各自的 AUC、准确率、敏感性、特异性为 0.84、87%、87%、87% 及 0.85、80%、67%、87%。进一步以 Rad-score=-0.9 为诊断阈值将所有患者分为高风险组及低风险组并进行 Kaplan-Meier 分析,结果显示高风险组与低风险组患者的无进展生存期(progression free survival,PFS)具有显著差异,提示该预测模型能够为 ALK 阳性非小细胞肺癌脑转移瘤患者接受恩沙替尼治疗前的风险分层提供重要依据。

6. 人工智能鉴别脑转移瘤放疗后进展与放射性坏死 放射性坏死是脑转移瘤立体定向放射治疗后的常见现象,发生率高达 10%~26%,常发生于头部放疗后 6~9 个月,表现为肿瘤靶区或与之相邻的强化病灶,常规 MRI 难以将其与脑转移瘤进展相鉴别,基于影像组学的预测模型有助于解决该问题。Peng 等回顾性收集 66 例行立体定向放射治疗的脑转移瘤患者头部 MR 图像,并从患者的增强 T₁WI 及 T₂-FLAIR 图像中提取组学特征,所构建 IsoSVM 分类模型鉴别脑转移瘤放疗后进展与放射性坏死的 AUC、敏感性、特异性分别为 0.81、65.4%、86.7%,而放射科医生鉴别二者的敏感性及特异性为 97% 及 19%。另一项研究中,Zhang 等利用 MRI 组学特征分类模型鉴别伽马刀治疗后的脑转移瘤进展与放射性坏死,研究者从 87 个脑转移瘤患者的基线及随访磁共振 T₁WI、T₂WI、T₂-FLAIR、增强 T₁WI 图像提取出 2 280 个组学特征,并根据基线与随访 MRI 组学特征计算出 1 140 个经过标准化的组学特征变化值(delta 组学特征)。结果显示,基于 delta 组学特征的 RUSBoost 集成分类器具有最高的分类性能,准确率及 AUC 分别为 73.2% 及 0.73。

AI 优化脑转移瘤临床决策各阶段工作流程的潜力毋庸置疑。然而,一方面,目前大部分研究因缺乏对模型的性能、泛化能力、临床使用潜能等方面的综合验证,尚未实现真正的临床转化;另一方面,标准化工作流程的缺乏很大程度上阻碍了影像组学预测模型在临床工作中的实际应用。近年来,影像组学质量评分,个体预后或诊断的多变量预测模型透明报告,图像生物标志物标准化倡议等标准、指南的制订,为影像组学研究中的多个流程提供了参照标准。相信不久的将来,会有与脑转移瘤相关的 AI 应用能够做到真正落地,切实为脑转移瘤患者的个体化精准诊疗提供帮助。

五、多发性硬化

多发性硬化(multiple sclerosis,MS)是一种免疫介导的中枢神经系统炎症性脱髓鞘疾病,其具体病因尚未明确。临床研究表明,遗传、环境和感染等多种因素可能与其发病相关。在病理学上,MS 主要表现为髓鞘的崩解和丧失,以及神经纤维或神经细胞的损伤。大体解剖学上,这种疾病主要以侧脑室周围脑白质中的脱髓鞘斑块为特征。MS 的特点是其在时间和空间上的多发性,临床上诊断 MS 通常基于患者的临床症状、影像学检查和实验室检查的综合评估。在 MRI 上,MS 的病灶分布、形态和信号特征是具有特定性的,但这些特征需要与视神经脊髓炎、血管源性脑白质高信号以及其他炎症性脱髓鞘疾病等相鉴别。

作为一种无创检查方法,MRI 在 MS 的诊断和鉴别诊断中扮演着重要角色。近年来,随着人工智能(AI)在影像学中应用,部分 AI 技术已经在临床工作中发挥着不可或缺的作用,越来越多的研究关注 AI 在 MS 的诊断、鉴别诊断以及预后预测等方面的应用(图 5-10)。经过 PubMed 的检索,AI 相关研究在 MS 领域的应用主要可以分为四个方面:①使用 AI 技术区分 MS 与正常人群或其他疾病;② MS 不同亚型的分类;③预测疾病的进展、预后和治疗反应;④其他相关研究应用。

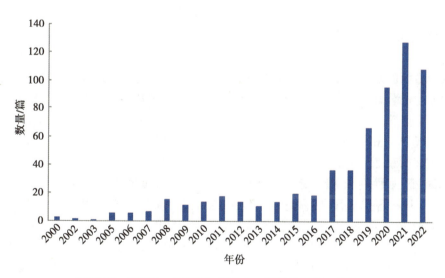

图 5-10　2000—2022 年 MS 人工智能方面的研究数量

1. 人工智能在鉴别 MS 与正常人或其他疾病的研究　最初的研究集中于 AI 是否能区分 MS、正常人群和其他疾病。Weygandt 等纳入了 41 个复发缓解型的 MS 和 26 个正常对照,研究利用机器学习(ML)方法成功分类并识别病灶,还发现了常规影像上无法通过肉眼区分的病变区域。此外,利用 ML 方法,研究者还运用不同模态 MRI 区分 MS 和正常对照,包括弥散加权 MRI,任务态的功能 MRI 和静息态的 MRI,结果显示分类的准确性均达到了 80% 以上。对比传统的 ML 方法存在费时、计算成本高、效率低下等问题,最新的无监督、自动特征提取的深度学习(DL)

技术越来越受到临床研究者的青睐；DL 最显著的特点是能够从数据中自动推断或推导出疾病潜在的表征。众多的研究通过使用 DL 技术对 MS 病变进行分割和分类，研究取得了较高的敏感性和特异性；此外，DL 也提取出了常规 FLAIR 图像上肉眼发现不了病变，如病变周围灰质、白质的异常。这些新发现可能有助于探索 MS 的发病机制，并指导诊断标准的变革。另一个重要的鉴别点是区分 MS 和其他神经系统疾病，包括视神经脊髓炎、结节病、中枢神经系统血管炎、小血管炎及其他遗传性脑白质病变。Rocca 等运用 DL 技术和卷积神经网络（CNN）对 T_1WI 和 FLAIR 图像进行训练，成功区分了 70 例 MS 患者和其他类似 MS 病变（91 例视神经脊髓炎、56 例偏头痛和 51 例中枢神经系统血管炎）。研究结果显示，该分类的准确性超过了影像学专家。另外一项研究通过 ML 方法区分遗传性球形脑白质病和 MS，研究结果显示当使用模型分类中 5~11 个特征值时，在交叉验证中，分类准确性达到了 100%。

2. **MS 不同亚型的分类**　临床上，MS 主要分为四种类型：临床孤立综合征、复发缓解型、原发进展型以及继发进展型。在 MS 研究中，运用 AI 技术区分不同 MS 亚型是一个重要方向。Kocevar 等采用 ML 技术，通过训练 T_1WI 和 DTI 图像计算的功能连接数据来区分 MS 各亚型。他们发现，这种方法在区分临床孤立综合征患者与正常人（91.8%），以及复发缓解型与原发进展型（75.6%）时的准确性不一致；另一项研究使用 MRI 波谱数据获得了类似的分类准确性。需要注意的是，这两项研究中各亚型的样本数量都不超过 30 例。较小的样本量可能导致 AI 研究中的过拟合问题，并影响特征值的获取。在这种情况下，上述研究在区分不同亚型时的平均准确性均低于 80%，表明 AI 在 MS 亚型分类的准确性还有待提高。

3. **预测疾病的进展、预后以及治疗反应**　另一个临床研究方向集中于 AI 技术是否能预测 MS 的进展、预后以及治疗反应。这包括预测临床孤立综合征是否会转变为 MS、复发缓解型 MS 是否会演变为继发进展型 MS、预测患者的长期预后以及继发进展型 MS 的短期发病风险。该研究的目标是确定哪些影像特征和临床危险因素可能导致不良预后或疾病进展恶化。早期识别这些特征将有助于早期的临床个体化治疗干预。这些研究在敏感性、特异性和准确率方面表现出了不同程度的异质性，部分原因在于长期随访患者存在困难，另外，临床个体之间的差异也是一个重要因素。

4. **其他方面的研究应用**　除了 AI 在 MRI 上的应用，研究还单独或结合使用脑脊液、血液、胃肠道微生物、光学相干断层成像（OCT）、脑电图（EEG）和基因数据等进行 MS 的鉴别诊断和预测。例如，"胃肠道微生物对疾病的影响"近年来成为研究热点。Bang 等通过分析胃肠道微生物菌群，成功区分了 MS 和其他炎性、免疫性疾病，如幼年型特发性关节炎、肌痛性脑脊髓炎 / 慢性疲劳综合征和获得性免疫缺陷综合征，其研究的准确性超过 95%。当前，一些研究结合 MRI 和患者的临床特征（如性别和年龄）来诊断 MS。据目前了解，尚无结合 MRI 和其他实验室检查指标的 AI 研究。未来，整合临床和各种检查的大数据可能会提升 MS 的诊断、鉴别诊断和预测价值，当然，这需要 AI 技术的进一步发展及相关算法的整合与优化。

虽然 AI 技术在 MS 的诊断、鉴别诊断和预后评估领域的研究不断增加，但其在临床应用方面还有很长的路要走。一项涵盖 41 篇 MS 相关 AI 研究（共 5 989 个样本）的系统评价发现，这些研究的总体准确率为 94%（95%CI：93%~96%），敏感性为 92%（95%CI：90%~95%），特异性为 93%（95%CI：90%~96%）。然而，异质性评价分析揭示了这些研究之间的显著异质性。异质性的主要来源是不同的模型算法，如传统 ML 中常用的有监督 SVM 和无监督层级聚类，以及 DL 中常用的 CNN 等算法；目前尚缺乏统一且完善的 AI 研究模型。其次，临床数据的不一致性也是一个问题，例如样本量较小的研究可能导致 ML 产生过多特征值和过拟合问题，以及不同模态的 MRI 和不同的扫描参数等。未来，采用多中心、大数据和统一研究模型的方法有助于解决现有研究中的异质性问题，进而实现结果的普遍适用性。

六、脑血管病

当前,中国脑血管病的发病率和病死率总体上呈现上升趋势,《中国心血管健康与疾病报告2021》显示,城市和农村居民的脑血管病死亡率分别为 129.41/10 万和 158.63/10 万。脑血管病由于其高死亡率、高复发率和高致残率,已成为中国及全球最严重的疾病负担之一。快速评估、诊断和干预对于改善脑血管病患者的预后至关重要,这高度依赖于具有特征性的神经影像学表现,例如使用头颅 CT 快速区分缺血性与出血性脑血管病、大血管闭塞和缺血半暗带等。脑血管病的神经影像特征快速评估主要依赖于经验丰富的血管神经病学和神经放射科医生。然而,日益增长的脑血管病疾病负担和就诊量给医院,尤其是基层医院的专业医生需求带来巨大挑战,而专业的脑血管病医生相对匮乏,且培养周期较长。

随着机器学习和深度学习等 AI 技术在医学影像领域的发展和融合,AI 算法已经被应用于脑血管病临床管理的多个环节,包括病灶分割、检测、智能诊断、定量影像特征提取、治疗效果评估和预后预测等。凭借着强大的图像分析和信息处理能力,AI 在脑血管领域的应用不仅能够大大缩短图像分析时间、减轻医生负担、缓解医疗资源紧张,还可以提高诊断的准确率,帮助临床医生判断疾病预后,从而使放射科医生和患者受益。

(一)人工智能在脑血管影像处理及分割中的应用

1. 脑血管影像处理和脑血管结构分割　医学图像分割尤其是病灶分割在脑血管病的神经影像分析中起到重要作用。脑血管病影像标志物的提取依赖于精确的病灶分割。通过机器学习等 AI 方法自动提取脑血管病影像组学特征,可以减少大量的人力投入及主观性错误,具有良好的重复性和定量分析能力,促进大规模影像及临床研究。AI 在脑血管影像处理中的应用主要包括影像的颅骨去除和血管分割两个方面。对于脑血管影像,特别是 CT 影像,颅骨的 CT 值一般都非常大,对于后续脑血管的识别、分割会有较大干扰,所以脑血管图像处理的一个关键问题就是去除颅骨。随着 AI 技术的兴起,颅骨去除方法经历了由传统的图像处理算法(如阈值法、区域生长方法等)逐渐转变为由机器学习和深度学习神经网络为主导的 AI 算法。在机器学习方面,像经典的 SVM、主成分分析降维方法都可用于颅骨去除,但整体效果有限,AI 方法在颅骨去除方面的应用主要还是在于深度学习。最近,3D CNN 被尝试用于提取 MRI 脑部区域,其最优分割 Dice 系数能够达到 0.95。Chen 等基于 3D 网络和 ResNet 结构设计了一种 VoxResNet 网络,同样也适用于 MRI 影像的颅骨去除。

在脑血管分割方面,快速、准确分割是进行后续脑血管病诊断与预测的重要前提。而血管分割的准确性、时效性,血管网络的覆盖率、连通性,以及脑动静脉区别等,是脑血管分割最主要的评价指标。目前,AI 技术已经应用于 CTA、MRA,甚至 CT/MR 平扫图像的血管分割中。Li 等基于密度和形状的 Markov 统计模型进行脑血管分割,通过 AI 算法自动化计算 Markov 正则化参数以规范化处理个体数据,可以准确地分割脑血管,高效地分离脑动静脉。不仅在血管成像模态上,有学者甚至基于平扫图像进行脑血管分割。例如,Klimont 等基于预训练和 2D U-Net 网络在头颅平扫 CT 上进行尝试,并将其与对应 CTA 影像进行比较,得到分割 Dice 系数为 0.64。Quon 等研发基于 2D U-Net 卷积神经网络的 T_2WI 序列实时全自动脑血管分割算法,在外部验证数据中分割准确率达 0.75,并且分割时间每例仅为 8.3 秒,而手工分割需要 1~2 小时。

AI 技术在颅内血管分割方面相对较为成熟,目前已开始进入临床试用。Fu 等设计了一个可实现头颈 CTA 血管分割的后处理系统,它能够自动除去骨影像,并完成头颈 CTA 的血管分割与重建。该算法在分割 Dice 系数和敏感性上均达到 0.9 以上,在外部不独立测试集的准确性上也达到 0.93,对 CTA 影像细小血管的分割均有非常高的精度。该系统可将头颈 CTA 图像的平均后处理时间由(14.22 ± 3.64)分钟减少至(4.94 ± 0.36)分钟,技师点击次数由(115.87 ± 25.9)次减少至 4 次,极大提升了临床工作中影像后处理效率,在提高精准度的同时,避免二次扫描,降低患者辐射剂量。脑血管智能分割等后处理智能操作符合临床应用场景,有望早日进入临床应用。

2. 脑血管病的病变区域分割 脑出血血肿形态往往不规则,因此准确、快速地分割出脑出血区域对脑出血的临床诊断和治疗具有重要意义。张天麒等将 U-Net 模型与轮廓识别方法相结合,使用阈值分割法得到血块的图像纹理特征,并定位颅内出血点,再对出血区域进行插值,评估血块的三维形态,实现针对颅脑 CT 影像中脑出血的分析和识别。该算法的准确率可达到97.4%,但对其他病灶如钙化灶等识别效果较差,且三维建模插值算法存在一定不足,无法准确补全断层信息。Yao 等提出了一种基于扩展卷积的多视点 CNN 结构,并结合一种新的混合损失函数,利用不同窗口中心和宽度调整对比度的 CT 扫描结果,提高了网络的泛化能力,其平均 Dice 系数为 0.697,ROC 曲线下面积(AUC)为 0.853。但是该方法只是分割了整体的急性出血区域,而无法区分不同的血肿类型,如脑实质内血肿、脑室内血肿和蛛网膜下腔出血,因此无法判断脑出血所造成的后果。

出血体积和血肿周围水肿(perihematomal edema,PHE)是脑出血重要的影像特征标志物。Dhar 等基于深度学习的方法,通过 4 层全卷积神经网络结合 U-Net 框架,利用 124 例幕上脑出血患者的 224 次头颅 CT 扫描进行算法开发,建立了脑出血及血肿周围水肿的自动分割及体积计算算法,结果表明该团队开发的基于深度学习的算法能够精确测量出血体积和 PHE 体积,与人工标注的金标准具有很好的一致性。

在急性脑梗死方面,梗死核心区和缺血半暗带的识别对于后续治疗非常关键。Chen 等使用卷积神经网络在 DWI 图像上对急性缺血灶进行分割,该网络包含两层结构,一是两层 DeconvNets 的组合,二是多尺度卷积标签评估网络,结果显示该网络对大、小急性缺血灶的分割准确率分别为 0.83 和 0.61。在基于 CTA 的研究中,使用机器学习模型自动化评估缺血核心,对于 ≤30ml 和 <50ml 梗死灶的 AUC 分别为 0.88 和 0.90;基于 MRI 对缺血半暗带自动化识别的敏感性接近100%,特异性达到 93%。在病灶自动化识别方面,Amukotuwa 等和 Dehkharghani 等利用一款自动化检测工具(RAPID 软件)分别进行了单中心和国际多中心颅内大血管闭塞自动检测研究,结果显示其诊断敏感性均超过 90%。通过挖掘影像中潜在的信息,机器学习已经可以辅助诊断早期卒中患者,而智能识别和量化梗死核心及缺血半暗带将对患者治疗决策提供极大帮助。

在慢性脑梗死方面,Naofumi 等使用深度残差神经网络在慢性卒中患者的 T_1WI 序列对脑组织病变进行体积分割,但是该方法仅将栓塞性卒中图像数据纳入训练,鲁棒性较差,且对小病灶的分割效果并不理想。Karthik 等提出了一种深监督全卷积网络来分割缺血性病变,在网络的最后两层中应用渗漏整流单元激活,精确重建缺血性病变,使网络能够学习多种特征,结果证实该方法的平均 Dice 系数为 0.70,分割效果好。

(二) 人工智能在脑血管病诊断中的应用

1. 脑梗死

(1)早期高危人群识别:短暂性脑缺血发作(transient ischemic attack,TIA)是卒中相关风险因素,早期干预可能减少卒中负担。新西兰的一个研究团队开发了一个电子决策支持工具,旨在帮助全科医生在不依赖专科医生的情况下快速识别 TIA/卒中患者。该研究团队应用该工具开展了前瞻性研究,对 266 例接受 TIA 评估的患者进行 3 年随访,研究结果发现在实施电子决策支持后,专科医生评估的延迟从 10 天下降到 3 天,24 小时内获得最佳治疗的患者从 43% 上升到 57%,因此他们认为在初级医疗保健环境中,对 TIA/卒中实施电子决策支持可以减少专科医生诊治延迟,并且是安全的。

深度学习算法还可以帮助准确识别需要紧急灌注的头部 CT 异常,为实现急诊自动分诊提供了可能。Titano 等开发了一个 AI 平台,识别急性神经系统疾病(脑血管病、脑积水等)仅需用时 1.2秒,与放射科医生在同等条件下花费的时间相比可缩短 150 倍。Abedi 等应用人工神经网络模型来鉴别急性缺血性卒中与类卒中,该模型具有良好的敏感性(80.0%)和特异性(86.2%)。

（2）发病时间评估：卒中发病时间的确定对患者治疗方案的选择非常重要,因此机器学习聚焦基于影像的发病时间评估和病灶信息提取,以期实现病灶早期自动化识别和诊断。Ho 等通过综合使用神经网络和传统机器学习技术提取基线 MR 灌注图像中潜在的时间信息,可评估发病时间 4.5 小时左右的脑梗死,在验证集中模型 AUC 为 0.68,高于目前的临床评估方法（AUC 为 0.58）,为临床上评估醒后卒中患者的发病时间提供了新的参考依据。

（3）脑梗死病因自动分型：尽管卒中病因分类体系在不断完善,但不同评价者间存在差异,与个人经验及专业知识等有关。脑梗死的病因分型对治疗决策、预后及开展临床研究均有重要影响。为进一步提高卒中病因分型的信度,Ay 等建立了卒中病因分类系统在线系统,利用电脑软件自动分析,目的是保证不同卒中中心、不同研究者对卒中亚型分类的一致性。2012 年,Nam 等开发了一款名为 iTOAST 的手持卒中分类临床决策系统,只需回答 6 个问题即可显示卒中分型结果。与卒中专家分型结果相比,iTOAST 的 Kappa 系数为 0.79,比传统 TOAST 分型更简单、准确。但上述系统对评估者的知识水平依赖度均较高。

使用机器学习和自然语言处理对急性脑梗死患者进行 TOAST 分型,与人工分类相比,基于机器分类中使用放射学报告和病程记录综合数据获得分型的 Kappa 值为 0.57,并且不同病因分型的 Kappa 值存在差异,其中心源性栓塞最高（Kappa=0.64）,隐源性卒中最低（Kappa=0.47）,在测试集中,基于机器分类与评分者间存在良好一致性（Kappa=0.72）。上述研究结果表明将 AI 技术应用于脑梗死病因分型具有可行性。通过自然语言处理技术自动提取病历信息,结合机器学习自动提取神经影像特征,可以获取更真实的患者信息,从而提高诊断的准确性。目前,尚未有研究基于 AI 综合分析神经影像及临床信息,从而建立高效、准确的脑梗死自动病因分型系统。

（4）卒中并发症：卒中的病死率严重受并发症的影响,对卒中并发症进行早期预测并及时作出相应的处理对改善患者预后具有重要意义。其中,脑水肿、梗死后出血转化、卒中相关性肺炎、卒中后抑郁、卒中后认知障碍是影响卒中患者预后的主要并发症。AI 在急性脑梗死并发症中也有相应的应用。例如,针对卒中后脑水肿问题,Dhar 等开发了一种随机森林模型,对 153 例急性脑梗死患者进行总计 397 次 CT 扫描并测量脑脊液体积,以量化脑梗死后脑水肿的进展。在此基础上,该团队又开发了 CNN 模型来量化大脑半球脑脊液在每个成像时间点的体积,证明脑脊液可以定量评估早期脑水肿形成,从基线期到 CT 扫描后 24 小时的脑脊液位移是脑水肿的早期生物标志物。

在梗死后出血转化方面,Feng 等基于 90 例前循环大动脉闭塞所致急性脑梗死患者的临床特征及基底动脉环变异情况,建立决策树模型和多元逻辑回归模型,预测患者经机械取栓后发生出血转化的危险因素。两个模型均证实,较差的侧支循环及较高的血小板淋巴细胞比值与出血转化显著相关。

在卒中相关性肺炎方面,Li 等建立了 5 种机器学习模型（正则化逻辑回归、SVM、随机森林、极端梯度提升、全卷积深度神经网络）预测卒中相关性肺炎,结果表明,极端梯度提升表现最佳,受试者操作特征曲线下面积为 0.841。

近年来,卒中后抑郁患者的总数随着卒中幸存者人数的增加而上升,大约 1/3 的卒中幸存者患有卒中后抑郁,不利于患者积极参与康复治疗,因此早期诊断并治疗卒中后抑郁能改善卒中患者的预后。2016 年,Hirata 等对 546 例卒中幸存者进行抑郁症筛查,并建立随机森林模型来确定与卒中后抑郁相关并可预测的因素,其总体预测准确率为 69%,年轻、贫困以及患有多种合并症是独立预测因素。Hama 等建立基于对数线性高斯混合神经网络的机器学习模型,将卒中幸存者分为对照组（80 例）、情绪障碍组（抑郁组 40 例、冷漠组 80 例、焦虑组 40 例）,并将对照组分别与情绪障碍组的每一组组合进行机器学习分析。结果表明,此种机器学习模型预测每一种情绪障碍的受试者操作特征曲线下面积都达到了 0.85 以上,优于传统的线性分类模型。

在卒中后认知障碍方面,Betrouni 等基于 160 例卒中患者卒中后 72 小时的大脑海马和内嗅皮质磁共振 T₁WI 序列的纹理特征,建立 SVM 模型,运用主成分分析筛选显著特征并结合患者年龄和性别,预测卒中后认知障碍的准确率达 88% 左右。上述结果说明机器学习可以处理多模态数据,磁共振图像的纹理特征可以代表神经变化成为早期预测卒中后认知障碍的筛选策略的一部分。

2. 颅内动脉瘤

(1)动脉瘤检测:目前,已经在 CTA、MRA、DSA 等模态影像数据中进行了 AI 自动化检测的研发。除了经典的卷积神经网络模型外,新的自动化检测算法也在不断开发,如将深度学习和影像组学联合应用,通过深度学习自动化提取影像组学特征,进而对 DSA 数据进行颅内动脉瘤识别和分割;使用基于深度学习的空间信息融合特征方法,仅使用二维卷积神经网络即可实现三维旋转血管造影图像颅内动脉瘤的检测。文献报道 AI 算法对动脉瘤检测的敏感性最高为 70%。尽管颅内动脉瘤的自动化检测研究结果令人振奋,但是目前的检测效能仍存在不足,其原因在于对小动脉瘤(<5mm)、微小动脉瘤(<3mm)检测的敏感性差异较大(37.5%~92.6%)。另外,这些模型尚未在证据级别最高的前瞻性、多中心、临床随机队列研究中验证,成为其落地临床实践的障碍。因此,建立多中心、具有金标准的训练、验证数据集,同时构建合适的深度学习框架,提高小动脉瘤及微小动脉瘤检测敏感性,研发鲁棒性强的智能模型并进行前瞻性队列研究仍是今后研发和临床推广工作的重点。

(2)动脉瘤形态智能分析:得益于 AI 强大的统计分析和数据整合能力,AI 已在颅内动脉瘤形态测量、血流动力学运算方面取得很大进展,使动脉瘤形态学评估更加客观一致,血流动力学计算更加方便简单。在形态评估方面,Xiang 等设计了一种基于图像的血管分析工具包进行自动化形态学参数计算。该工具包可提供相对准确的测量结果,形态上的平均尺寸误差仅为 0.56%。在血流动力学分析方面,Seo 等开发了一种高度自动化的方法,可以直接基于 3D 血管造影图像的体素化对比信息构建基于原始图片的蒙片,以进行血流动力学复杂的模拟计算。此外,Lv 等使用了动脉瘤形态学和血流动力学参数预测动脉瘤管壁强化特征,其中梯度提升模型表现最好,提示形态学、血流动力学和管壁强化参数之间存在复杂关联。尽管这些工作为形态学和血流动力学的自动化运算提供了便捷,然而由于其研究样本小、缺乏 DSA 金标准和前瞻性试验的验证,仍未进一步推向临床常规应用。

(3)动脉瘤破裂风险预测:动脉瘤破裂风险预测具有挑战性,各种新的机器学习方法通过整合各种变量以对动脉瘤破裂风险进行建模预测。这些新的方法包括深度学习、SVM 和随机森林分类器等。与传统经典的逻辑回归建模方法及 PHASES 相比,这些新方法均在不同程度上显示了新 AI 方法的优势。影像组学特征也被引入颅内动脉瘤破裂风险预测,研究发现平坦度、直方图和纹理影像组学特征等是颅内动脉瘤破裂最重要的相关因素,使用影像组学特征构建破裂风险模型时,其 AUC 均达到 0.85 以上,说明影像组学衍生的形态学特征是预测动脉瘤破裂风险的重要参数。Detmer 等采用 K 近邻、SVM、随机森林等多种 AI 技术,对 1 631 例动脉瘤的流行病学特征、形态学特征及血流动力学特征进行了学习,最终得到 76.0%~79.0% 的动脉瘤破裂预测准确率。血流动力学是动脉瘤稳定性评估不可缺少的重要因素,该研究纳入血流动力学因素,使得到的模型更加系统。值得注意的是,这些研究并未完全使用前瞻性数据,故动脉瘤破裂风险的预测迫切需要建立大型前瞻性队列,进而利用 AI 进行深入的数据挖掘。

3. 烟雾病与脑血管畸形 烟雾病和动静脉畸形(arteriovenous malformation,AVM)是相对少见的脑血管病。在烟雾病中,检测是其主要研究方向。烟雾病的检测更倾向于颅内异常血管网的识别。目前,已有基于头颅 X 线平片、MRI 和 DSA 图像的烟雾病自动化检测的研究。在头颅平片的烟雾病检测中,AUC 可达 0.91,且大部分病例是通过对下面部的关注进行预测的,这也提示颅面骨可能在烟雾病相关的颅骨特征中发挥作用。在基于 MRI 的研究中,通过使用迁移学习的方法,模型给出了基底池、基底节及半卵圆中心层面的检测准确率(分别为 92.8%、84.8% 和

87.8%）。同时,该模型还可以识别动脉粥样硬化斑块,在以上 3 个层面的准确率分别达到 65.7%、91.5% 和 97.0%。此外,有研究使用机器学习方法自动识别血管狭窄程度,结果提示其对不同狭窄程度的鉴别效果良好。在预测方面,Lei 等使用多视角传统神经网络算法对烟雾病出血风险进行预测,准确率达 90.7%,敏感性达 94.1%。

立体定向放射治疗和神经介入治疗是 AVM 的主要治疗手段之一。针对放疗术前靶区勾画耗时、主观性强的问题,Wang 等提出了具有复合损失函数的深度监督 3D V-Net 的方法,在头颅 CT 上对 AVM 进行自动化分割,其分割准确率达 0.85 以上,而患者所受辐射剂量差异均小于 0.2Gy。同时,识别与 AVM 相关并发症也是研究的关注点。Zhang 等应用基于图册的分析识别 AVM 癫痫可疑脑区,发现右中央前回、右上纵束及 4 个影像组学特征是癫痫发作的预测因素。另外,影像组学特征也可用来鉴别 CT 图像上 AVM 相关血肿和其他类型的自发性脑实质血肿(高血压脑出血相关血肿、淀粉样脑血管病相关血肿),建模后模型的 AUC 约为 0.97。通过智能化影像信息的提取,AVM 中的高维信息将提供越来越多有价值的参数,帮助加深对疾病的认知。

然而烟雾病和 AVM 整体发病率偏低,目前 AI 应用相对偏少。如何利用有限的数据挖掘潜在的信息,进而对烟雾病和 AVM 的发病机制、临床管理进行探索和优化是接下来 AI 应用的主要方向。

(三)人工智能在神经介入中的应用

介入手术的一些特点使得 AI 机器人在这方面的运用变得更为迫切。第一,介入手术需要医生暴露在放射线下,用机器人替代人类医生完成这类手术一直是研究热点;第二,血管内介入手术主要通过导丝导引使导管到达目标,然后释放器械以治疗疾病,过程相对简便,有利于 AI 机器人的学习实施;第三,血管内介入治疗是一种较远距离的操作,力量反馈缺乏;第四,虽然已经有三维血管成像的路径图导航功能,但目前的介入手术通常在二维图像导引下进行,而 AI 机器人可以融合造影的三维图像,也可以将其他检查如 CT 或 MRI 影像结合其中,以达到更高的精度。目前的研究还处于人类医生遥控操作机器人完成诊疗手术的阶段,研究和临床运用首先在冠状动脉和外周血管领域开展,特别是在冠脉介入治疗方面,机器人经皮冠状动脉介入治疗疗效与人类医生手术没有显著的差距。

早在 2011 年,我国学者报道了采用辅助机器人进行血管造影的体外模型和动物实验。2016 年,该团队又报道了应用机器人在 15 例患者上成功进行了脑血管造影的临床实践,证实有很好的准确性。Perera 等比较了麦哲伦机器人系统和医生手工操作的安全性,研究结果显示机器人系统操作后高强度瞬态信号数量远低于医生的操作,显示了机器人在精准和稳定性方面的优势。

除了人类控制的辅助机器人,真正能自我控制和学习的 AI 机器人也在不断地研究发展中。英国帝国理工学院的一项研究采用非刚性配准模型,通过导管近端操作和导管头端位置的反馈学习而研发的 AI 血管机器人,在颈动脉超选方面虽然不如人工快速,但更加精准平稳,减少了无效的来回操作,接触血管壁的平均力量降低了 33.3%,平均标准差降低了 70.6%,极大降低了损伤血管的可能性。2019 年 11 月,世界首例由介入机器人实施的人体颅内动脉瘤介入手术在加拿大多伦多西区医院完成,标志着 AI 机器人在神经介入诊疗中的应用进入一个新的阶段。

(四)人工智能在脑血管病治疗中的应用

1. 脑梗死再灌注治疗评估　急性脑梗死静脉溶栓等再灌注治疗的获益及风险评估是临床中亟待解决的一个重要问题。通过 DWI-FLAIR 不匹配可以识别发病 4.5 小时内的急性脑梗死患者。Lee 等利用机器学习算法,基于 DWI 及 FLAIR 提取 89 个向量特征,建立 3 种机器学习模型识别 4.5 小时静脉溶栓时间窗内的患者。与神经科医生相比,3 种机器学习模型有更高的敏感性,并具有相似的特异性。Chung 等基于梯度回波(gradient echo,GRE)图像建立机器学习算法,自动快速分析血栓特征,从而辅助血管内治疗的决策。该算法识别心房颤动所致栓塞的敏感性和特异性分别为 0.79 和 0.63,在五折交叉验证中的准确率>75.4%,AUC>0.87。

2014 年，Bentley 等应用 SVM 方法分析了 116 例经静脉溶栓治疗的急性脑梗死患者，将这些患者的脑 CT 扫描图像作为输入，以预测症状性颅内出血风险。这种基于机器学习模型的预测性能优于传统的预测方法。Qiu 等通过非增强 CT 和 CTA 提取急性脑梗死患者 326 个血栓影像组学特征，利用线性 SVM 分类算法，结果发现与已知的血栓特征（如长度、体积和渗透性）相比，通过 CT 和 CTA 提取的血栓影像组学特征更能预测急性近端大血管闭塞的急性脑梗死患者静脉溶栓后血管再通概率。Bacchi 等利用深度学习方法建立了急性脑梗死静脉溶栓预后的预测模型，结合 CNN 和人工神经网络（ANN）对 204 例患者的临床信息及头颅 CT 图像进行训练和验证，最终模型预测 90 天改良 Rankin 评分（modified Rankin scale，mRS）和 24 小时卒中评分量表（NIHSS）评分的准确率分别为 0.74、0.71。

2. 康复治疗

（1）康复智能辅助：改善卒中后上肢的运动功能是卒中康复的重要组成部分。一项研究利用位于患者手腕上的传感器捕捉患者上肢的线性加速度和角速度，通过随机森林算法将患者的功能性运动与非功能性运动加以区分，对照组的平均准确率为 94.80%，卒中患者的准确率为 88.38%。2016 年研发的一个网络物理脑卒中康复系统可用于提高卒中患者在康复实践时的参与度。一种新的远程定量 Fugl-Meyer 评估框架使用两个加速度计和七个弯曲传感器监测上肢、手腕和手指的运动功能，为远程定量康复训练与评估提供了一种可行的方法。

（2）康复机器人：近年来，先进的机器人技术逐渐应用于康复医学中，康复机器人是辅助肢体残疾患者康复训练的关键措施。然而，机器人辅助康复治疗的有效性需要大规模临床试验验证。2019 年，一项评价机器人辅助训练强化上臂疗法有效性的多中心随机对照试验结果公布，患者按 1∶1∶1 随机分配到麻省理工学院 MANUS 机器人、基于重复功能任务练习和常规护理的增强上肢治疗（EULT 方案）、常规护理三个不同干预组。对于中度或重度上肢功能受限的患者，与常规护理相比，机器人辅助训练和 EULT 并没有改善卒中后的上肢功能。

（3）脑机接口：脑机接口技术是一种在没有周围神经和肌肉这一正常传出通路参与的情况下实现人与外界环境的交互，并实现人们期望行为的计算系统。可以将其更简单地理解为通过解码大脑神经活动信号获取思维信息，实现人脑与外界直接交流。脑机接口可应用于多种疾病的康复训练，其促进疾病康复的途径主要有两种：一是通过与环境的交互实现重症瘫痪患者多种功能的替代；二是通过促进大脑重塑实现功能代偿，最终减轻残疾，提高患者的生存质量。脑机接口在医学康复领域的应用已经逐步兴起，除了能帮助具有严重功能障碍的患者建立与外界的交流通道，还克服了传统康复手段被动单一介导的缺陷，可将康复训练中很多的被动运动转换成患者的主动运动，进一步提高患者的主观能动性，在患者受损的中枢神经中形成反馈，刺激脑的重塑或代偿，从而提高康复效果。

3. 脑血管病辅助决策工具　美国 FDA 批准的第一个针对脑血管病的 AI 诊断决策支持工具，可通过 AI 算法分析 CTA 发现可疑的大血管闭塞，并通知神经病学专家和介入医生。其敏感性为 92%，特异性为 90%，平均通知时间为 6 分钟，可为再灌注治疗提供快速辅助决策。目前，国际上应用最多的脑血管病 AI 产品是斯坦福大学开发的急性缺血性卒中识别可挽救脑组织的 RAPID 软件。应用 RAPID 软件作为血管内治疗的影像筛选工作的有效性在数个大型国际多中心临床研究中得到了验证。RAPID CTA 可以对脑动脉进行可视化，识别大血管闭塞。RAPID ASPECTS 可基于机器学习算法自动生成标准化的评分，辅助医生进行再灌注治疗决策。

为实现基于常规 CT 影像有助于脑梗死急性期医生就重组组织型纤溶酶原激活物的使用作出合理的决策，Shieh 等开发了自动 ASPECTS 评分系统，采用对侧比较的方法，检测早期缺血性改变，输出溶栓治疗的建议。研究者将 103 例患者分为建议溶栓组（ASPECTS 评分 >7 分）或不建议溶栓组（ASPECTS 评分 <7 分），两组的分析准确率高，AUC 为 90.2%，平均处理时间为 170 秒。基于 MRI 的自动软件工具 COMBAT Stroke，可以用于评估灌注加权成像 / 弥散加权成像不匹配

的体积和比值,并用实际临床决策验证 COMBAT Stroke 所做的决策。在欧洲两个中心卒中数据库的 228 例患者,186 例接受溶栓治疗,COMBAT Stroke 将 142 例患者列为潜在溶栓治疗,敏感性为 60%,特异性为 29%。Flynn 等开发的 COMPASS 决策辅助工具可以辅助临床医生对急性脑梗死患者溶栓治疗作出针对性的临床决策,以数字和图形的方式表示风险预测结果(出血、死亡和残疾),有助于更好地向患者及家属传达溶栓获益及风险的个体化信息。此外,目前还有一些其他脑血管病 AI 软件产品也在临床中得到了一些应用(表 5-2)。

表 5-2　脑血管病 AI 软件产品

代表软件	国家	应用
Viz.ai's Contact	美国	CT 检测脑梗死、自动检测大血管闭塞、非自动化 ASPECTS 评分、自动推送关注图像至移动客户端
RapidAI 系列产品	美国	自动化 ASPECTS 评分、灌注分析、自动侧支循环密度定量、间接检测大血管闭塞、出血识别与分类、CT 灌注成像和灌注磁共振成像错配量化等功能
Accipio Ix	美国 / 以色列	CT 检测颅内出血
Aidoc	以色列	CT 检测颅内出血、大血管闭塞
HealehICH	以色列	CT 检测颅内出血
CVAid	以色列	脑卒中发病前的预防、急性期救治及恢复期康复全周期的服务、评估脑卒中恢复情况
e-Stroke-Suite 系列产品	英国	自动化 ASPECTS 评分、低密度体积测量、出血体积识别与检测、侧支循环检测和评估、CT 灌注成像和灌注磁共振成像错配量化
Olea Sphere	法国	自动灌注成像并推送到移动客户端
CINA 系列产品	法国	出血识别、大血管闭塞检测、ASPECTS 评分
Canon's Auto Stroke Solution	日本	CT 检测颅内出血(脑实质、脑室、硬膜下和蛛网膜下腔出血)
F-Stroke	中国	自动计算 ASPECTS 评分,自动计算 CT 灌注成像上梗死核心、半暗带及其错配,自动计算 DWI 上组织窗、梗死核心、半暗带及其错配,侧支循环评估及量化
Aneu 系列产品	中国	颅内动脉瘤辅助诊断、微导管塑形、密网支架规划、手术预案
AccuStroke 系列产品	中国	急性出血性卒中辅助分析、自动化 ASPECTS 评分、灌注分析、大血管闭塞检测
AccuFFR®icas	中国	三维重建定量分析形态学和功能学等参数,颅内血管狭窄功能学评估
BioMind "天泽" 脑血管病辅助决策系统	中国	自主分析出卒中类型、发病部位、发病机制、发病病因等,给出临床治疗辅助决策方案

(五) 人工智能在脑血管病预后预测中的应用

1. 脑梗死预后预测　在脑梗死梗死病灶短期结局的预测方面,已有多项逻辑回归、基于树的方法和神经网络等方法的应用。由于逻辑回归难以分析复杂的变量间相互关系,故机器学习模型展现出更优越的性能。Livne 等比较了 XGBoost 模型和传统线性模型在预测最终梗死方面的效能,XGBoost 的 AUC 显著高于传统逻辑回归模型。此外,通过使用多模态数据或者增加神经网络的层数,可以提升模型的性能。Liu 等使用 SVM 预测脑出血的血肿扩大,敏感性为 81.3%,特异性为 84.8%,准确率为 83.3%,AUC 为 0.89。

机器学习技术在脑梗死患者的长期预后预测的研究中也同样取得了进展。Heo 等使用深度神经网络、逻辑回归以及随机森林三种机器学习方法对 2 604 例急性脑梗死患者发病 3 个月的改良 Rankin 评分（mRS）进行预测，并与 ASTRAL 评分进行比较，结果发现深度神经网络模型 AUC 显著高于 ASTRAL 评分，而随机森林、逻辑回归与 ASTRAL 评分差异无统计学意义。

此外，功能性 MRI 也被用作机器学习的输入特征，以进一步预测卒中的预后，如 Rehme 等利用 SVM 通过静息态功能磁共振成像预测手部运动功能障碍，准确率可达到 82.6%~87.6%。Siegel 等在一个卒中队列中通过机器学习算法来预测卒中后多个功能域损伤，包括注意力、视觉记忆、言语记忆、语言、运动和视觉等，发现通过功能连接预测视觉记忆和语言记忆损伤比通过梗死病灶部位预测更好，而视觉和运动损伤则通过梗死病灶部位来预测效果更好。

2. 动脉瘤及脑出血预后预测　在动脉瘤及脑出血预后评估方面，近年来也有一些基于 AI 的研究被逐渐提出。Bhurwani 等提出将深度神经网络应用于血管造影，利用治疗前、后的 DSA 预测动脉瘤闭塞情况。在基于造影参数来预测颅内动脉瘤介入治疗的成功率方面，该研究展现了深度神经网络的潜在应用前景。Tabaie 等基于机器学习模型来捕捉预测动脉瘤引起蛛网膜下腔出血患者的临床风险因素，这些因素有助于高风险患者的临床治疗决策和患者影像数据的临床价值挖掘。Paliwal 等比较了 4 种经典的监督学习机器学习算法（逻辑回归、SVM、K 近邻和 BP 神经网络）预测血流导向装置治疗动脉瘤 6 个月的预后结果，结果表明 BP 神经网络在训练集上表现最好，SVM 和 BP 神经网络在测试队列中的预测准确性为 0.90。尽管该研究缺乏独立的外部验证，但应用机器学习模型来帮助临床医生在适当的动脉瘤患者中选择血流导向装置具有较高的临床价值。

除了治疗效果预测之外，AI 技术还用于动脉瘤破裂后的预后及并发症预测。在一项最早将 AI 技术应用于动脉瘤的研究中，Skoch 等对 16 例蛛网膜下腔出血患儿中发生症状性血管痉挛者进行了神经网络模型学习，学习后该算法对于症状性血管痉挛并发症的预测准确率达 93%。Xia 等提取 485 例破裂前交通动脉动脉瘤临床特征及影像学特征，输入随机森林模型进行训练，并进行了 122 例患者数据的内部验证及 202 例患者数据的外部验证，最终获得了 78.3% 的内部验证准确率及 73.8% 的外部验证准确率。

此外，Wang 等验证了基于机器学习方法构建模型以预测脑出血患者功能结局的可行性，在测试集中随机森林对功能结局预测性能最佳，预测 1 个月结局的准确率为 83.1%，敏感性为 77.4%，特异性为 86.9%，预测 6 个月结局的准确率为 83.9%，敏感性为 72.5%，特异性为 90.6%。一项系统评价及 Meta 分析总结了 59 个颅内出血的结局预测模型，其中 9 项研究采用了机器学习的算法，其预测准确率均十分可观。

3. AVM 介入治疗预后预测　Asadi 等对比了传统的回归统计学分析和深度学习的 AI 分析系统（神经网络和 SVM）对 AVM 栓塞治疗并发症判断的准确性，结果发现，传统回归分析预测介入手术死亡率的准确性仅为 43%，而 AI 系统可以达到 97.5%。另一项研究显示 SVM 及随机森林等机器学习方法可准确预测 AVM 介入治疗后 5 年的致死性结局，其准确率同样高达 97.5%。

第六节　消 化 系 统

一、引　言

消化系统由消化道（食管及胃肠道）和消化腺（肝胆胰）组成，鉴于不同器官解剖及生理特征的差异和不同的临床问题，影像学检查的优选原则及价值不同。

消化道疾病包括发育异常、炎症、溃疡及良恶性肿瘤等。病变受累部位不同，可单发或多发，早期病变位于黏膜及黏膜下，可逐渐累及肌层，甚至穿透浆膜侵及周围，可导致胃肠道壁增厚、局限肿块及溃疡形成等,通过钡剂造影显示黏膜、内壁及管腔的形态改变,但不能显示胃肠道壁及腔外情况,应用价值有限。CT 能清晰显示胃肠道壁的厚度及肿块,准确评估腔外侵犯、邻近器官受累、腹膜及淋巴结和远隔脏器转移等。CT 增强扫描获得病变的血管生成及血流动力学信息,有助于肿瘤的分期、疗效及预后评估等。MRI 在直肠癌的诊断、分期及疗效评估等方面凸显优势。

消化腺疾病包括良恶性肿瘤、炎症和发育异常等,病变可是局限性或弥漫性,可导致器官的轮廓、形态、大小及成分(出血、坏死、纤维化、脂肪变等)发生变化。CT 扫描通过病变的形态、密度、增强特点及 CT 值等定性;MRI 以其更高的软组织分辨率及多序列、多参数的优势,尤其是快速成像序列,如压缩感知技术、单次激发快速自旋回波(SSFSE)序列的应用等,成为消化腺越来越重要的检查手段。MRCP 结合常规序列成为胆胰疾病所致梗阻性黄疸的首选检查方法。

CT 及 MRI 等多模态影像能够提供形态学及定量信息,在病变检出、定性、肿瘤分期及疗效评估中起到很重要的作用,但对肿瘤异质性的评估受限,尤其是未能有效结合临床、实验室检查及病理、代谢等信息,未能整合临床治疗方案、疗效及预后信息,对指导临床决策价值有限。

二、人工智能在消化系统中的应用

(一)AI 辅助肝细胞癌检出、鉴别诊断及评估

原发性肝癌是我国第 4 位常见恶性肿瘤,位居主要恶性肿瘤死亡原因的第二位,最常见的几种病理学类型是肝细胞癌(hepatocellular carcinoma,HCC)、肝内胆管细胞癌(intrahepatic cholangiocarcinoma,ICC)和混合型肝细胞癌 - 胆管癌(combined hepatocellular cholangiocarcinoma,cHCC-CCA),其中 HCC 占 75%~85%、ICC 占 10%~15%,三者在发病机制、生物学行为、病理组织学、治疗方法以及预后等方面差异较大。HCC 多源于肝硬化,从肝硬化结节到癌变结节转变过程中,结节成分及血供发生变化,相应的影像特点发生改变,但良恶性结节的征象部分重叠,常规影像对早期癌变结节的判断困难。

超声、CT 和 MRI 可以提供肿瘤的数目、位置、大小、质地、边界及邻近脉管系统侵犯和淋巴结转移等信息。在 CT 和 MRI 增强扫描上,典型 HCC 呈“快进快出”的非边缘动脉期高强化、非周边“廓清”及包膜等主要征象,亦可显示 HCC 次要征象(T_2WI 高信号、扩散受限、晕状强化、马赛克征、结中结征、病灶内脂肪、铁沉积、出血等),MRI 肝细胞特异性对比剂肝胆期低信号有助于良恶性结节的鉴别,影像随诊肿瘤直径增加的阈值对定性诊断亦有重要的临床价值。因此,CT、MRI 可用于 HCC 术前诊断、鉴别诊断、病理预测(大体分型、组织学特点及病理分级、免疫组化标志物)、TNM 分期、临床分期以及疗效和预后评估等。但传统影像评估仅限于对影像特征的人为评估,对肿瘤的异质性缺乏全面评估和精准定量。

影像组学在 HCC 的应用主要用于病灶检出、诊断及鉴别诊断、预测 HCC 病理分级及免疫组化表达、疗效评估及预后预测等。

1. AI 辅助 HCC 病灶检出及鉴别诊断　Kim 等提出了一种基于 MRI 肝胆期图像全自动深度学习模型检出 HCC,该模型利用微调的 CNN,在最终的外部验证集中具有较好的 HCC 检出能力,敏感性及特异性分别为 87%、93%,优于经验不足的影像科医生。Wu 等发现与基于单一序列 MRI 影像组学模型相比,联合多序列(同反相位、T_2WI 及 DWI 序列)MRI 影像组学模型鉴别 HCC 与血管瘤的价值更高,且逻辑回归是表现最佳的分类器,在测试集中 AUC、敏感性及特异性分别为 0.89、82.2% 及 71.4%(图 5-11)。Li 等基于 T_2WI 发现了 35 个有助于鉴别肝血管瘤、肝癌和肝转移瘤的 MRI 特征,证明神经网络建模鉴别最准确。

2. AI 辅助预测 HCC 病理分级及免疫组化表达　HCC 的肿瘤分级、微血管侵犯以及免疫组化表达等信息对其侵袭性和预后有重要的价值。Wu 等通过对 170 例 HCC 术前 T_1WI 及 T_2WI 图像进行影像组学建模,能够很好地预测 HCC 的高、低级别;Yang 等采用多通道融合三维卷积神经网络基于动态对比增强 MRI 预测 HCC 病理分级的平均准确率为 0.7396 ± 0.0104。

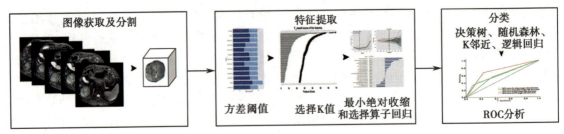

图 5-11　基于 MRI 鉴别 HCC 与血管瘤的影像组学流程

微血管侵犯(microvascular invasion,MVI)只能在显微镜下观察,MVI 预示 HCC 有很强的侵袭力,预后较差。如果术前可以精确诊断 MVI 的发生及分级,能有效地指导临床决策,提高患者的临床受益率。在传统的影像学检查中,静脉侵犯、瘤周低强化等被定义为预测 MVI 发生的重要影像学征象,但仅凭借影像学征象预测的准确率并不高。Chen 等基于 MRI 影像组学特征对 415 例病理证实的小 HCC(≤3.0cm)的 MVI 进行研究,表明基于肝胆期和 DWI 图像的影像组学特征评分对评估小 HCC 的 MVI 具有较高的预测准确性。

细胞角蛋白(CK)19、Ki-67 及 Glypican 3 等特定细胞表达的蛋白,与 HCC 的侵袭及复发密切相关。Wang 等对 227 例 HCC 术前 T_1WI、T_2WI、DWI、动脉期、静脉期、延迟期及肝胆期图像进行影像组学特征分析,建立了 CK19 表达的预测模型,结果显示综合 MRI 动脉期及肝胆期的影像组学模型对 HCC 肿瘤区域 CK19 表达具有良好的预测效果。

3. AI 辅助 HCC 疗效评估及预后预测　肝部分切除术是早期可切除 HCC 的首选疗法,但术后依然存在复发的可能性,约 82.5% 的肝切除术后患者死于肝内复发。术前预测 HCC 术后复发的可能性有助于早期干预、制订科学的治疗方案,进而延长患者的生存期及提高生存质量。多项基于 CT、MRI 的影像组学研究能有效预测 HCC 切除术后复发,Wang 等的研究证实基于 MRI 的影像组学能有效预测 HCC 患者术后 5 年生存率,为临床围手术期方案制订及预后监测提供帮助;肝动脉插管化疗栓塞术(transcatheter arterial chemoembolization,TACE)是目前最常用且有效的 HCC 介入治疗方法之一。赵莹等基于 122 例 HCC 治疗前增强三期 MRI 的影像组学预测 TACE 术后疗效(1~2 个月客观反应与无反应),证明增强三期影像组学模型预测效能较高(AUC 0.838),联合临床放射学风险因素的组合模型效能更高(图 5-12)。

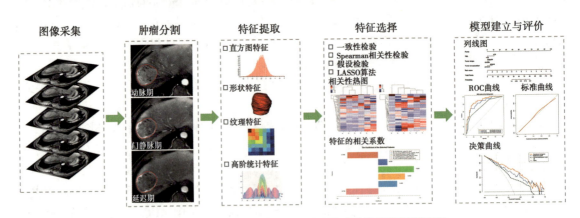

图 5-12　基于 MRI 预测 HCCTACE 疗效的影像组学流程

Sun 等探讨了基于术前多参数 MRI 影像组学预测 HCC 者 TACE 治疗后早期进展的价值,基于 DWI、T_2WI、ADC 及多参数联合组学模型在测试集中的 AUC 分别为 0.729、0.729、0.714 及 0.800,体现了多参数 MRI 影像组学预测 HCC 的 TACE 术后早期进展的价值;Zhang 等研究了基于增强 CT 的深度学习在术前预测 TACE 联合索拉非尼治疗的 HCC 患者总生存期(overall survival,OS)

的价值,结果显示深度学习模型在测试集及验证集中的一致性指数为 0.717、0.714,联合临床特征后预测效能明显提升,表明基于增强 CT 的深度学习方法能够术前预测可能受益于 TACE 和索拉非尼联合治疗的 HCC 患者,有助于筛选潜在有效患者,提高临床诊疗的净获益;Niu 等分析了接受多次 TACE 治疗(3~7 次)的患者的 CT 增强动脉期图像,提取 8 个影像组学特征并进行量化评分,建立 TACE 疗效预测模型,可筛选出 TACE 疗效不佳的患者,优化个性化治疗方案。

(二) AI 辅助肝内胆管细胞癌诊断及评估

肝内胆管细胞癌(ICC)是起源于肝内胆管二级以上胆管分支的上皮细胞源性恶性肿瘤,是仅次于 HCC 的第二大原发性肝内恶性肿瘤。ICC 恶性程度高,临床表现无特异性,发现时一般处于晚期。ICC 的淋巴结是否转移是手术切除后生存期长短的重要影响因素,在行淋巴结清扫术的 ICC 患者中,淋巴结转移占 35%。因此,尽早发现病变、准确判断肿瘤大小、是否有淋巴结转移可以为肿瘤分期、临床手术方式和术后辅助治疗策略的选择提供更多信息,是延长患者生存期的关键因素。

CT 和 MRI 可以较准确地判断肿瘤的大小、位置及质地、与周围组织的关系、邻近脉管系统侵犯和淋巴结转移等,有利于进行术前分期及评估肿瘤的可切除性。在 CT 和 MRI 增强扫描上,ICC 均呈延迟期向心性强化,有助于与 HCC 鉴别。但对于体积较小或强化方式不典型的 ICC,CT 和 MRI 仍然存在误诊。在鉴别淋巴结转移上,MRI 的准确率为 66%,CT 的敏感性为 61%,相对都较低。

目前,影像组学在 ICC 的应用,主要用于 ICC 的诊断及鉴别诊断、预测淋巴结转移、预测术后复发及疗效和预后。

1. AI 辅助 ICC 的诊断及鉴别诊断 原发性肝癌包括 HCC、ICC、混合细胞癌,影像上区别三种肿瘤主要依靠其典型的强化方式,但对于强化方式不典型者诊断仍较困难,影像组学的应用提高了对原发性肝癌的鉴别诊断能力。Zhang 等基于 CT 建立了影像组学模型、临床模型和 L-LIRADS 模型,证明三者联合模型具有最好的鉴别效能,训练组 AUC 为 0.942,验证组 AUC 为 0.942。

2. AI 辅助预测 ICC 淋巴结转移 传统影像学方法对 ICC 患者淋巴结转移(lymph node metastasis,LNM)诊断价值有限。Ji 等通过 CT 动脉期图像获取影像组学特征,联合 CA19-9 水平对 103 例 ICC 淋巴结转移患者进行预测,训练组 AUC 为 0.846,验证组 AUC 为 0.892;Xu 等通过 MRI 动脉期影像组学特征联合 CA19-9 水平,增加了影像医生的 MRI 报告,对 ICC 淋巴结转移预测的 AUC 训练组为 0.842,验证组为 0.870,证明影像学特征联合 CA19-9 水平和 MRI 报告可以有效预测 ICC 淋巴结转移。

3. AI 辅助预测 ICC 术后复发 肝部分切除术是 ICC 患者的首选治疗方式,但术后 5 年生存率也仅有 20%~35%,主要原因是术后复发率高达 54%~71%。约 78.8% 在 24 个月内复发,被定义为早期复发(early recurrence,ER)。准确判断 ICC 患者是否有早期复发的高风险,对个体化治疗方案的选择和临床预后至关重要。Liang 等收集了 209 例 ICC 患者,基于 MRI 动脉期图像提取组学特征,构建了影像组学和临床分期的联合模型,预测肝部分切除术后 ICC 预后的 AUC 训练组为 0.90、验证组为 0.86。

4. AI 辅助预测 ICC 疗效及预后 Mosconi 等通过 CT 纹理分析,证明可以在治疗前预测 ICC 患者经动脉放射栓塞(transarterial radioembolization,TARE)治疗的效果。

(三) AI 辅助肝转移瘤检出及评估

肝脏是恶性肿瘤血源性转移最常见的器官之一,结直肠癌为其最常见来源,但肺癌、乳腺癌等多种恶性肿瘤均可转移至肝脏。随着影像技术的进步,常规影像检查技术(超声、CT、MRI、PET/CT)对于肿瘤较大、表现典型的肝脏转移瘤均能有效检出,但肝实质背景的差异性以及肝脏血流动力学的复杂性,对于不典型或微小肝转移瘤,各种影像检查方法的价值不同。超声对于一些微小及不典型的病灶常易漏诊、误诊或难以定性;增强 CT 对于诊断 1cm 以下的较微小病灶也有一定局限性;MRI 肝脏特异性对比剂肝胆期是目前诊断肝转移瘤最敏感的影像学方法。但对部分微小或隐匿部位的转移灶,现有的影像检查方法仍难以确定,如何及早发现并明确有无肝转移瘤是临床工作中的难点。还有部分无法手术切除的肝脏转移灶经过转化治疗后,术前常规影像示病灶消失,但是术中仍可探及部分转移灶,且其中约半数病灶含有活性的肿瘤细胞。上述临床难题亟待影像组学方法深入挖掘影像特征的细微变化,使患者获得精准诊断及评估。

目前,影像组学在肝转移瘤的应用,主要用于病灶检出及评估。

1. AI 辅助预测肝转移瘤的原发灶来源　临床偶发的肝转移瘤并非少见,预测其原发病灶来源有助于指导临床快速寻找到原发病灶,影像组学对此有一定帮助。Qin 等将 254 例肝转移瘤的原发肿瘤分别按胃肠道肿瘤与非胃肠道肿瘤、乳腺癌与非乳腺癌、肺癌与其他恶性肿瘤进行了 3 次分组,基于肝脏 B 型超声图像分别对肝转移瘤患者进行影像特征提取及模型构建,以预测肝转移瘤的来源类型。3 个模型的 AUC 值在训练集和测试集均大于 0.75,说明影像组学对确定未知原发部位肝转移瘤的起源有一定的潜能。

2. AI 辅助结直肠癌肝转移的诊断　肝脏是结直肠癌远处转移最常见的靶器官,50% 的结直肠癌患者会发生肝脏转移,其 5 年生存率明显低于未转移者。结直肠癌肝转移分为同时性肝转移(结直肠癌确诊前或确诊时发生的肝转移)与异时性肝转移(结直肠癌根治术后发生的肝转移)。少部分肉眼难以辨别的微小转移灶,很难通过传统影像学方法检出,因此,有研究者尝试用原发肿瘤影像组学方法预测同时性肝转移。Shu 等从 194 例结直肠癌的原发肿瘤 T_2WI 影像中提取了 328 个影像特征,结合临床风险因素建立预测模型,在训练组和验证组中 AUC 均大于 0.900,为临床预测结直肠癌同时性肝转移提供了一种无创性方法。

有 15%~25% 的结直肠癌患者会在结直肠癌原发灶根治术后出现异时性肝转移,而对于异时性肝转移,传统影像学方法更难进行有效预测。Li 等基于 176 例异时性肝转移患者和 72 例无转移者的首诊结直肠癌增强 CT 影像,提取并筛选出 6 个最优的影像组学特征,联合临床特征构建融合预测模型,结果显示融合模型在 2 个验证集中的 AUC 均大于 0.70;Taghavi 等将 91 例初始无肝转移的结直肠癌患者分为 2 组,分别为随访 2 年内出现肝转移(24 例)和 2 年内未出现肝转移(67 例)组,基于 2 年前肝脏 CT 门静脉图像共提取了 1 767 个影像学特征,联合临床特征构建 3 种预测模型,AUC 均大于 0.7,提示影像组学模型对识别可能发生结直肠癌肝转移的高风险患者具有潜在的价值。

3. AI 辅助评估结直肠癌肝转移治疗的疗效　结直肠癌肝转移患者中初始可行根治性切除术者占比不到 20%。无法手术切除的患者可选择化疗、靶向治疗或免疫治疗,目前临床上广泛采用实体肿瘤临床疗效评价标准(response evaluation criteria in solid tumors,RECIST)评估疗效主要基于肿瘤大小与体积测量,但部分患者治疗后肿瘤发生继发坏死、出血等改变,病灶大小或体积无明显变化,甚至可能还会增大。部分患者经治疗后,肿瘤细胞并未完全失活,但影像上可能表现为病灶消失。因此,RECIST 对疗效的精准评估价值有限。影像组学可通过对肿瘤内部治疗前后相关特征细微变化的数据挖掘,达到对结直肠癌肝转移治疗疗效更精准的预测。Giannini 等应用影像组学方法评估结直肠癌肝转移患者接受奥沙利铂化疗后的治疗反应,基于 RECIST 将 57 例结直肠癌肝转移患者分为应答组和无应答组,基于患者治疗前和接受化疗 1 个周期后的肝脏 CT 门静脉期影像进行特征筛选,并建立决策树模型,结果显示该模型在验证集中的准确率(0.86)和阳性预测值(0.90)与 RECIST 相当。Dohan 等应用影像组学进行前瞻性研究,对 230 例结直肠癌肝转移患者化疗前和化疗 2 个月后的 CT 门静脉期图像进行纹理分析,建立一个疗效预测模型,该模型与化疗 6 个月的 RECIST 评价相似,提示影像组学模型可更早于 RECIST 预测肿瘤的化疗效果。

4. AI 辅助预测肝转移瘤预后　肝转移瘤患者接受治疗后的整体生存和复发情况一直是临

床医生关注的焦点,OS 和 PFS 也是临床相关研究的结局指标。Lubner 等纳入 77 例结直肠癌肝转移患者,发现基于化疗前 CT 图像的纹理分析参数熵值与 OS 相关,接受瑞戈非尼治疗后转移瘤患者的 CT 影像提取的特征熵值与 OS 有同样的相关趋势。

(四) AI 辅助肝脏弥漫性病变诊断及肝脏储备功能分级评估

肝硬化是一种慢性、进行性、破坏性的肝脏疾病,30% 的肝硬化患者最终会发展为肝细胞癌,约 90% 的肝细胞癌合并肝硬化。肝硬化患者的肝脏储备功能下降,此时若行肝切除术发生肝功能衰竭的概率会大大增加。因此,在肝切除术前对肝硬化患者的肝脏储备功能进行准确评估,有助于降低术后肝衰竭及死亡的发生。依照《NCCN 临床实践指南:肝胆肿瘤(2020.V4)》,Child-Pugh 分级是目前临床上使用最广泛的评价肝硬化患者肝储备功能的手段。根据中国临床肿瘤协会发布的《原发性肝癌诊疗指南(2020)》,术前定量评估 Child-Pugh 分级对治疗方式的选择以及预后评估十分重要。超声、CT 和 MRI 检查是筛查和诊断肝脏疾病的主要检查手段,但放射科医生对影像表征的主观观察不能评估肝脏储备功能,以致影响治疗方案的选择和患者的预后。

W.J.Zheng 等建立并验证基于 Gd-BOPTA 增强肝胆期 MRI 影像识别进展期肝硬化的联合模型。其分为训练集(80 例)、测试集(22 例)及验证集(45 例),模型 1 由多变量逻辑回归预测进展期肝硬化的临床 - 影像组成,模型 2 在模型 1 的基础上加入影像组学特征。结果显示,模型 1 的年龄和门静脉周围间隙增宽为预测进展期纤维化的独立危险因素。加入影像组学特征后,模型 2 较模型 1 更准确(训练集中 0.940 和 0.802;测试集中 0.900 和 0.813),在验证集中,联合影像组学特征具有更好的诊断效能(0.874 和 0.757)。说明基于 Gd-BOPTA 增强 MR 肝胆期影像组学特征能为临床 - 影像模式预测进展期肝纤维化提供补充信息;张智星等基于肝硬化患者腹 3 期增强 CT 图像,基于与 Child-Pugh 分级相关性最高的肝脏影像学特征建立影像组学标签,创建列线图模型预测肝储备功能,在训练集与测试集 AUC 分别为 0.920 和 0.807,所建两个模型可精准预测 Child-Pugh A、B、C 级。

(五) AI 辅助胰腺癌检出、诊断及评估

胰腺导管腺癌(pancreatic ductal adenocarcinoma,PDAC)是常见的胰腺肿瘤,是高致死率恶性肿瘤之一,5 年生存率仅为 7%~8%,90% 的患者在确诊后 1 年内死亡。PDAC 起病隐匿,侵袭性高,多数确诊时已处于晚期,失去根治机会,由此可见早期诊断和鉴别诊断至关重要,超声内镜检查术(endoscopic ultrasonography,EUS)、CT、MRI 在早期胰腺癌的诊断中各有优势和不足。CT 是目前 PDAC 检出、分期最常用的影像学方法,诊断的准确率和敏感性分别为 89% 和 90%,但对于小于 2cm 病灶的诊断敏感性只有 50%~77%;MRI 对于小肿块及 CT 显示为等密度的肿块检出率更高,但缺乏精准定量数据;EUS 对小于 2cm 病变的检出率优于 CT 和 MRI,并可进行局部活检获得病理学依据,但是为有创检查,且高度依赖操作者经验,临床应用受限。

PDAC 发病原因尚不清楚,临床发现与糖尿病、胆结石、慢性胰腺炎等危险因素有关。如何早期检出、诊断 PDAC,并与慢性肿块型胰腺炎(mass focal pancreatitis,MFP)鉴别是临床亟待解决的难题。

临床上 20% 的 PDAC 可以实施根治性手术切除,但大部分患者早期就会出现复发和转移,PDAC 对于各类新辅助治疗的反应不佳,导致预后更差。外科手术是治疗 PDAC 的有效方法,术前病灶与周围组织及血管的关系、有无转移等是决定手术效果的关键。手术不可切除性评价包括:远处转移;侵犯肠系膜上静脉(SMV)、门静脉(PV),不能进行血管切除及重建;包绕肠系膜上动脉(SMA)超过 180° 或累及腹腔干、下腔静脉等。CT 及 MRI 较为广泛用于 PDAC 诊断及术前评估,但准确性有限。

目前,影像组学在 PDAC 的应用,主要用于病灶检出及鉴别诊断、评估 PDAC 生物学行为及手术可行性、疗效及预后预测等。

1. AI 辅助胰腺癌检出及鉴别诊断　Chu 等从 190 例 PDAC 患者和 190 例健康志愿者 CT

图像中取了 40 个影像特征,采用随机森林分类器进行分类,识别病灶的 AUC 为 0.99,证明基于 CT 的纹理分析有助检出 PDAC;H. J. Park 等开发和验证一种基于 3D nnU-Net 的 DL 方法,用于腹部 CT 上自动识别各种胰腺实体和囊性肿瘤。该回顾性研究中训练集(852 例患者)、测试集 1 (603 例患者)、测试集 2(589 例患者),结果显示识别病变的效能分别为 AUC 0.91(测试集 1)、0.87 (测试集 2)。证明基于 DL 的方法在识别胰腺实性病灶方面显示出高敏感性(98%~100%),与放射科医生的判读结果相当;P. T. Chen 等回顾收集 546 例 PDAC 患者、733 例对照受试者。开发 CNN 和由 5 个 CNN 组成的分类器,采用 McNemar 检验比较 CAD 工具和影像医生判读的敏感性差异。在内部测试集中,DL 检测工具的敏感性为 89.9%、特异性为 95.9%、AUC 为 0.96,与放射科医生的原始报告相比无差异。在真实世界 1 473 例 CT 病例(669 例恶性,804 例阴性)的测试集中,DL 检测工具在 CT 影像上区分胰腺恶性肿瘤和正常胰腺的敏感性为 89.7%,特异性为 92.8%,AUC 为 0.95。诊断 2cm 以下恶性肿瘤的敏感性为 74.7%。证明基于 DL 算法的诊断工具能够在 CT 检查中准确检出 PDAC,对 2cm 以下的肿瘤具有较好的诊断敏感性。

部分不典型 PDAC 的影像表现与胰腺神经内分泌肿瘤(pancreatic neuroendocrine tumor, pNET)、MFP、自身免疫性胰腺炎(autoimmune pancreatitis,AIP)的影像特征具有一定程度相似性,传统影像学检查难以鉴别,但上述疾病的临床治疗方案和预后有着显著差异。He 等提取 67 例非典型 pNET 和 80 例 PDAC 的增强 CT 图像特征,影像组学联合常规临床信息鉴别两者的 AUC 在训练集和验证集中分别为 0.96 和 0.88;Park 等回顾提取 89 例 AIP 患者和 93 例 PDAC 患者的 431 个相关的影像组学特征,采用随机森林算法区分两者准确率高达 95.2%;Deng 等分析多模态 MRI 影像,发现 T_1WI 的 5 个特征、T_2WI 的 7 个特征、动脉期的 7 个特征及门静脉期的 9 个特征均能有效鉴别 PDAC 和 MFP,其中门静脉期组学模型效能更好,在训练组及验证组中 AUC 均>0.8。上述研究表明基于 CT、MRI 的影像组学可以无创性地鉴别 PDAC 与 pNET、MFP、AIP 等,能精准指导临床决策。

2. AI 辅助评估 PDAC 生物学行为及手术可行性　病理分级与 PDAC 生物学行为有关,是 PDAC 的独立预后因素之一,分化程度越低,越容易发生转移和血管浸润,预后越差。影像组学能整体分析肿瘤内部的定量数据特征,有望取代有创性病理检查。Chang 等回顾性分析 301 例 PDAC 患者,提取 1 452 个实质期 CT 影像组学特征,筛选 10 个关键特征构建组学评分系统,预测 PDAC 病理分级的 AUC 在训练集、内外部验证集中分别为 0.96、0.91 和 0.77。

淋巴结转移是影响 PDAC 患者预后及治疗方案的重要因素,术前准确识别转移性淋巴结能避免不必要的淋巴结清扫,降低术后并发症发生率。An 等对 148 例 PDAC 患者的术前能量 CT 影像(40keV、100keV、150keV)进行组学分析和深度学习来预测 LNM,发现联合 100keV 和 150keV 影像构建的卷积神经网络深度学习模型预测效能最佳,AUC 为 0.87,进一步结合临床影像危险因素(CT 报告的 T 分期、淋巴结状态、谷氨酰转肽酶及葡萄糖水平)后预测效能提高(AUC 为 0.92);Y. Bian 等回顾性收集 734 例 PDAC 患者(LNM 340 例)的多层 CT 图像,分别建立 AI 模型、临床模型和影像组学模型,并由放射科医生评定 CT 诊断 LNM。采用多因素逻辑回归分析建立临床模型和影像组学模型,显示 AI 模型预测 LNM 的效能最高,训练集 / 验证集 AUC 为 0.91/0.92,而放射科医生、临床模型和影像组学模型训练集 / 验证集 AUC 分别为 0.58/0.65、0.76/0.77 和 0.71/0.68。证明基于 CT 影像的 AI 模型预测 PDAC 患者 LNM 的效能要优于放射科医生、临床模型和影像组学模型。

临床中发现部分 PDAC 患者术前影像学诊断可切除,但在术中发现不可切除,提示根据常规影像人工判读肿瘤与血管的接触程度预测 PDAC 的可切除性存在一定缺陷。Rigiroli 等利用影像组学分析紧贴肠系膜上动脉(SMA)周围软组织与肿瘤组织之间的关系,并结合 LR 算法构建组学模型,在评估 SMA 受累方面的诊断效能明显优于多学科专家团队,AUC 值分别 0.71 和 0.54。

3. AI 辅助评估胰腺癌疗效　随着立体定向放射治疗、新辅助治疗、免疫治疗等新兴治疗方式不断涌现,准确评估疗效对制订和及时调整治疗方案具有重要意义。目前临床上广泛采用 RECIST 评估疗效,而 PDAC 治疗后肿瘤中纤维成分和肿瘤活性成分比例发生改变,但肿瘤大小并无明显变化,传统影像学检查无法准确区分肿瘤活性成分和炎症、纤维组织成分,难以准确评估及预测 PDAC 治疗疗效。Ciaravino 等纳入 17 例经新辅助化疗后达手术可切除状态的 PDAC,表明影像组学参数峰度值可以明确是否对治疗有反应;Nasief 等回顾分析了 90 例 PDAC 在治疗时间内的 CT 图像和相应的病理反应,提取相关影像学特征并计算其变化如 delta- 影像组学特征(delta-radiomic features,DRFs),采用线性回归模型分析 DRFs 与病理反应之间的关联性,发现基于正态化熵 / 标准差、峰度和粗糙度的组合模型能够最好地区分治疗反应(AUC 为 0.94);Simpson 等纳入 20 例接受全身立体定向放射治疗(stereotactic body radiotherapy,SBRT)的 PDAC 患者,构建随机森林和 LASSO 分类模型来预测疗效,发现两者 AUC 均为 0.81。证明 CT、MRI 影像组学可早期识别能受益于新辅助治疗、放化疗、免疫治疗的 PDAC。

4. AI 辅助预测胰腺癌预后 PDAC 预后不良,不合适的治疗方案会影响治疗效果,治疗前预测生存率尤为重要。Cheng 等分析 41 例接受化疗前的不可切除 PDAC 患者 CT 纹理特征与 PFS 和 OS 的关系,发现标准差与肿瘤大小结合的模型预测效能 AUC 为 0.756;Xie 等证明结合影像组学评分(radiomics score,RS)和临床特征的列线图可以更好地预测可切除 PDAC 患者的无病生存期(DFS)和 OS;Tomaszewski 等发现治疗期间 MRI 直方图特征的变化可以预测 PDAC 的放疗反应;Kaissis 等则基于机器学习算法对 PDAC 患者术前 MRI 图像进行影像组学分析,建立随机森林模型对术后辅助化疗患者的 OS 进行有效预测,其 AUC 为 0.90。

(六)AI 辅助胰腺炎诊断与评估

随着人口老龄化、胆道结石、肥胖等危险因素增加,急性胰腺炎(acute pancreatitis,AP)的发病率也在逐渐增加。AP 可分为两类:①间质水肿性胰腺炎(interstitial edematous pancreatitis,IEP);②坏死性胰腺炎(necrotizing pancreatitis,NP)。目前,主要通过观察胰腺的形态学改变来预测 AP 的严重程度及有无坏死出血。在 AP 的早期阶段,CT 或 MRI 图像上胰腺形态及密度 / 信号变化并不明显,可能低估疾病的严重性。IEP 的死亡率约为 3.0%,而 NP 的死亡率约为 17%。如果合并感染,NP 的死亡率上升到 30% 左右。因此,区分 IEP 和 NP 对预测 AP 患者的预后具有重要的临床意义,早期预测 AP 的临床严重程度不仅有利于治疗,而且有利于 AP 者的管理(分流或转诊)。

目前,影像组学在 AP 的应用,主要用于预测 AP 严重程度、预测 AP 早期胰周坏死、预测 AP 复发等。

1. AI 辅助预测 AP 严重程度 目前广泛用于预测早期 AP 严重程度的评分系统有:急性生理和慢性健康评估Ⅱ(acute physiology and chronic health evaluation Ⅱ,APACHE Ⅱ)和急性胰腺炎严重程度床旁指数(bedside index for severity in acute pancreatitis,BISAP),但 APACHE Ⅱ 评分过程烦琐,BISAP 预测的敏感性和特异性不高。Tang 等发现 MR 严重指数(MR severity index,MRSI)能较好预测 AP 严重程度。Lin 等分析 259 例 AP 患者的增强 T_1WI 影像,筛选 11 个特征建立影像组学预测模型,其 AUC 为 0.848,准确率为 81.0%,相较于 APACHE Ⅱ(AUC 为 0.725,准确率为 64.6%)、BISAP(AUC 为 0.708,准确率为 65.8%)以及 MRSI(AUC 为 0.719,准确率为 67.1%)预测效能均显著提升。与临床和放射学评分系统相比,基于增强 MRI 的影像组学模型在早期预测 AP 的临床严重程度方面可能更准确。

2. AI 辅助预测 AP 早期胰周坏死 胰周脂肪分解产生的不饱和脂肪酸及脂肪因子可导致全身炎症反应及多器官功能衰竭,从而加重 AP 病情。因此,早期发现潜在的胰周坏死,选择合适的干预时间和策略有助于改善预后。Zhou 等基于 T_2WI 和动脉晚期图像,从胰周积液和整个胰腺实质中选取特征(12 个来自 T_2WI,10 个来自动脉晚期图像)建立支持向量机模型预测早期胰周坏死。基于胰周液体积聚的影像组学模型的 AUC 为 0.976、准确率为 92.7%,基于胰腺实质的影像组学模型 AUC 为 0.921、准确率为 82.9%，对比临床模型及影像评分，预测效能均显著提升。证明基于 T_2WI 胰周积液和动脉晚期胰腺实质的 MRI 影像组学模型能够较准确地预测 AP 患者的早期胰周坏死。

3. AI 辅助预测 AP 复发　复发性急性胰腺炎（recurrent acute pancreatitis，RAP）的独立预测因子包括酗酒、吸烟和胰腺坏死，AP 的复发率约为 10%~30%。约 10% 的初发 AP 患者可能进展为慢性胰腺炎（CP），且慢性胰腺炎可能会增加患胰腺癌的风险。因此，早期预测和适当的管理措施可以减少 AP 的复发，还可以预防或延缓其向慢性胰腺炎甚至胰腺癌的进展。Chen 等通过 389 例 AP 患者的临床研究，基于增强 CT 的动脉期和静脉期图像筛选 10 个影像特征用于建模，其 AUC 为 0.929，准确率为 89.0%，预测效能显著高于临床预测模型（AUC 为 0.671，准确率为 61.0%），该模型为首次发作 AP 的复发预测提供了一个非侵入性的工具；Hu 等回顾性分析 190 例 AP 的 T_2WI 影像，建立预测 AP 复发的影像组学模型、临床模型和联合模型。结果表明，影像组学联合模型在预测 AP 复发方面优于临床模型，有良好的应用前景。

（七）AI 辅助肝外胆管癌诊断及评估

胆管癌（CCA）分为肝内胆管细胞癌（ICC）和肝外胆管癌（extrahepatic cholangiocarcinoma，ECC），是起源于胆管上皮的恶性肿瘤。ECC 起源于肝实质外的胆管，约占所有 CCA 的 80%~90%，分为肝门周围胆管癌和远端胆管癌两种，60%~70% 的 ECC 是肝门部或 Klatskin 肿瘤，包括肝管分叉处，其余 ECC 并入远端胆管癌。胆管癌是一种高度侵袭性的肿瘤，预后较差，5 年生存率 18%~54%，与早期局部淋巴血管侵犯和 LNM 有关。根治性手术切除仍然是病变位置良好的 ECC 患者唯一明确和有效的治疗方法，但即使完全切除肿瘤，多数患者可能会预后不良（局部复发、远处转移或死亡），这与病理分化程度（differentiated degree，DD）和 LNM 相关。近年来，肝移植是局部晚期 CCA 的手术替代方案，而 LNM 是相对禁忌证。因此，术前准确评估肿瘤 DD 和 LNM 至关重要，可以指导最佳治疗计划并帮助确定预后。

US、CT、MRI 及 PET/CT、PET/MRI 和胆管镜检查等均可用于诊断 ECC，MRI 鉴于其软组织高分辨率及 MRCP 等优势，已成为 ECC 诊断和分期的首选成像方式，能够清楚地显示胆管狭窄的部位及形态、局部管壁不规则增厚及小肿块，以及区域淋巴结和远处转移等，可以术前较准确评估肿瘤浸润和分期，更好地选择治疗方法并改善预后。然而，传统影像评估在很大程度上依赖于放射科医生的主观视觉和定性观察，如对淋巴结转移主要从部位、数量、大小、比例、形态、信号强度以及邻近组织关系等进行评价，对较小或部位隐匿的转移性淋巴结诊断困难。没有定量的方法来预测 ECC 的病理 DD 和 LNM，很难分析图像中隐含的人眼无法区分的细胞、代谢及生理和遗传变异等信息。

目前，影像组学在 ECC 的应用，主要用于术前评价 ECC 的 DD 和 LNM、预测 ECC 的 T 分期及神经血管浸润、预测肝门周围胆管癌根治性切除术后早期复发及生存期等。

1. AI 辅助术前评价 ECC 的 DD 和 LNM　Tang 等基于 ADC、DWI、T_1WI 和 T_2WI 建立的影像组学模型能够准确预测 ECC 病例的 DD 和 LNM，DD 组 AUC=0.90（95%CI 0.75~1.00）和 LNM 组 AUC=0.98（95%CI 0.94~1.00）；Chunmei Yang 等回顾分析 110 例 ECC 患者的 MRI 数据，从 T_1WI、T_2WI 和 DWI 中提取影像组学特征，结合影像组学特征和 ADC 值构建影像组学模型。该模型在 ECC 患者的训练组和测试组中预测 DD 的 AUC 分别为 0.890 5 和 0.846 1，在 ECC 患者训练组和测试组预测 LNM 的 AUC 分别为 0.903 6 和 0.888 9。证明 PSO-SVM 预测模型可以帮助临床医生选择最佳治疗策略，改善 ECC 的预后，减少并发症。

2. AI 辅助预测 ECC 的 T 分期及神经血管浸润　101 名 ECC 患者，从 T_1WI、T_2WI、DWI 和 ADC 图中提取 1 208 个影像组学特征，基于 MR 图像的影像组学模型在预测 ECC T 分期、神经周围和微血管侵犯方面具有强大的性能和潜力。

3. AI 辅助预测肝门周围胆管癌根治性切除术后早期复发及生存期　原发性肝癌确诊时

可切除的只有 20%~25%,治愈性切除术后的早期复发(ER,1 年内)率为 40%~65%,中位无复发生存(RFS)时间仅 18~40 个月。因此,可靠的预后预测已成为量化 ER 风险、确定术后策略和促进个性化管理的首要条件。Huan Qin 等回顾 274 例行根治性切除术的原发性肝癌患者,基于多相增强 CT 的 18 120 个放射学特征和 48 个临床放射学特征进行了机器学习分析,筛选了 7 个独立因素(肿瘤分化、淋巴结转移、术前 CA19-9 水平、增强模式、A-Shrink 评分、V-Shrink 评分和 P-Shrink 评分)并量化了 ER 的风险。该多级模型整合了临床病理学、分子病理学和放射学,具有更好的预测 ER 的性能,AUC 为 0.883,ACC 为 0.826。

(八) AI 辅助胃癌诊断及评估

胃癌是世界第五大常见的恶性肿瘤,在我国恶性肿瘤死亡原因中居第三位。近年来,虽然胃癌的多学科治疗流程不断优化,但胃癌的复发率高,临床治疗效果仍令人不满意。胃癌围手术期治疗能有效改善患者的预后,新辅助化疗也能提高胃癌的手术切除率。因此,术前精准预测胃癌的复发率和对新辅助化疗的反应,对临床决策有重要意义。CT 已广泛用于胃癌的鉴别诊断、术前评估和治疗评价等。

对于局限于黏膜和黏膜下层的早期胃癌,无淋巴结转移的患者可接受内镜下切除,以避免根治性手术及淋巴结清扫导致的并发症。然而,高达 25% 的 T1b 期患者存在淋巴结转移,若行内镜下切除会延误发现淋巴结转移,使患者失去早期治疗的机会。因此,术前准确评估淋巴结具有重要的临床意义。

化疗是提高胃癌患者生存率的常规治疗方法,但大多数方案的总有效率低于 40%。转化治疗是一种旨在通过术前新辅助化疗实现对最初不能切除的肿瘤进行 R0 切除手术的治疗,目前已成为转移性晚期胃癌患者的治疗选择。然而,只有 20%~40% 的患者对新辅助化疗敏感。此外,40%~60% 的患者会发生术后复发。因此,确定能够从化疗或新辅助化疗获益的人群,使患者避免不必要的治疗不良反应具有非常重要的临床意义。

目前,影像组学在胃癌的应用,主要用于胃癌分型及鉴别诊断、预测 T 分期及淋巴结转移和腹膜转移、预测疗效及预后。

1. AI 辅助胃癌分型及鉴别诊断　Wang 等将胃癌分为肠型和非肠型(弥漫型和混合型),并提取了胃癌病灶的动脉期、门脉期和延迟期的影像组学特征,利用随机森林算法建立了肠型胃癌预测模型,该模型的 AUC 值在训练集中为 0.928,在验证集中为 0.904;原发性胃淋巴瘤是除胃癌外最常见的胃恶性肿瘤之一,与胃癌的治疗方案截然不同,常规 CT 难以鉴别胃淋巴瘤及 Borrmann Ⅳ 型胃癌。Feng 等利用迁移学习方法,提出了一种基于 CT 及全视野数字切片的影像组学预测模型,可有效鉴别胃淋巴瘤和 Borrmann Ⅳ 型胃癌,AUC 达 0.92~0.99。

2. AI 辅助预测胃癌 T 分期　胃癌准确 T 分期对于患者治疗方案的选择至关重要。中国临床肿瘤学会在指南中建议对 T3 及以上分期的患者进行新辅助化疗,而 T1/2 期患者则不推荐新辅助化疗。常规增强 CT 是胃癌术前 T 分期的主要手段,但其准确率仅为 47%~82%。Wang 等报道了一种基于 CT 的影像组学模型,用于区分 T2 期和 T3/4 期胃癌,其最佳 AUC 可达 0.899;Sun 等从三期增强 CT 影像中提取深度学习特征,并使用机器学习方法构建了影像组学预测模型,在识别 T4a 期胃癌中最佳 AUC 可达 0.90。

3. AI 辅助预测胃癌淋巴结转移　术前准确评估淋巴结转移对治疗方案的确定有重要意义。常规 CT 主要依赖淋巴结大小、形状及强化程度等来判断淋巴结转移,准确率仅为 50%~70%。多项研究通过提取胃癌病灶或淋巴结的影像特征建立影像组学模型,均可成功地预测淋巴结转移。Gao 等提取胃癌病灶 CT 门脉期的影像组学特征,并结合 CT 报告的淋巴结状态构建预测淋巴结转移的模型,在训练集中 AUC 为 0.91,在验证集中为 0.89;Yang 等提取了胃癌病灶和淋巴结的 CT 影像组学特征,通过多因素逻辑回归分析建立了预测模型,在训练集中 AUC 为 0.931,在验证集中为 0.854;Dong 等提取胃癌病灶 CT 影像的深度学习和影像组学特征,构建预测淋巴结转移个数的模型,在训练集、外部验证集和国际验证集上都有较好效果。

4. AI辅助预测胃癌腹膜转移 腹膜是胃癌最常见的转移部位之一,且10%~30%的胃癌患者表现为隐匿性腹膜转移,大网膜区污点样磨玻璃密度影可能是CT隐匿性腹膜转移的征象,征象判断具有较强的主观性。Dong等分别提取了胃癌病变和腹膜区域的CT门脉期的影像组学特征,构建了2个影像组学预测模型,结果表明2个区域的影像组学特征均可提供有关隐匿性腹膜转移的信息,预测模型的AUC达0.92~0.96;Chen等利用能量CT获取碘图和120kV等效混合影像提取的影像组学特征,结果表明碘图的影像组学特征可用于预测腹膜转移;Huang等的研究结果显示基于2D双能CT影像的深度卷积神经网络模型显示出良好的预测胃癌隐匿性腹膜转移效能,AUC达0.90。

5. AI辅助预测胃癌疗效及预后 胃癌具有高度异质性,常规影像的TNM分期不能准确预测患者的预后,基于影像组学和深度学习方法预测胃癌疗效及预后的潜力有待挖掘。Wang等从2个医学中心招募了353例胃癌患者,建立了一种包含4个影像组学特征和3个临床风险特征的影像组学模型,研究发现该模型可有效预测胃癌患者的DFS,AUC达0.77;Shin等建立由影像组学特征和重要临床参数组成的预测模型,研究显示该模型可准确预测胃癌患者的RFS时间;Zhang等构建一种基于CT影像组学的预测模型,结果表明该模型可有效预测胃癌患者的早期复发风险;Jing等利用一种新的深度神经网络(S-Net),集成了多尺度图像特征,可有效预测胃癌患者的DFS和OS。同时该模型还可以识别可从化疗中获益的Ⅱ期和Ⅲ期患者。

化疗是提高胃癌患者生存率的常规治疗方法,确定能够从化疗或新辅助化疗获益的人群具有重要的临床意义。Li等提取瘤内和瘤周区域CT影像特征来构建影像组学模型,对Ⅱ/Ⅲ期胃癌的DFS和化疗反应显示出良好的预测能力;Liu等基于能量CT获得的3组不同单能影像中提取的影像组学特征,建立了一种多能量影像组学模型,证明高能特征对胃癌化疗疗效的预测能力最高,同时多能量模型的预测能力优于单能影像组学模型;Tan等建立的影像组学模型,可有效预测晚期胃癌患者化疗反应,AUC达0.83;Ling等提出了一种预测晚期胃癌的PD-1抑制剂反应的影像组学模型,其预测AUC可达0.87。

(九) AI辅助直肠癌诊断与评估

直肠癌(rectal cancer,RC)是起自于直肠黏膜上皮的恶性肿瘤,位居我国恶性肿瘤死亡原因的第四位。早期筛查、诊断及治疗能明显延长RC患者的生存期并改善预后。内镜检查是直肠癌筛查最敏感的手段,可在直视下发现病变并初步判断病变性质,然而临床工作中常因为操作医生技术水平和经验欠缺而出现误诊或漏诊;内镜直肠超声有助于肿瘤诊断和制订早期治疗计划,但在局部晚期直肠癌(locally advanced rectal cancer,LARC)中的价值较小;CT、MRI是RC术前定位和分期的主要手段,可以显示肿瘤与邻近结构的关系、评价淋巴结及远处转移、壁外血管侵犯情况,也可评估新辅助治疗效果;PET/CT在区分放化疗后肿瘤残留与坏死灶、诊断远处转移方面凸显优势。MRI作为直肠癌首选的检查方式,对肿瘤的位置、浸润深度、淋巴结转移及周围器官侵犯等方面的评估具有明显的优势,但基于医生主观判断的MRI图像的诊断,极大程度上受到临床经验的影响,存在误诊、漏诊率高等问题。

根据直肠癌临床实践指南,早期直肠癌可直接行手术切除,局部进展期则主张在术前行新辅助放化疗降期后再手术,从而达到提高肿瘤可切除性、降低术后局部复发的目的。

目前,影像组学在直肠癌的应用,主要用于直肠癌的诊断和鉴别诊断、术前分期、病理及分子分型预测、疗效评估及预后预测等。

1. AI辅助直肠癌诊断、分期、风险评估(淋巴结转移、肝转移及腹膜转移)等 RC术前的精准TNM分期可以协助医生作出个体化的医疗决策,对患者的预后至关重要。基于人工阅片模式分期诊断将会严重依赖于放射科医生的经验,而近年来AI技术的发展为此提供了新的方法。Sun等建立了基于高分辨率T_2WI的影像组学模型预测直肠癌患者T分期,对数据分析采用无监督和有监督两种机器学习方法,最终预测模型的 AUC 达到 0.852;Yin 等从直肠癌患者 DWI 图像中提取影像组学特征,通过逻辑回归算法对 T 分期问题进行分类,结果显示 ADC 图提取到的不相似性、总平均和、信息相关性和游程不均匀性是直肠癌 T4 期的独立预测因子,模型取得了较好的预测效果。

淋巴结转移是影响直肠癌患者临床治疗决策和预后的主要因素之一。由于良恶性淋巴结影像特征部分重叠,且评估结果受观察者的主观影响等,对淋巴结良恶性诊断的准确性有待提高。Zhu 等从直肠癌患者 MR 图像上所有可见的淋巴结及原发病灶中提取影像组学特征,分别构建淋巴结模型和肿瘤模型。结果表明,基于淋巴结特征的影像组学模型能够准确预测局部进展期直肠癌患者的淋巴结病理状态,且预测精度优于基于原发灶特征建立的影像组学模型;还有研究者在基于 MRI 影像组学特征的基础上引入临床相关变量,如 CEA、CA19-9、壁外血管侵犯(extramural vascular invasion,EMVI)等,建立直肠癌 N 分期综合诊断模型,结果证明基于影像组学的预测模型优于单纯 MRI 的诊断效能;Lu 等收集了近 30 000 张直肠癌淋巴结转移的平扫 MRI 图像,使用 Faster R-CNN 架构诊断转移淋巴结,诊断的 AUC 高达 0.912,对每例患者 MRI 图像的诊断时间仅为 20 秒,为影像科医生诊断时间的 1/30,明显提高了淋巴结转移诊断的效率及准确性。

肝脏是直肠癌最常见的远隔转移部位,相关 AI 辅助预测直肠癌肝转移见相关章节。Li 等使用临床特征和术前 CT 图像特征开发了临床、影像组学和混合模型,预测直肠癌患者是否存在肝转移,从 48 例患者术前 CT 数据中提取 6 个临床因素和 1 552 个肿瘤图像特征建立模型,并且评估每个模型的性能,验证集在影像组学模型、临床模型、混合模型中的准确率分别为 79.50%、69.50%、85.50%,结合临床因素和图像特征的联合模型准确性最高。

Yuan 等采用 DL 分析判断直肠癌患者是否存在同时性腹膜转移,在测试集中模型的准确率为 94.11%,敏感性为 93.75%,特异性为 94.44%。

2. AI 辅助术前预测直肠癌风险因素　淋巴血管浸润(lymphovascular invasion,LVI)反映癌细胞的远处转移风险。直肠癌中的 LVI 根据其解剖位置分为壁内侵犯或壁外侵犯,壁外 LVI 是肿瘤复发、转移和预后的预测因子,壁内 LVI 是淋巴结转移的危险因素,而一旦发生淋巴结转移则被归为Ⅲ期直肠癌,治疗方案也随之改变,因此,淋巴结转移前的 LVI 的预测对于评估治疗方案和预后均具有重要意义。高分辨 MRI 可准确评估管径较大(血管 ≥3mm)的壁外血管侵犯情况,然而对部分早期管径较小的壁内侵犯和壁外小血管侵犯敏感性较低。

杨燕等基于 221 例直肠癌的脂肪抑制 T_2WI(FS-T_2WI)及 T_1WI 对比增强(T_1-weighted contrast-enhanced,T_1CE)序列,提取各序列影像特征并联合独立临床预测因子(肿瘤最大径),分别或联合创建临床 - 影像组学预测模型。单独 FS-T_2WI、T_1CE 序列以及两者联合(FS-T_2WI+T_1CE)的测试集 AUC 分别为 0.757、0.802 及 0.869,FS-T_2WI+T_1CE 联合临床预测因子的临床 - 影像组学模型诊断效能最好,测试集 AUC 为 0.898(95%CI:0.769~0.968)。构建的临床 - 影像组学模型具有较高的诊断效能,可以辅助临床对无淋巴结转移的直肠癌患者术前个体化 LVI 预测,改善治疗方案。

微卫星不稳定性(MSI)是直肠癌重要致癌途径,评估 MSI 对直肠癌预后和治疗决策非常重要。Wu 等对 102 名直肠癌的 MSI 状态,基于能量 CT 静脉期碘基图像建立多参数逻辑回归模型,AUC 分别为 0.961(训练集)、0.918(验证集)。基于临床因素和组学评分的列线图,分别获得很好的校准和决策曲线,证明能量 CT 碘基图影像组学预测直肠癌患者的 MSI 状态(图 5-13)。

3. AI 辅助评估直肠癌新辅助放化疗疗效　新辅助放化疗已经成为局部进展期直肠癌规范治疗手段之一,2020 年第 6 版 NCCN 指南推荐局部进展期患者首先行新辅助治疗。15%~20% 的患者在新辅助治疗后可达到病理学完全缓解(pathologic complete response,pCR),但还有部分患者对治疗无反应,甚至发生进展。约 30% 的患者无法从新辅助治疗中受益。因此,准确评估肿瘤

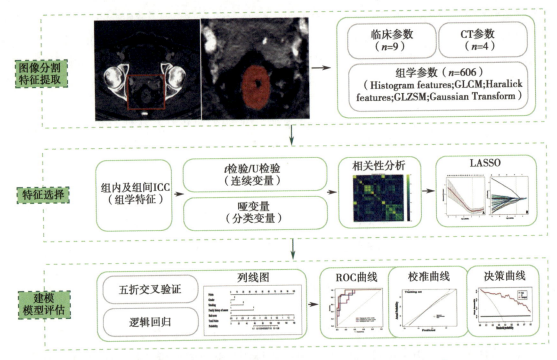

图 5-13　基于能量 CT 预测直肠癌患者的 MSI 状态影像组学流程图

的变化,术前合理判断临床完全缓解(clinical complete response,cCR),对确认整体治疗方案的效果,以及对后续方案的拟定起到非常重要的作用。Liu 等结合新辅助治疗前后的 MRI 数据开发并验证了用于个体化预测 LARC 患者 pCR 的影像组学模型,纳入的 222 例患者放化疗前后均行 T₂WI 和 DWI 检查,共提取了 2 252 个影像组学特征,经特征选择后,结合影像组学特征和独立临床病理危险因素建立模型。该模型性能良好,在训练集及验证集上 AUC 分别达 0.979、0.976,有助于临床精准医疗决策的制订;Jin 等收集了 622 例患者,均在新辅助治疗前后行 MRI 检查,设计 CNN 用于集成多尺度特征以及深入比较治疗前后的图像,模型在内部和外部验证队列中的 AUC 分别达 0.95、0.92,表明深度学习有助于精准预测直肠癌术前新辅助治疗后的 pCR 状态,在直肠癌新辅助治疗效果评估方面有较大的潜力。

4. AI 辅助预测直肠癌预后　宾夕法尼亚大学生物医学图像计算和分析中心采取了一种无监督的机器学习方法用于预测直肠癌患者的 OS,同时根据患者的影像组学特征将其分为不同的风险组,以期对临床结局进行预测;有回顾性研究对 411 例局部晚期直肠癌患者的 CT 图像和临床病理信息,提取 271 个影像组学特征,纳入 21 个影像组学特征构建模型,用于预测局部晚期直肠癌患者新辅助治疗后的 OS,结果提示加入影像组学特征后可提升模型的预测能力。

第七节　泌尿生殖系统

一、引　言

泌尿系统包括肾脏、输尿管及膀胱,常见疾病有发育异常、炎症、肿瘤等。病变可局限在局部,也可累及全泌尿系统。在评估病变的范围及形态学改变同时,尚需评估肾脏功能,即排泌情况。对局部肿块/结石、管壁增厚、管腔狭窄及梗阻扩张等,CT 及 MRI 均能很好显示。随着计算机体层成像尿路造影(CTU)及 CTA 的普及,CT 已经成为泌尿系统疾病诊断的主要手段,MRI 对肿瘤的诊断及鉴别是 CT 检查的有效补充。

女性生殖系统包括子宫、输卵管、卵巢,疾病包括先天异常、炎症、良恶性肿瘤等。子宫输卵管造影常用于不孕症检查子宫先天异常和输卵管梗阻;CT 对卵巢肿瘤检出、诊断及腹膜转移的评估等发挥重要作用,但对子宫腔内病变的显示分辨不足;MRI 对子宫病变的检出、定性及肿瘤分期独具优势,已经成为女性生殖系统疾病重要的影像检查手段。

男性生殖系统包括前列腺、精囊、睾丸及附睾等,常见疾病包括外伤、炎症、肿瘤等。CT 为睾丸外伤、扭转等急诊的首选检查手段,且可显示前列腺及精囊的大小、轮廓和密度,可诊断前列腺增生及晚期肿瘤等;MRI 在前列腺、精囊腺病变的检出、定性及肿瘤分期上独具优势。

上述常规医学影像学检查在泌尿生殖系统疾病的检出、诊断及肿瘤分期、疗效评估等方面均起到重要的作用,但缺乏定量标准,在诊断、监测、疗效评估等方面远远不能满足肿瘤精准治疗的需求,亟待影像组学辅助提升。

二、人工智能在泌尿生殖系统中的应用

(一) AI 辅助肾肿瘤的诊疗

肾肿瘤占泌尿系统肿瘤的第二位,约 95% 为恶性肿瘤。近年来全球范围内肾细胞癌(renal cell carcinoma,RCC)发生率呈持续增长趋势。肾细胞癌有多种亚型,包括肾透明细胞癌(ccRCC)、肾乳头状细胞癌(pRCC)和肾嫌色细胞癌(cRCC)。其中 ccRCC 是最常见(占 80%~90%)、死亡率最高的亚型。不同 RCC 亚型侵袭性、预后不同,相应治疗方法也不同;RCC 不同的分级代表其侵袭性及预后均不同,世界卫生组织(WHO)国际泌尿病理学会(International Society of Urological Pathology,ISUP)分级系统及 Fuhrman 分级系统是预测 ccRCC 预后的重要方法,术前准确分型、分级对于个性化的精准治疗非常重要。

RCC 的生存期与 TNM 分期显著相关,原发、区域淋巴结转移、远处转移的 RCC 患者 5 年生存率分别为 91.7%、64.2%、12.3%;手术治疗是 Ⅰ~Ⅲ 期 RCC 主要治疗方式,5 年生存率达 71%~91%,但超过 30% 的患者术后复发(65% 在 2 年内)和/或远处转移;RCC 术后缺乏有效的辅助治疗手段,部分患者可从术后靶向辅助治疗中获益而减少复发,但仍有约 50% 的患者不会复发,不必接受昂贵的靶向治疗。常规影像形态学难以术前准确分期和预测治疗反应,影像组学有望提供帮助。

目前,影像组学在肾癌的应用,主要用于肾癌的鉴别诊断、术前分型、病理分级和生物学行为预测、疗效及预后评估等。

1. AI 辅助良恶性肾肿瘤鉴别诊断　血管平滑肌脂肪瘤(angiomyolipoma,AML)是肾脏最常见的良性肿瘤,典型的 AML 因有明显的脂肪不难与 RCC 鉴别,部分 AML 内不含脂肪或含有极少的肉眼不可见的脂肪(angiomyolipoma without visible fat,AMLwvf),其 CT 表现与 RCC 很相似而易导致误诊,引发不必要的手术。对于不典型的病变,影像学鉴别非常困难,如 AMLwvf 与 RCC 的鉴别。Cui 等从多期 CT(平扫、增强皮质期及髓质期)图像中提取全病灶纹理特征,并进行机器学习后证明其能有效鉴别 AMLwvf 和 ccRCC,AUC 达 0.97;Ma 等发现基于 CT 平扫的影像组学分析在 ccRCC 和 AMLwvf 鉴别效能优于增强皮质期和髓质期,AUC 值分别为 0.950、0.839、0.840。且相比于传统 CT 分析,常规 CT 逻辑分类器的 AUC 值为 0.935,而基于 CT 三期组合的影像组学分析,AUC 值达到了 0.988;Nie 等从 3D CT 增强皮质期和实质期图像中提取感兴趣体积特征,构建基于独立临床因素及影像组学评分的影像组学列线图,证明其能有效鉴别 AMLwvf 与 ccRCC,AUC 值达 0.949;Kim 等从 CT 平扫图像中提取纹理特征进行分析,发现熵是鉴别低密度 RCC 和囊肿的最佳参数,AUC 值为 0.89;Xu 等对影像组学模型和影像医生进行了比较,基于 T_2WI、DWI 和 $T_2WI+DWI$ 组合序列的影像组学模型的 AUC 分别为 0.824、0.742 和 0.826,而两名放射科医生的 AUC 分别为 0.724 和 0.667,说明基于 MRI 的深度学习模型鉴别肾

肿瘤良恶性能力优于人工鉴别。

2. AI辅助肾癌亚型的鉴别 Li等从ccRCC与非透明细胞RCC患者的3D增强CT的平扫、皮质期和髓质期ROI中提取纹理特征进行影像组学分析,发现基于增强皮质期的Boruta模型对ccRCC和non-ccRCC的鉴别效能最好,AUC达0.949;Wang等从多个MRI序列(T_2WI、T_1WI增强皮质期、T_1WI增强髓质期)提取3D特征进行影像组学分析,发现三个MRI序列联合较单一MRI序列对区分ccRCC、pRCC、cRCC的价值高,AUC值分别为0.959、0.955、0.890;Kocak等利用CNN在一个94例肾癌患者组成的队列中构建了基于CT影像的ccRCC识别模型,对ccRCC的鉴别表现良好。

3. AI辅助术前预测病理分级和生物学行为 肾癌的术前分级预测对于个性化的精准治疗是非常重要的。Shu等发现基于机器学习的多期CT图像3D纹理特征分析可较好地鉴别ccRCC ISUP高低分级,AUC值为0.856~0.976,精确性可达82.2%~94.5%;Cui等从MRI多序列(T_2WI、T_1WI、T_1WI皮质期和髓质期增强)和CT多期相(平扫、皮质期和髓质期增强)2D图像中提取影像组学特征分析,证明基于多期相CT和多参数MRI影像组学特征的机器学习模型区分高级别和低级别ccRCC的符合率均在70%以上。

4. AI辅助肾癌治疗后疗效监测及预后评估 Dong Han等收集132例接受根治性肾切除术的Ⅲ期ccRCC患者,基于CT增强图像提取了396个影像组学特征,降维后获得影像组学评分(RS)。使用COX回归在训练集中构建模型1(临床变量+CT征象)和模型2(临床变量+CT征象+RS)来预测Ⅲ期ccRCC患者肾切除术后OS,并进行比较。两种预测模型均表现出较高的效能,其中基于ISUP分级和RS的模型2更加简洁高效;Haider等研究表明,CT纹理分析能有效预测舒尼替尼治疗后转移性透明细胞癌患者的生存期。

(二)AI辅助膀胱疾病诊疗

膀胱癌(bladder cancer,BCa)起源于膀胱尿路上皮,是泌尿系统最常见的恶性肿瘤之一。临床将BCa分为非肌层浸润性膀胱癌(non muscle-invasive bladder cancer,NMIBC)和肌层浸润性膀胱癌(muscle-invasive bladder cancer,MIBC),二者治疗方式完全不同,前者主要采用经尿道肿瘤切除术,后者需行根治性膀胱肿瘤切除术,术前准确分期对膀胱癌患者治疗和预后至关重要。

CT是BCa最常用的影像学检查方法,可清晰显示腔内肿块、膀胱壁及腔外侵犯等改变,造影增强可以显示病变血供及强化信息,有助于良恶性肿瘤病变鉴别,但CT不能评估BCa是否侵及肌层,不能精准指导临床决策;MRI能够分辨黏膜及黏膜下固有肌层,精准评估肌层是否受侵,目前,多参数磁共振成像(multi-parametric MRI,mpMRI)已越来越多用于BCa的术前分期,但诊断准确性仍需进一步提高。2018年欧洲泌尿外科学会、日本腹部放射学会以及欧洲泌尿影像学会共同发表膀胱影像报告和数据系统(vesical imaging reporting and data system,VI-RADS),使用多参数MRI评分系统判断肌层受侵的概率。但是VI-RADS评分中多为定性诊断,无法精准定量预测肌层浸润。

高复发率是BCa的重要特点之一,50%~70%的NMIBC患者会于术后18个月内再次发现膀胱肿瘤,MIBC患者经根治性膀胱全切术以及盆腔淋巴结清除后,90%的局部病灶会得到有效控制,其术后5年内的复发率降为10%左右。因此,术前精准预测BCa患者的复发概率,以制订合理有效的治疗方案,具有十分重要的临床意义。

目前,基于影像组学方法应用于膀胱肿瘤的相关研究大多是围绕利用CT、多参数MRI进行膀胱癌与良性病变鉴别、膀胱癌术前分级和分期、淋巴结转移预估、疗效评估及预后预测等方面进行探讨。

1. AI辅助膀胱癌与良性病变鉴别 膀胱肿瘤的良恶性鉴别对临床治疗具有指导意义。然而,较小直径的膀胱内翻性乳头状瘤(inverted papilloma of the bladder,IPB)与低级别微乳头状癌(micropapillary carcinoma,MPC)鉴别较困难,传统影像对病灶形态、边界、与邻近膀胱壁关系、强化特点、肌层浸润和淋巴结肿大等识别易受主观因素影响,鉴别价值有限。

王亚奇等分析 105 例 IPB 与 BCa 患者,基于治疗前的 CT 图像筛选 15 个最具相关性的影像组学特征,建立影像组学标签。用多因素逻辑回归筛选临床资料、动脉期和静脉期相对强化 CT 值等相关变量,建立影像组学列线图诊断模型,在训练集和验证集中的 AUC 分别为 0.913 和 0.825,且具有较高的鉴别诊断效能。

腺性膀胱炎(cystitis glandularis)是一种慢性炎性病变,呈肿瘤样表现的膀胱黏膜增生性的良性病变。腺性膀胱炎与 BCa 有相似的临床症状,影像学均可表现为膀胱壁的隆起或丘状增厚,临床上常将腺性膀胱炎误诊为 BCa,但二者治疗方法及预后均有显著差异。陈鹏飞等收集经病理证实的 40 例腺性膀胱炎和 70 例 BCa 的患者,采用 LASSO 及逻辑回归分析对多期 CT 图像影像组学特征进行筛选并建模,其中基于动脉期的模型在验证集中的 AUC 为 0.939。影像组学可以无创地鉴别膀胱良恶性肿瘤及炎性病变,对临床制订治疗方案具有重大意义。

2. AI 辅助评估膀胱癌术前分级和分期(肌层浸润)　临床工作中,常一并分析 BCa 的分级和分期以指导临床治疗和预后判定。Zhang 等基于 CT 及病理结果构建 Bca 病理分级预测模型,该模型在验证集的诊断准确率、敏感性、特异性、阳性预测值和阴性预测值分别为 83.8%、88.5%、72.7%、88.5% 和 72.7%,证明基于 CT 的影像组学模型可以区分低级别和高级别膀胱癌;Zheng 等从 185 名 BCa 患者的多参数 MRI 图像中提取影像组学特征,构建预测模型。结果显示,联合影像组学特征、VI-RADS 评分的影像组学临床列线图在训练集和验证集中的 AUC 分别为 0.956、0.958,表明影像组学特征与 VI-RADS 评分相结合的列线图可以在术前很好地预测 BCa 的病理分级。

Wang 等基于 188 例经病理证实为 BCa 患者的术前 CT 增强静脉期图像所建立的影像组学模型预测 BCa 肌层浸润情况,在训练集与验证集的 AUC 值分别为 0.979 与 0.894,高于两名放射科医生的视觉评估效能;Xu 等从 218 名 BCa 患者术前 DWI 图像中提取的影像组学特征,构建预测肌层受侵的影像组学模型。在联合经尿道切除术(transurethral resection,TUR)的组合模型中,区分 MIBC 与 NMIBC 的准确率达到 89.7%。

3. AI 辅助预测膀胱癌淋巴结转移　传统影像学检查预测 BCa 的 LNM 的敏感性较低,导致部分患者分期不足或者过高。Wu 等从 118 名 BCa 患者的动脉期 CT 图像中提取影像组学特征,联合 CT 报告淋巴结状态构建影像组学列线图,在训练集和验证集中的 AUC 分别为 0.926 2、0.898 6;Wu 等对 103 名 BCa 患者基于 MRI 影像组学预测 LNM 模型的构建,该模型在训练集和验证集中的 AUC 分别为 0.900、0.845,联合 MRI 报告淋巴结状态组成的列线图预测效能提升,在训练集和验证集中的 AUC 分别为 0.912 和 0.891。结果证明,基于 CT、MRI 影像组学的列线图能较准确预测 BCa 的 LNM。

4. AI 辅助评估术后复发、新辅化疗疗效及预后预测　精准预估膀胱尿路上皮癌患者的复发情况,对制订个体化治疗方案有重要的临床意义。杜鹏等从 28 例 BCa 患者(复发者 22 例,未复发者 6 例)术前 T_2WI、DWI 与 ADC 三种序列提取出 1 200 个图像特征,应用 SVM-RFE 方式筛选特征。结果显示 T_2WI、DWI 以及 ADC 的影像组学特征都可以预估 BCa 患者术后复发风险,但基于 DWI 和 ADC 的影像组学特征预估的准确率更高。

Choi 等构建的基于 CT 的影像组学模型,在预测 MIBC 对新辅助化疗的病理完全反应中有良好的效果(训练组 AUC=0.85,验证组 AUC=0.75);Cha 等采用 CT 图像建立的影像组学模型在预测新辅助化疗对 MIBC 疗效的 AUC 为 0.80;Park 等也发现影像组学的模型可以预测接受 PD-1/PD-L1 免疫疗法治疗转移性尿路上皮癌患者的反应和生存结果,为规划免疫治疗提供重要的决策工具。

(三)AI 辅助子宫疾病诊疗

据美国 2019 年癌症统计分析,妇科恶性肿瘤占女性所有恶性肿瘤的 12.2%,其中子宫内膜癌的发病率最高,已经成为威胁女性健康的重要原因。早发现、早诊断、早治疗对改善其预后至关重要。目前,传统的影像学(CT、MRI、超声、PET/CT)是妇科恶性肿瘤诊断及疗效评估的重要辅助工具,但其缺乏客观的定量指标,存在较大的观察者间差异性,难以观察到肿瘤组织内部的异质性。宫颈癌最常见的病理类型是鳞状细胞癌,其次是腺癌,后者占 10%~25%。影像组学近年来已逐渐用于妇科恶性肿瘤的组织病理分级、淋巴结转移预测、疗效评估及预后预测等。

1. AI辅助宫颈癌检出及评估 宫颈癌是全球女性癌症死亡的第四大原因,居我国女性肿瘤发病率第二位。目前宫颈癌的诊断及疗效评估等多依赖传统的影像学检查,如超声、CT、MRI、PET/CT 等,其中 MRI 的 T_2WI 和 DWI 是主要诊断序列,但在宫颈癌诊断准确性和特异性上存在一定局限性,难以观察到肿瘤内部的异质性及量化特征指标。

淋巴结状态是宫颈癌患者治疗计划和预后评估的决定因素之一。早期无淋巴结转移者的 5 年总生存率为 90%,而淋巴结转移者的 5 年总生存率仅为 30%。

目前,影像组学在宫颈癌的应用集中于病灶检出、术前预测病理学分型 / 分级、临床分期、淋巴血管间隙侵犯(lymphovascular space invasion,LVSI)、LNM、放化疗疗效评估、预后及基因型预测等。

(1)AI辅助宫颈癌病灶检出:MRI 的 T_2WI 及 DWI 能较好地显示宫颈癌病灶,但诊断准确性仍取决于医生的个人诊断水平等因素。Urushibara 等比较深度学习与影像医生在单一 T_2WI 上诊断宫颈癌,表明 CNN 模型的诊断效能与影像医生相当,甚至优于影像医生的诊断水平;Lin 等对 73 例宫颈癌(FIGO ⅠB 期 35 例)和 38 例正常宫颈或宫颈良性病变 ADC 直方图进行分析,发现所有直方图参数在 ⅠB 期宫颈癌和对照组间均存在明显差异,表明 ADC 分布有助于区分早期宫颈癌与正常宫颈或宫颈良性病变。

(2)AI辅助宫颈癌病理学分型、组织学分级:宫颈腺癌比鳞癌异质性更明显,对放化疗的敏感性较低,预后较差。准确识别组织学亚型对选择治疗方案和评估预后具有重要作用,而传统影像学检查对宫颈癌组织学亚型的鉴别能力有限。Shen 等通过纹理分析,发现宫颈鳞癌的灰度大小区域矩阵(GLSZM)的平均短区强调(short-zone emphasis,SZE)值小于非鳞癌。

组织学分级是宫颈癌患者预后的重要影响因素。Wang 等构建 T_2WI 模型和 T_2WI-DWI 联合模型鉴别宫颈鳞癌高低分化的效果均优于 DWI 模型;Schob 等利用 ADC 直方图分析宫颈癌的病理学分级及临床分期,其中 T 分期晚期(T3/4)肿瘤 ADC 熵值显著高于 T 分期早期(T2)肿瘤,G3 级肿瘤的 ADC 最小值明显高于 G1/G2 级肿瘤。

(3)AI辅助评估宫颈癌淋巴结转移和分期:2018 版 FIGO 分期中将淋巴结(lymph node,LN)状态作为重要的宫颈癌分期因素,有 LNM 直接定义为ⅢC 期。根治性子宫全切术和盆腔淋巴结清扫术是 ⅠB~ ⅡA 期宫颈癌的常规治疗方案,但只有 10%~30% 的早期宫颈癌患者存在淋巴结转移,所以部分早期宫颈癌患者接受了不必要的盆腔淋巴结清扫术并由此引发淋巴囊肿、出血和感染等。因此,准确评估 LN 状态对临床决策和预后预测至关重要。常规 MRI 根据形态学标准识别淋巴结转移的敏感性(38%~56%)和准确率(约 75%)较低,且不能很好地区分炎性淋巴结增大与癌性淋巴结,对正常大小的淋巴结转移诊断的准确率较低,导致相当大比例的宫颈癌淋巴结转移漏诊、误诊。

Kan 等从 143 例患者的 T_2WI 和 T_1CE 图像中提取 970 个影像组学特征,结合 7 个临床特征建模,能较好地区分 LNM 组和非 LNM 组(训练组、验证组的 AUC 分别为 0.753、0.754);Chen 等探索了 CT 影像组学预测盆腔 LNM 的价值,利用逻辑回归及 SVM 构建 2 个影像组学模型,AUC 分别为 0.814 和 0.841。

(4)AI辅助预测宫颈癌血管侵犯:宫颈癌脉管侵犯包括血管(或微血管)和淋巴管侵犯,宫颈癌淋巴血管间隙侵犯(LVSI)是宫颈癌的高危因素,对于早期宫颈癌的未产妇,如果在术前能确定是否存在 LVSI,则可以协助明确是否选择保留生育能力的手术。目前,临床尚无术前预测

LVSI 的有效方法,影像组学可以在术前早期预测宫颈癌患者的脉管侵犯情况。Li 等基于 105 例宫颈癌增强 T_1WI,选择 3 个组学特征和 1 个临床特征构建列线图,可以较好地区分 LVSI 组与非 LVSI 组(训练组、验证组的 AUC 分别为 0.754、0.727,特异性分别为 0.756、0.773,敏感性分别为 0.828、0.692);Du 等基于 T_2WI 影像学特征及临床特征、最大肿瘤直径(MTD)、宫颈间质浸润深度(depth of cervical stromal invasion,DOI)、FIGO 分期构建的组合模型,预测 LVSI 明显优于影像组学模型及临床模型(AUC 依次为 0.943、0.925 和 0.786)。

(5)AI 辅助宫颈癌复发预测、疗效评估:宫颈癌术后复发高危因素包括 MTD、DOI、LVSI 等。术前尽早评估 DOI 和 LVSI 将改变患者治疗。Ren 等发现 MTD 是预测 DOI 的独立危险因素,T_2WI 模型和 T_2WI+MTD 联合模型预测宫颈癌 DOI 的 AUC 分别为 0.879 和 0.886。

同步放化疗(concomitant radiochemotherapy,CCRT)及宫颈癌根治术是局部晚期宫颈癌的标准治疗方式。由于个体差异,不同患者对 CCRT 的敏感性不同,约有 1/3 的患者在 CCRT 后会面临治疗失败或复发,从而限制或延迟后续治疗。有效预测 CCRT 敏感性,才能指导临床个体化治疗。Zhang 等基于体素内不相干运动(IVIM)和 T_2WI 图像,提取的纹理特征及临床预后因素在预测局部晚期宫颈癌的 CCRT 敏感性方面均有较高的临床价值,联合模型预测效能最佳,验证集中 AUC 为 0.984;Sun 等基于 T_1WI 肿瘤区域、T_2WI 肿瘤及瘤周区域构建的影像组学模型,在训练集和外部验证集中预测新辅助化疗后疗效的 AUC 分别为 0.998 和 0.999;Tian 等基于治疗前 CT 图像原发灶与临床特征构建的组合模型很好地预测新辅助化疗的疗效(训练集 AUC 为 0.803,验证集 AUC 为 0.821)。

放化疗作为宫颈癌重要的治疗手段,已在临床中得到广泛应用。早期准确地预测放化疗对肿瘤的远期疗效,有助于及时调整辐射剂量及治疗方案。目前尚无公认的生物标志物精准预测宫颈癌放化疗疗效及预后。Altazi 等构建基于 ^{18}F-FDG-PET 影像组学特征的模型,能很好地预测放化疗后远处转移及局部复发。

2. AI 辅助子宫内膜癌诊断及评估　子宫内膜癌(endometrial carcinoma,EC)是妇科常见的恶性肿瘤,在我国发病率为女性生殖道恶性肿瘤第二位。EC 异质性高,不同危险分层的预后差异巨大,FIGO Ⅰ期的 5 年生存率因组织学不同从 42%~92% 不等。EC 主要预后因素包括是否存在深肌层浸润(deep myometrial invasion,DMI)、宫颈基质浸润(cervical stromal invasion,CSI)、淋巴结转移、LVSI、病理类型及分级、肿瘤大小、年龄>60 岁、子宫下段受累、HER2 表达等,与临床治疗决策密切相关。

EC 的处理原则有两大类。第一类,2019 年 NCCN 指南指出保留生育功能必须同时满足:①刮宫术病理为 G1 子宫内膜样癌;②影像上(推荐 MRI)局限于子宫内膜;③影像未发现可疑转移。第二类,对于不保留生育功能的患者,一般行分期手术,通过全子宫双附件切除 + 淋巴结清扫(盆腔 ± 主动脉旁)的术后病理(包括免疫组化)结果指导分期及辅助治疗。治疗前淋巴结转移状态的判断,对患者手术方式的选择至关重要。

MRI 是术前判断 EC 局部浸润及转移最重要的检查方法,矢状位 T_2WI、DWI 及增强扫描图像是判断 CSI 的主要序列,敏感性达 95%,但特异性仅有 57%。同时,由于主观判断还受成像技术、读片者的专业水平限制,且缺乏客观定量评估指标。临床依据 EC 分期和组织学分级分为低风险、中等风险及高风险组,术前风险评估便于指导临床选择个体化治疗。术前子宫内膜活检可诊断 EC 并对其进行组织学分级,但活检标本不能代表病灶全部组织学分级,约有 20%~30% 的患者术前活检与术后病理类型及分级不一致。因此,术前准确评估 EC 风险以指导个体化精准治疗是亟待解决的临床难题。

目前,影像组学在 EC 的应用研究主要集中于癌前病变(子宫内膜不典型增生)与早期癌的鉴别、对肿瘤进行术前风险分层、评估 DMI 与 LVSI、预测肿瘤的病理学分级以及 LNM 情况、疗效评估和预后预测、生存分析等。

（1）AI辅助子宫内膜良恶性病变鉴别：子宫内膜不典型增生（endometrial atypical hyperplasia，EAH）通常被认为是EC的癌前病变，约有15%~46%的EAH可能发展成为EC，目前两者的鉴别主要依赖病理，常规影像检查无法提供确切的鉴别诊断信息。为避免育龄期女性不必要的子宫切除，临床迫切需要一种非侵入性的鉴别诊断工具。Chen Xiaojun等分析2个中心345名患者（161例EC/184例子宫内膜息肉和黏膜下肌瘤），从ADC、DWI、T₂WI图像3 142个特征中筛选了5个特征，构建MRI影像组学模型，区分EC与良性病变的AUC在训练集为0.989、测试集1为0.999、测试集2为0.961。证明基于MRI的影像组学模型可有效区分EC与良性病变。

（2）AI辅助EC风险评估：根据FIGO的建议，将高分化及中分化子宫内膜样腺癌、子宫DMI<1/2，无CSI、LVSI和LNM的EC归为低风险EC，将低分化子宫内膜样腺癌或非子宫内膜样腺癌、DMI、CSI、LVSI或LNM归为中高风险类型。不同风险程度的EC治疗方案不同，对中高风险类型的EC患者建议行盆腔及主动脉旁淋巴结切除术，低风险类型的EC患者则不建议行淋巴结切除术以减少术后并发症。因此，术前用影像组学方法评估EC的风险尤为重要。

Ueno等纳入了137个内膜癌病灶最大径大于1cm的患者，提取MRI纹理特征对各危险因素分别建立预测模型，结果显示对DMI、LVSI与组织学高级别癌的EC风险评估效能的AUC分别为0.84、0.80、0.83；叶芷君等提取了T₂WI、增强扫描图像、DWI图和ADC图共4个MRI序列的影像特征，并纳入危险因素（非子宫内膜样腺癌、DMI、CSI、LVSI或LNM），使用Bagging、DT、Extra Trees、GBDT、KNM、LR、MLP、贝叶斯、随机森林、SVM共10种机器学习算法建模，显示LR预测效能的综合表现最好，证明基于术前MRI的影像组学模型可以准确地判断EC风险类型。

2018版EC的FIGO分期将肌层浸润深度作为重要的分期因素，肌层浸润深度超过50%即为DMI，可据此分为ⅠA及ⅠB期，后者淋巴结转移率、复发率及死亡率均高于前者，手术时宜清扫盆腔淋巴结。目前，临床主要依靠MRI判断EC肌层浸润深度，但易受主观因素影响，其准确性有待提高。Dong等的一项回顾性研究将72例EC的术前MRI图像通过卷积神经网络自动学习发现，增强T₁WI图像上机器学习预测DMI的准确率（79.2%）较影像科医生的准确率（77.8%）更高；Stanzione等基于EC患者的T₂WI图像特征建立随机森林模型，并采用10次交叉验证进行超参数测定，验证组中预测DMI的AUC为0.94，当影像科医生利用该模型辅助阅片后，评估DMI的准确率由82%提高到接近100%。

一项Meta分析显示，MRI预测EC患者LNM的敏感性仅为65%。Yan等从T₂WI、DWI和ADC图提取特征并构建的预测模型在预测LNM方面也获得了很好的预测效果（AUC为0.909），影像科医生以该模型辅助阅片后，诊断LNM的准确率由84.6%提高到90.2%。

LVSI是降低生存率和远处转移的独立危险因素，欧洲肿瘤内科学会将采用LVSI状态评定EC的预后纳入EC的临床实践指南，以更准确地在术前判断是否存在复发风险。常规MRI序列以及功能成像预测LVSI的敏感性和特异性不高。Ueno等从T₂WI、DWI和动态增强T₁WI上提取12个特征构建出随机森林模型，以评估是否存在LVSI，联合模型的AUC、敏感性和特异性分别为0.80、80.9%和72.5%，证明影像组学可以在术前精准评估是否存在LVSI。

综上，影像组学弥补了传统影像诊断预测DMI、LVSI、LNM精准度不足的问题，可以提供更可靠的预测信息，指导EC患者制订个体化及精准治疗。

（3）AI辅助EC的疗效评估及预后预测：通过监测肿瘤大小的变化评估治疗效果和预测预后具有一定的局限性。Jacob等提取出4个MRI的纹理特征并加上COMP、DMBT1这2个基因构建出预测模型，该模型预测EC患者术后5年生存率的AUC为0.72。该模型有助于临床医生预测EC的术前生存期，在治疗前评估患者可以从中受益的治疗方法，并分辨出潜在的不良预后群体，结合调整治疗方案，改善患者预后。

（四）AI辅助卵巢疾病诊疗

上皮性卵巢癌（epithelial ovarian cancer，EOC）是女性生殖系统最常见的恶性肿瘤之一，其致死率高居妇科恶性肿瘤第一位。卵巢肿瘤根据其组织来源可以分为上皮肿瘤、性索间质肿瘤、生殖细胞肿瘤、转移性肿瘤及其他肿瘤。又可根据其是否具有异常增殖分化及侵袭性分为恶性、交界性和良性肿瘤。卵巢良性肿瘤预后较好，而大多数卵巢恶性肿瘤预后较差。卵巢上皮源性恶性肿瘤约占卵巢恶性肿瘤的 95%，为妇科恶性肿瘤的首要致死疾病。

EOC 有很高的复发可能性，其预后及转移预测对临床决策起到十分重要的作用。因此，对卵巢肿瘤良恶性分类、卵巢癌分型和分期，以及预后预测尤为重要。卵巢癌不同亚型之间诊断、治疗反应和疾病转归等各有差异，术前准确评估 EOC 类型及其分子亚型，可辅助医生选择合适的手术方式，实施个性化精准治疗，对患者术后生活质量的改善、生存率的提高至关重要。传统影像诊断不能满足临床对卵巢癌诊疗过程中预测性信息的需求，从而造成临床诊断或决策的困难。

血清 CA125 是一种肿瘤标志物，常用于 EOC 早期检测，约 57.9% 的早期 EOC 患者和约 88.0% 的晚期 EOC 患者呈现 CA125 高。然而，诸如子宫内膜异位症、盆腔炎性疾病、子宫肌瘤及其他一些非妇科癌症也同样会引起 CA125 的升高，从而导致其特异性偏低；超声简便、无创等优点，常用于鉴别良恶性卵巢肿瘤，但超声鉴别交界性卵巢肿瘤困难；CT 能够很好地显示病变与正常组织间的关系，有效区分部分肿瘤成分，并显示肿瘤转移情况，然而，CT 检查的辐射剂量较高，不推荐育龄期及孕期女性检查；MRI 软组织分辨率高，能够多平面、多参数成像，在卵巢肿瘤良恶性鉴别、EOC 分期及复发转移评估等方面具有明显优势。

1. AI 辅助术前预测 EOC 组织学分型　EOC 的组织学分型是评估生存期的重要预后因素。EOC 分为 I 型和 II 型，其显示出不同的分子遗传特征、形态特征、临床生物学行为和生存期。I 型 EOC 具有惰性病程，长期局限于卵巢，早期行病侧卵巢切除是有效的。大多数晚期 I 型 EOC 对标准的细胞毒性化学疗法不敏感，倡导靶向治疗，总体预后良好；II 型 EOC 具有高度侵袭性，75% 以上的患者发现时已属晚期，在大多数情况下需要更积极的外科手术，传统的铂类化学疗法是有效的，但总体预后较差。因此术前预测 EOC 组织学分型有助于患者的疾病管理和预后评估。牛广明等回顾 61 例 EOC 患者共 80 个病灶（I 型 30 个，II 型 50 个）术前 FS-T$_2$WI、DWI 和 T$_1$WI 增强图像，提取 1 070 个影像组学特征构建影像组学模型，最后将传统模型与多序列组学模型相结合建立混合模型。结果显示传统模型的鉴别效能 AUC 为 0.95、混合模型的 AUC 为 0.96，具有早期区分两种肿瘤类型的潜力。

2. AI 辅助识别卵巢癌腹膜转移　NCCN 指南推荐 EOC 手术时，要观察所有腹膜表面，并应选择性切除任何疑似存在转移的腹膜表面。很多 EOC 发生腹膜转移时不伴腹腔积液，由于腹膜皱褶多，在无腹腔积液或腹腔积液较少时极易导致较小的腹膜转移结节被遗漏，影响患者的治疗和预后。CT 是检测 EOC 腹膜转移的常用工具，但其漏诊率高。MRI 是卵巢癌的精确成像技术，但全腹 MRI 成像扫描时间长，且肠气会影响腹膜病变观察，临床应用受限。这就需要尽可能准确、全面地识别腹膜转移灶。牛广明等从 EOC 的多参数 MRI 图像提取了 1 000 多个特征，评估在 FS-T$_2$WI、DWI、DCE-T$_1$WI 及三者结合时 MR 成像特征对有无腹膜转移的鉴别能力，建立基于术前 CA125 和 EOC 影像组学特征的列线图，预测 EOC 腹膜转移，为患者制订个性化治疗计划提供了一种非侵入性的可靠工具。

3. AI 辅助预测卵巢癌化疗疗效　EOC 目前标准治疗方案是肿瘤细胞减灭术联合铂类药物化疗，EOC 对初始铂类药物化疗敏感性高，但大多数患者耐药复发并对后续治疗的敏感性逐渐降低。化疗后间隔 6 个月有无复发是区分铂敏感或铂耐药的简单有效的方法。患者等待时间较长，失去了早期干预的最佳时机。如果铂类药物化疗前能够识别出耐药的患者，可以提示临床医生尽早选择靶向治疗等个体化疗法，降低铂耐药的发生。毛咪咪等收集 114 例肿瘤细胞减灭术后行铂类药物化疗的 EOC 患者，以化疗后 6 个月内是否复发，分为铂耐药组 39 例和铂敏感组 75 例。从治疗前多序列 MRI（T$_2$WI、DWI 和 T$_1$ 加权像增强）图像中提取影像组学特征（12 个最优的影像组学特征），构建影像组学模型。筛选临床相关因素（术后残留病灶、中性粒细胞计数、CA19-

9），并结合影像组学评分构建影像组学列线图。结果显示相较于影像组学模型和临床相关因素模型，影像组学列线图展示出最优的预测效能：在训练集中 AUC、诊断准确率、敏感性和特异性分别为 0.90、90.0%、89.0% 和 92.0%，在验证集中分别为 0.89、85.0%、87.0% 和 80.0%。证明基于多序列 MRI 构建的影像组学列线图预测 EOC 患者对铂类药物化疗的敏感性具有较高的诊断效能。

4. AI 辅助预测卵巢癌术后残留、复发与预后 术后有无肿瘤残留是影响患者预后的关键临床因素。术前判断患者可否接受无残留减瘤术，有助于临床制订个体化治疗方案。RIZZO 等于 101 例卵巢癌患者术前 CT 轴位门静脉期图像上提取 516 个影像组学特征，分析其与手术残余肿瘤及术后 12 个月内进展情况的相关性，发现代表原发肿瘤体积小和内部均质的 3 组影像组学特征可预测术后肿瘤残留风险；Wei 等进行多中心研究，构建的复发预测影像组学模型，综合年龄、FIGO 分期、术前和术后 CA125 水平、残留肿瘤等重要临床指标构建影像组学列线图进行预测，准确地预测 EOC 术后 18 个月及 3 年复发风险，训练组、内部验证组和独立外部验证组的准确率分别为 82.4%、77.3%、79.7% 及 83.4%、82%、70%。

（五）AI 辅助前列腺疾病诊疗

前列腺癌（prostate cancer，PCa）是男性最常见的癌症之一，美国癌症协会统计数据显示，2022 年 PCa 位居男性癌症发病率的第一位，死亡率的第二位。PCa 起病隐匿、病程长，导致诊断困难。PCa 确诊的金标准是组织学病理检查，但该技术可引起疼痛及出血等并发症，不适于长期随访和监测。前列腺特异性抗原（PSA）是前列腺疾病诊疗过程中最常用的实验室指标，对 PCa 具有较高敏感性，但特异性较低。

超声、CT、MRI、PET/CT、PET/MRI 等检查方法可以无创地提供肿瘤形态学和部分功能学信息，多参数 MRI 是诊断 PCa 的最佳影像学检查方法，主要包含 T_2WI、DWI、ADC 和动态增强扫描，在 PCa 诊断、分期、疗效评价及随访中发挥重要作用。但多参数 MRI 假阳性率较高，且观察者间一致性较差，尚不能全面分析肿瘤异质性。

PCa 多发生于前列腺周围带，但约有 30% 发生于由中央带、移行带及尿道周围腺体组成的中央区。而前列腺中央区是前列腺增生的好发部位，易错失最佳治疗时机。因此准确鉴别中央区 PCa 及前列腺增生，以指导治疗方式的选择，提高 PCa 根治性治疗概率，对延长患者生存时间并提高生存质量尤为重要。

临床高危 PCa 患者占 17%~31%，死亡风险高，10 年生存率约为 28.8%。中低危 PCa 部分患者疾病进展缓慢，定期的直肠指检或 PSA 监测即可。前列腺穿刺病理 Gleason 评分（GS）及病理分级是 PCa 风险分层的重要参考标准，而准确的风险分层是合理制订治疗方案的关键。对极低或低风险 PCa（GS<7 分）主要采取主动监测或等待；中风险 PCa（GS 7 分或 ISUP 2/3 级）主要采取根治性前列腺切除术（radical prostatectomy，RP）；而高危 PCa（GS>7 分）需要联合 RP 和长期抗雄激素治疗。

综上，术前精准诊断不典型部位 PCa、评估肿瘤异质性、进行术前风险分层等是亟待解决的临床难题。MRI 影像组学赋能 PCa 诊断与鉴别诊断、术前病理分级、侵袭性评估、骨转移及生化复发预测、疗效和预后预测等。

1. AI 辅助前列腺癌筛查与鉴别诊断 影像组学可对人眼无法辨别的信息进行处理分析，实现前列腺内不同病变的鉴别。Xu 等发现多参数 MRI（T_2WI+DWI+ADC 的 AUC=0.92）较单参数 MRI（T_2WI 的 AUC=0.81，DWI 的 AUC=0.77，ADC 的 AUC=0.89）能更好地鉴别前列腺病变的良恶性，当多参数 MRI 影像学特征与临床预测风险因子结合时，模型的鉴别效果（AUC=0.93）能得到改善，更准确地鉴别出前列腺内良性与恶性病变组织，可以让患者减少或避免不必要的活检。

2. AI 辅助前列腺癌 Gleason 评分及病理分级 准确的诊断和风险分层对于 PCa 的治疗至关重要。Qi 等基于多参数 MRI 构建预测模型，可为前列腺特异性抗原水平为 4~10ng/ml 的男性提供潜在的术前预测手段(训练组 AUC 为 0.956,验证组 AUC 为 0.933),有助于治疗决策及减少不必要的活检;陈丽华等从 260 例 PCa 患者的 T_1WI、T_2WI、DCE-MRI 及 DWI 图中分别提取了 397 个纹理特征,得到影像组学模型。基于临床因素包括年龄、病灶位置、DWI 信号特点以及总前列腺特异性抗原(tPSA)指标水平,构建临床模型,再联合影像组学模型和临床模型两者得到联合模型,并绘制列线图。本研究构建的列线图鉴别 PCa 与良性前列腺增生(BPH)的 AUC 在训练组和验证组分别为 0.95 和 0.92。在 PI-RADS 4 分的可疑病变中,列线图的 AUC 均是为 0.73(图 5-14)。

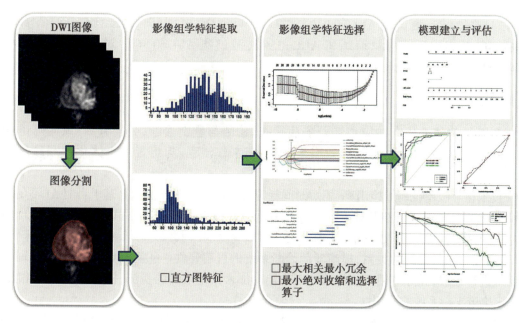

图 5-14 基于 MRI 鉴别 PCa 的影像组学流程图

3. AI 辅助预测前列腺癌转移(LNM、骨转移) 盆腔 LNM 是影响 PCa 分期及预后的重要因素,扩大盆腔淋巴结清扫术(extended pelvic lymph node dissection,ePLND)是临床上确诊 LNM 最有效的方法,术前准确预测盆腔 LNM 可减少不必要的 ePLND。刘想等收集 71 例行 ePLND 的 PCa 患者的 MR 资料,分为训练集(n=56,186 个淋巴结)和测试集(n=15,45 个淋巴结),建立 3 个转移淋巴结的预测模型。结果证明,基于 T_2WI、淋巴结、临床病理特征的影像组学列线图对 PCa 患者盆腔 LNM 具有良好的预测效能,可作为预测淋巴结转移的影像学标志物。

PCa 骨转移在临床中很常见,准确预测 PCa 骨转移有助于指导临床合理制订治疗方法,改善预后。陈凤喜等分析来自 2 个中心 178 例 PCa 患者(不伴骨转移者 115 例,伴骨转移者 63 例)资料,从 ADC、T_2WI 及 ADC+T_2WI 联合序列中各提取 10 个、3 个和 5 个影像组学特征分别进行建模。测试组的 AUC 分别为 0.83、0.78 和 0.81;外部验证组的 AUC 分别为 0.82、0.69 和 0.84。基于原发灶的 ADC 图较 T_2WI 单序列影像组学模型对 PCa 骨转移具有更高的预测效能。

4. AI 辅助预测前列腺切除术后的切缘阳性评估及生化复发预测 局限性 PCa 患者的首选治疗方法是根治性前列腺切除术(RP)。然而 RP 术后患者的预后受到多种因素影响,其中手术切缘阳性(positive surgical margin,PSM)与 PCa 特异性死亡率呈正相关,且可以预测患者术后生化复发(biochemical recurrence,BCR)和二次治疗的风险。术前准确预测 PSM,指导泌尿外科专家制订合理化手术方案,最大限度降低术后 PSM 发生率,对患者延长无 BCR 生存期及 OS 具有更高的临床意义。但目前多采用病灶解剖位置和形态大小等来预测 RP 术后 PSM 的风险,预测准确性有待提升。

孟爽等回顾 103 名 PCa 手术患者（55 名手术切缘阴性，48 名 PSM）基于 DWI、IVIM、弥散峰度成像（DKI）及临床参数构建列线图，证明基于多参数 MRI 的列线图可以预测 PCa 患者的 PSM（AUC 为 0.735）。BCR 是 PCa 治疗失败的主要原因，PCa 根治性手术切除和根治性放疗后分别有 20%~40% 和 30%~50% 的患者在 10 年内发生 BCR，寻找 BCR 的预测因子对于治疗复发风险高的 PCa 非常重要。张玉峰等分析 114 例行 RP 的 PCa 患者（无 BCR 及 BCR 分别为 64 例和 5 例）的 MRI 图像、临床信息及随访结果。从图像中提取（T_2WI 1 647 个、DWI+ADC 3 290 个、T_2WI+DWI+ADC 4 937 个）特征构建影像组学模型。结果显示 T_2WI 模型（训练集 AUC=0.982，测试集 AUC=0.912）、T_2WI+DWI+ADC 模型（训练集 AUC=0.916，测试集 AUC=0.814）、DWI+ADC 模型（训练集 AUC=0.940，测试集 AUC=0.860）对 PCa 患者 RP 术后 BCR 均有较高的预测能力。

本章小结

AI 在医学领域的研究与应用涉及疾病筛查、诊断与鉴别诊断、分期分级、纵向随访等诸多环节，旨在提高医务人员的工作效率、优化临床工作流程、为患者的个体化精准诊疗提供帮助。

AI 技术在呼吸系统病灶检出率、缩短时间耗时等方面具有明显优势。基于当前 AI 不足之处作出以下展望：①开发基于少量样本的神经网络结构算法，解决数据不足问题。②尽量减少多中心研究中扫描设备、扫描参数、重建技术异质性的影响。③深入探讨影像组学特征与临床信息、影像学、病理学结果之间的关系，提高辅助诊断系统的可解释性。④将 CAD 系统与医院现有的信息系统进行集成，充分应用于临床诊疗工作。⑤加入其他疾病的检测，提升模型的泛化能力，提高临床决策支持系统的通用性。

乳腺 AI 系统可以实现以下功能：①自动检测乳腺 X 线图像病灶。②自动分割乳腺病灶区域。③通过深度学习神经网络并基于 ACR BI-RADS 指南对乳腺病灶进行分类。④自动进行乳腺病灶的良恶性概率分析。⑤通过深度学习神经网络自动分析病灶特征。⑥自动生成适用于临床的结构化报告。

AI 心血管疾病的影像学图像分析、疾病诊断、精细化分型和预后评估等领域已表现出巨大的潜力。AI 技术在心脏及大血管系统的主要应用有：先天性心脏病的筛查；冠心病的无创诊断、动脉粥样硬化斑块的易损性评估、冠心病的预后；HCM 的特异性诊断及预后评估。

AI 技术在骨骼肌肉系统的主要应用有：骨折、骨龄评估、骨质疏松、骨关节炎、骨肿瘤。

在神经系统及头颈部方面，AI 的迅速和精确分析能力为紧急情况下（如脑梗死、脑出血）的快速诊断提供了支持，通过快速识别出关键的临床特征，加速治疗决策过程，对避免错过救治时间的黄金窗口至关重要。此外，AI 在常见脑血管病、脑肿瘤、脱髓鞘等疾病方面也有研究应用。

人工智能在隐匿性腹膜转移和淋巴结转移检出、异时性转移及肿瘤风险评估上，弥补了传统影像人工无法判读的缺欠，但仍具有一定局限性。由于建模所用影像来源于不同医疗机构，虽然进行了归一化预处理，但设备及图像采集方案缺乏统一的标准，影像数据的异质性限制了组学模型的准确性和可推广性；对于罕见疾病，数据体量制约 AI 模型的训练效果；临床应用场景覆盖不足；深度学习模型的可解释性不足；对多次治疗疗效评估的时序性信息，尚无成熟的 AI 自动对比网络等。

常规医学影像学检查在泌尿生殖系统疾病的检出、诊断及肿瘤分期、疗效评估等方面均起到重要的作用，但缺乏定量标准，在诊断、监测、疗效评估等方面远远不能满足肿瘤精准治疗的需求,亟待人工智能方法辅助泌尿生殖系统疾病的诊疗。

随着 AI 各种学习技术和算法的成熟,在肿瘤检出、诊断与鉴别诊断、病理分型与分级、临床分期、风险预测、疗效评估、预后预测等均凸显出影像组学的优势,对指导临床精准决策有非常重要的意义。未来 AI 与多模态影像相融合的 CAD 诊断模式,将在个性化医疗发展方向和多学科合作中发挥重要作用。

(陈峰　刘爱连　吕粟　李小虎)

第六章　检查流程优化与辅助科室管理

第一节　引　言

从"优化检查流程"的角度来看，人工智能（AI）已经被嵌入至"前台预约""技师扫描""放射治疗""图像后处理""诊断报告"等多个环节，大幅度提高了工作效率，减轻了医生的工作负荷。具体而言，"前台预约"可实现智能化预约和自助预约，避免患者多次往返医院。"技师扫描"可实现自助式扫描、医嘱腕带一站式扫描、自动定位和自动确定扫描方案等，避免患者多次扫描，有效节约时间，提高效率，推进扫描的标准化。一项发表于 Lancet 子刊 EBioMedicine 的研究表明，搭载智能算法的 CT 可实现智能定位、精准识别，其自动监控系统可通过人体姿态识别技术确认患者胸部的扫描范围，实现自动摆位，做到技师与患者的零接触。"放射治疗"可实现自动勾画放疗靶区和受累器官，智能化评估放射剂量，辅助高效快速预订放疗方案。"图像后处理"可实现智能图像质量优化和智能定量分析，图像质量优化可辅助降低 CT 辐射剂量、缩短 MR 扫描时间及去除图像伪影等，智能定量分析则可对图像信息进行深度挖掘，辅助临床制订个体化诊疗和随访方案，从而以疾病为中心进行患者管理。"诊断报告"可实现关键图的胶片排版和智能化报告，节约胶片排版时间和提高关键图展示效率，促进影像报告的标准化。

从"辅助科室管理"的角度来看，AI 已经应用于影像科科室管理的方方面面。影像科的特点取决于医院的角色和职能以及所服务社区的需求。在基层医疗机构，影像科可能只参与医疗工作。如果所在医院是大型教学医疗机构的一部分，除了医疗职责外，影像科可能还要承担教学和研究任务。影像科的专业领域可能包括诊断放射学、核医学和超声检查。大型部门可能有专门研究放射肿瘤学、放射生物学和放射物理学的部分。虽然不同单位的影像科在工作内容和专业领域上可能表现出一定的差异性，但某些特征是大多数影像科的共同特征。比如，影像科的组织会影响其内部结构以及人员和资源的处置和管理，影像科的管理目标是根据设备的特点充分发挥设备的优势、根据员工的工作职能将员工安排到工作小组中，影像科的行政管理人员协调设备资源、指导员工的技能，以高效、有序地实现部门目标。

本章主要基于上述两个角度进行阐述。

第二节　人工智能嵌入信息管理系统

一、PACS 的嵌入

（一）概述

影像存储与传输系统（picture archiving and communication system，PACS）是一种用于医学影像设备（如 DR、CT、MR 等）所产生的数字化医学图像信息的采集、存储、管理、诊断、信息处理的综合应用系统。由于医学影像技术的不断发展和数字化转型的加速，PACS 已经成为各医疗机构中不可或缺的重要工具。AI的兴起给PACS的应用和发展带来了更多的可能性。它可以通过知识图谱、机器学习和深度学习等算法,对海量的医学影像数据进行分析和处理,从而辅助医生进行诊断、治疗和决策。

知识图谱是一种对客观世界中概念、实体以及它们之间联系进行结构化表达的方法,它能够对医学数据进行统一的建模、组织与管理;通过对现有医学数据的分析,机器学习可以从现有的医学数据中筛选出相应的算法,并在此基础上建立相应的模型,从而对新的医学数据作出决策或预测;深度学习从医学大数据中挖掘本质规律与表达层级,并从学习中获取对医学大数据的解读信息,赋予机器识别、分析、学习与决策的能力。

与通过传统PACS的诊断方法相比,人工智能的加入存在以下优势:①增强诊断准确性:医学影像人工智能可以帮助医生更准确地诊断疾病。医生可以通过人工智能算法生成的图像、标注和数据,更精确地分析和解释病变特征,从而增强诊断准确性。②优化诊断流程:医学影像人工智能可以帮助优化诊断流程,通过自动识别和标记的病变区域减少医生的工作量和时间,缩短诊断周期。③改善医疗资源分配:人工智能算法可以辅助诊断并生成结构化报告,推进影像互认,减少患者重复检查的次数,避免医疗资源浪费。此外,人工智能算法还可以提供患者的健康信息,帮助医生制订更加个性化的治疗方案,也有望用人工智能手段固化医学成像专家的诊断能力,将该技术作为服务共享到基层,提高医疗质量,为医疗资源下沉基层推进分级诊疗提供支持。④促进医学影像学科的发展:由于医学影像人工智能可以自动分析和解释影像,且能够识别出肉眼无法分辨的图像细节,诊断准确性更高,从而有助于医学影像学的发展和改进。人工智能还可以提供大量的数据,更好地满足人机交互的体验,有助于教学实践、医学研究和学术交流。

目前,将人工智能嵌入PACS仍处于初级阶段,存在很多不足:①算法不够成熟:当前医学影像人工智能的算法还存在很多不够成熟的地方,例如对于某些疾病的诊断准确率还不够高,也存在误诊的情况。因此,将不够成熟的医学影像人工智能算法嵌入PACS中,可能会给医生带来误导,影响诊断结果的准确性。②数据不足:医学影像人工智能算法需要大量的医学影像数据进行训练和优化,但是目前医学影像数据的获取和共享还存在很多的难题,因此很多医学影像人工智能算法的训练数据集仍然较小,难以完全覆盖各种疾病和影像特征。③系统集成困难:医学影像人工智能算法的集成需要与PACS进行紧密的集成,这需要大量的开发和测试工作。目前,由于医疗领域的特殊性,医疗影像数据仍以相对碎片化的方式保存于各个医疗机构内部,数据要素价值仍未充分体现,医学影像人工智能算法的集成仍然存在一些困难和技术挑战。④隐私保护问题:医学影像人工智能算法需要大量的患者医疗影像数据进行训练和优化,但是这些数据涉及患者的隐私问题,如果未能妥善处理,可能会对患者的隐私造成侵犯。⑤与影像科工作流程不匹配及使用便利性不足:PACS是医生日常工作的重要工具,医生已经形成了一定的操作习惯。如果医学影像人工智能的集成方式不够灵活,可能会对医生的操作习惯产生影响。这些不足需要我们持续关注和改进,以便更好地实现医学影像人工智能与PACS的集成。

此外,人工智能的嵌入也需要考虑到人机交互的问题。虽然人工智能可以提高医学影像的分析和处理能力,但是目前大部分人工智能算法因其具有"黑箱"性质而缺乏医疗解释能力,使得我们难以获得其诊断决策的依据。因此医生的专业知识和经验仍然是不可或缺的。因此,如何将人工智能技术和医生的专业能力结合起来,让人工智能成为医生的有效工具,而非替代品,是值得思考和探索的问题。

(二)应用场景

近年来,人工智能在医学影像领域的应用取得了一系列突破性进展。主要通过:①图像识别和分析(计算机视觉):PACS中存储了大量的医学影像数据,人工智能可以通过图像识别和分析技术,自动识别和标注影像中的病灶、器官等信息,构建出自己的诊断模型,帮助医生更快速、准确地作出诊断和治疗计划。例如,可以使用深度学习算法对患者的影像和病历进行综合分析,给出诊断建议。②自然语言处理（natural language processing, NLP）：PACS中还包含了大量的医学文本数据，人工智能可以通过自然语言处理技术，对这些文本数据进行分析和挖掘，提取出有用的信息，帮助医生更好地理解患者的病情和治疗历史。例如，可以使用文本分类算法对病历进行分类和归档。

以上两个技术方向又被逐步细化应用于不同的场景。目前，AI嵌入PACS的主要应用场景包括以下几个方面。

1. 影像配准 医学影像图像配准是将两个或多个医学图像在空间中精确定位和对齐的过程。根据空间变换程度的不同，可分为刚性配准、仿射配准、可形变配准等。人工智能在医学影像图像配准中有着天然的优势和广泛的应用。首先，人工智能可以提高配准的精度。传统的图像配准算法需要对图像进行精细的特征提取和匹配，这些过程对图像质量和噪声敏感，可能导致配准精度不足。相比之下，基于深度学习的配准方法可以自动学习图像的特征，并通过神经网络进行精准的匹配，从而提高配准的精度和鲁棒性。其次，人工智能可以加快配准的速度。医学影像数据通常非常庞大，传统的图像配准算法需要耗费大量时间和计算资源。而基于深度学习的方法通常可以在几秒内完成图像配准，大大提高了工作效率。最后，人工智能可以自动化医学影像配准的流程。基于深度学习的图像配准方法可以完全自动化，无须人工干预，从而减少了人为误差和操作时间。

2. 影像分割 在医学影像的分析与解释中，影像分割起着非常关键的作用。但是，受人体器官多样性、病灶形态复杂、图像噪声干扰等因素的影响，医学图像的自动化和精确分割一直是亟待解决的问题。深度学习能够处理和学习非线性关系，从而实现比传统方法更高的准确性和可扩展性。它也具有自适应性和可解释性，能够自动提取特征和解释模型的输出，从而减少人工干预的工作量，成为自动化和高效的工具。因此，人工智能已经被广泛地用于医学影像分割，其效果相对于传统的影像分割算法有了很大的提高。主要研究内容包括：全监督图像分割模型，非全监督图像分割模型，以及融合先验信息的图像分割模型。医学影像人工智能可以识别和分割出心脏、血管、骨骼、肿瘤等区域，大大减少了医生的工作量，同时也为进一步辅助诊断做准备。

3. 辅助诊断 医学影像诊断高度依赖医生个人经验和专业水平，人工智能算法能够通过医学影像资料辅助诊断各种疾病，从而进一步规范临床诊断行为，减少诊断误差。当前医学影像人工智能辅助诊断产品在人工智能嵌入PACS的主要应用场景中技术最成熟、应用最广泛。

（1）人工智能肺部疾病检测系统：医学影像人工智能肺结节检测系统基于深度学习技术，使用大量的CT影像数据进行训练，构建出高精度的肺结节检测模型。该系统可以自动检测出肺部结节的位置、大小、形状等关键信息，以及进行结节恶性程度的评估。与传统的手工标注方法相比，医学影像人工智能肺结节检测系统具有更高的敏感性。该系统可以在较短时间内对大量的医学影像进行分析和诊断，从而帮助医生更快地作出诊断和治疗决策。但该系统的准确性和可靠性仍然需要不断优化和提高。我国于2020年7月发布《基于胸部CT的肺结节影像辅助决策产品性能指标和测试方法》，为推进该类产品性能检测标准化打下坚实基础。有学者通过比较软组织算法、标准算法及高分辨率算法对人工智能识别肺结节的影响，发现不同重建算法对人工智能识别不同密度、不同大小的肺结节有影响，且人工智能在标准算法下对肺结节检出的敏感性最高，达92.0%。另有研究表明人工智能肺结节检测系统提供的一些参数，可以为医生鉴别良恶性结节提供一定的帮助。

在新冠疫情期间，许多医疗机构和科技公司开始使用人工智能技术来辅助肺炎的诊断和筛查工作。人工智能可以对CT图像进行分析，识别出与新冠感染相关的病理特征，如肺实变、磨玻璃影等。同时可以对患者的病情进行评估，如病变的程度、病灶的分布等，并提供量化指标。人工智能可以对大量的CT图像进行自动筛查，快速识别出潜在的肺炎患者，有利于减少新冠疫情期间医学影像科医生的工作量。

　　有公司研发的"胸部全三类"解决方案,通过一次 CT 扫描,就可以满足对多种胸部疾病的一站式精准高效诊断(图 6-1)。可用于肺结节的显示、处理、测量和分析,可高效阅片,敏感性高;可识别肺炎病灶,并可辅助用于肺炎疑似患者的分诊提示以及确诊患者的病情评估;能精准完成胸部骨折诊断,包括肋骨、肩胛骨、锁骨及胸骨骨折。

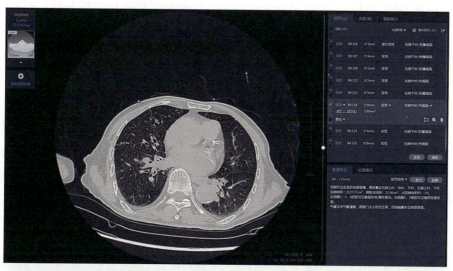

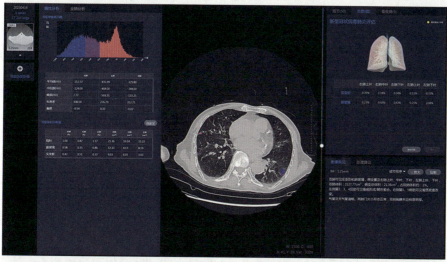

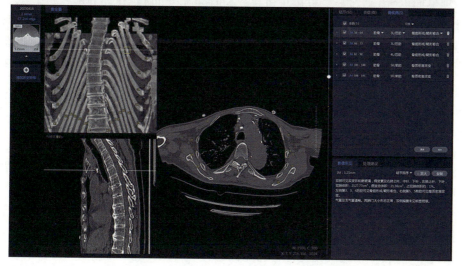

图 6-1　胸部疾病人工智能一站式解决方案

（2）人工智能骨龄检测系统：医学影像人工智能骨龄检测系统通常使用腕关节DR，通过图像分析和机器学习算法来自动识别和定量化骨骼发育情况。具体来说，它可以识别骨骼中的特定解剖结构，并计算它们的大小、形态和相对位置等指标。然后，它可以将这些指标与标准骨龄图谱进行比较，以确定患者的骨龄。儿童骨龄传统检测的时间大约是10分钟，人工智能骨龄检测系统则实现亚秒"读"骨龄，一般需要0.2~0.6秒，从读片到输出骨龄诊断报告的全过程不到30秒即可完成，且精度高，一致性好。同时，该技术还可以帮助医生对遗传性骨骼发育异常、内分泌失调等疾病作出更准确的诊断和治疗计划。

（3）心脑血管系统：医学影像人工智能可以辅助医生进行心脑血管疾病的诊断。例如，人工智能可以在CT或MRI扫描中检测动脉硬化、心肌梗死、脑卒中等疾病的征象，提高诊断准确性和速度。国内企业研发的颅内出血CT影像辅助诊断软件，通过分析颅脑CT图像，可精确地对五种颅内出血类型进行自动鉴别，即蛛网膜下腔出血、脑实质出血、脑室出血、硬膜外出血和硬膜下出血；可对血肿进行定量分析和定位，并精确地测定出血容积和出血病灶的CT平均值；可以对15个脑区的出血点及8处的出血点进行定位，并有"周边可见水肿"及"破入脑室"的标记；还可以进行多维的追踪，对单个病变进行多个时间点的追踪比较，对单个病变的容积、CT数值的历史变化进行分析。近年来，以阿尔茨海默病和帕金森病为代表的神经退行性疾病的MRI辅助诊断也成为研究的热门方向。

动脉瘤检测与人工智能的结合已经取得了很大的进展。动脉瘤是一种常见的血管疾病，通常需要进行CT或MRI等医学影像学检查来进行诊断和治疗。通过使用深度学习算法和神经网络技术，可以训练计算机程序来自动检测和识别动脉瘤的特征，如大小、形状、位置和血流动力学特征等。这些技术已经被广泛应用于医学影像分析中，可以帮助医生快速、准确地诊断动脉瘤，提高诊断的准确性和效率。

冠状动脉粥样硬化性心脏病已成为威胁人类健康的主要疾病之一，CCTA由于其无创、便捷等优势已成为冠状动脉相关检查的常检查技术。人工智能可以自动分割冠状动脉：①检测并鉴别斑块成分，如钙化斑块、非钙化斑块、混合斑块等。②通过分析患者的CT冠状动脉图像，实现对冠状动脉狭窄程度的量化，并形成结构化报告，为医生提供更加精准的诊断结果。③在此基础上，建立了一种基于人体血管几何特征的自适应三角形网格模型。以患者所处不同冠状动脉分支的真实流速、压强等参数为依据，进行数值模拟，求出各分支血管内的流速、压强，并将其转化为各个分支的血流储备分数（fractional flow reserve，FFR）。④通过对冠状动脉周围脂肪组织的测量，可以间接地反映冠状动脉内的炎症状态，从而发现非冠心病人群中的亚临床动脉粥样硬化病变，或者发现早期不稳定性动脉粥样硬化斑块。⑤通过冠状动脉钙化评分预测心血管不良事件。

（4）乳腺癌：乳腺癌目前已成为发病率最高的恶性肿瘤，早诊断、早治疗对患者预后非常重要。医学影像人工智能可以自动分析乳腺钼靶中的异常区域，识别潜在的肿块和钙化病灶，并帮助医生进行初步的筛查和诊断。人工智能还可以通过对乳腺磁共振图像进行分析。相较于钼靶检查，乳腺磁共振通过多参数成像可获得更多的信息，帮助医生更准确地评估乳腺癌的大小、位置、形态和性质。目前国内外主要应用场景包括：①乳腺癌自动检测：虽然人工智能技术在乳腺癌自动检测方面已经取得了一定进展，但对于非肿瘤型乳腺癌的自动化诊断模型还需要针对更大规模的样本或者具体的患者进行进一步的完善。②分子亚型预测：当前，国内外已有的基于人工智能的乳腺癌分子亚型预测模型，存在缺乏可供训练的数据集、多为单中心、缺乏外部验证、样本分布不均衡等缺陷，其性能仍有进一步提高的空间。③乳腺癌影像组学对淋巴结转移预测：基于影像组学的淋巴结转移预测模型具有很好的应用前景，但目前影像组学主要采用机器学习技术，且容易受到干扰，因此需要向深度学习方向发展。④新辅助化疗反应预测和复发预测：人工智能技术在这一领域的精确度也已获得较好的证明，今后还将进一步拓展数据库和多中心的交叉验证，进一步完善模型。

4. 影像合成 基于人工智能的影像合成研究是目前的热点,但仍处于初级阶段。影像合成即利用既有图像合成未有的图像,包括跨模态的医学图像生成和医学图像超分辨率。跨模态的医学图像生成主要包括跨不同 MRI 模态的合成(如由 T_1WI 合成 T_2WI)、MRI 图像到 CT 图像的合成;而图像超分辨率则是由相对低分辨率图像重建出高分辨率的图像,从而在相同扫描时间内增加图像的细节信息。

5. 自然语言处理 在 PACS 中,自然语言处理技术可以被应用于多个方面。一方面,自然语言处理技术可以帮助 PACS 实现自动语音识别(automatic speech recognition,ASR),将医生在语音记录中口述的诊断、病史等信息转化为文本形式,方便医生后续查看和处理。另一方面,自然语言处理技术也可以帮助 PACS 实现自动文本摘要(automatic text summarization,ATS),将患者的病历文本、医生的诊断记录等长篇文字信息自动地压缩成简洁的摘要信息,方便医生快速了解患者的情况和决策。此外,自然语言处理技术还可以应用于 PACS 中的文本分类、实体识别等方面,帮助医生更加高效地管理和处理医学影像信息。

(三)前景展望

尽管目前的人工智能已经取得了很大的进展,但仍然处于一个发展的时期,有很多可以改进和完善的地方。人工智能将继续发展普及,同时也需要更加重视人工智能的伦理和社会影响。未来,人工智能与 PACS 的有机结合将具有以下几个特点。

1. 智能化 未来人工智能将更加智能化,依托 PACS 能够根据患者的病情、历史数据为医生提供更全面、准确的诊断结果。同时,人工智能还将实现自主学习和自我优化,提高医学影像的质量和效率。

2. 可视化 可将医学影像图像与患者的其他数据(如病历、检验结果等)融合,生成直观、易于理解的诊断报告。此外,人工智能还将提供更多的可视化工具,帮助医生更好地理解和分析医学影像数据。

3. 个性化 人工智能能够根据患者的个体差异和病情特点,定制个性化的治疗方案和诊断策略。人工智能还将提供个性化的监测和危急值预警服务,帮助医生更好地掌握患者的病情变化和治疗效果。

4. 协同性 医学影像数据能够与各种人工智能的应用进行集成,减少调用时间,实现医疗数据的共享。此外,人工智能还将提供多模态的数据分析和决策支持服务,为医生提供更全面、准确的诊断建议和科研支持。

5. 安全性 未来人工智能将更加注重数据安全和隐私保护,采用更加安全、可靠的数据存储和传输技术,确保医疗数据的保密性和完整性,避免患者不必要的风险和损失。

总之,人工智能嵌入 PACS 在医学影像领域的各个应用场景中已经取得了明显的进步,但仍然需要在算法、算力等方面进一步优化,以实现人工智能与 PACS 的完美集成。

二、HIS 的嵌入

(一)概述

医院信息系统(hospital information system,HIS)是卫生信息学的一个重要组成部分,主要关注医院的管理需求。在许多实际应用中,HIS 是一个综合的、集成的信息系统,旨在管理医院运营的所有方面,如医疗、行政、财务和法律问题以及相应的服务处理。因此,HIS 也被称为医院管理软件或医院管理系统。临床实践中,HIS 主要涉及但不局限于以下几个方面的内容。

1. 医院管理 床位占用率预测、资源优化、成本优化、库存管理、流程优化、预测性资产维护。

2. 患者护理 个性化护理、患者参与、快速的医生周转、员工排程、患者信息流、远程患者监控。

3. 辅助检查 医学图像分析、临床决策支持、快速报告周转、质量管理。

4. 纳税人 欺诈检测、快速理赔、自动计费。

医院信息系统是医疗保健组织的关键组成部分。随着医疗保健行业的快速数字化,未来的医疗保健机构正在采用创建互联网医疗保健环境的技术。HIS 软件需要在功能和特性上同步,以满足医疗保健组织的现代需求。在当今的数字世界中,医疗保健组织的关键必要条件之一是利用可用的大量数据,提取精辟的数据信息,并有意义地利用它。

如今,医院正在利用各种移动应用程序、数字设备、物联网和许多其他定期生成数据的电子设备,HIS 应该能够利用这些数据来自动化医院的临床、管理和治疗过程。通过将人工智能管理系统嵌入到医院信息系统,可以增强其功能,还可以使其成为新时代互联网医疗保健生态系统中的枢纽。

人工智能驱动的 HIS 可以帮助医疗保健提供者提供更好的患者满意度、增强治疗效果并提高盈利能力。2021 年,HIS 的全球市场规模为 55.5 亿美元,预计到 2031 年将达到 411.365 9 亿美元。医院越来越迫切地希望采用技术自动化系统来满足有效管理生成的大量数据的需求,并在需要时向医生提供这些数据,这是在 HIS 中采用人工智能的驱动力。全面的人工智能 HIS 通过将系统与从移动应用程序、物联网传感器、电子病历(EMR)系统等收集的数据集成,在医院网络中收集、存储和交流患者与医疗数据。借助人工智能技术,HIS 实现了行政、电子病历、库存和处理流程的临床自动化。高效 HIS 的主要功能应该是:①存储和监控患者数据,以数字方式准确存储患者数据,出于统计目的以及以研究为导向的目的执行数据处理和数据分析。②管理患者数据流,与医院的其他部门无缝集成,以确保患者数据在院门内顺畅、自动化地流动。③管理财务方面,确保有效的财务管理并对床位占用情况进行状态分析,从而提高 HIS 的整体性能。

基于人工智能的集成 HIS 不仅可以在支持各种医疗设备和应用方面提供极大的灵活性,还可以超越性能和成本预期。比如,由人工智能提供支持、与库存部门联网和集成的综合 HIS 将实现库存的有效管理,减少查找库存或设备的时间和精力,并控制库存成本。与护理呼叫系统集成将提高工作人员和患者安全的效率,因为它可以设置个性化警报、生命体征监控等。提供与实验室的集成,X 线机、超声检查、EMR、PACS 等图像设备将确保及时交付和高效访问医学图像,并且错误最小。与财务部门的集成将提供有关床位占用、费用和收入、早期发现欺诈、自动计费、快速索赔处理等所需的信息。因此,将人工智能与 HIS 集成将使整个医院能够作为一个单一系统立即识别问题并提供敏捷的解决方案,减少人为错误并为患者提供更好的服务。

除了改善患者护理外,基于人工智能的 HIS 还将使医疗服务的提供者获益,具体体现在:①提高运营效率:各种操作的自动化将有助于提高人员、资源、库存等的效率,从而有助于医院生产力、患者护理和安全的整体提高。②降低运营成本:从基于纸张的系统转向更全面、集成和基于人工智能的系统,不仅可以降低管理成本,还可以提高医疗保健提供者的财务效率。③优化资源:自动化流程管理可确保行政和临床任务的顺利运行,从而优化资源管理。④增强的可见性:人工智能以及机器学习和深度学习、模型和统计模型提供了对企业整体需求的更好理解。⑤更好的数据安全性:人工智能驱动的 HIS 将有助于实现基于角色的数据访问控制系统。这将有助于医疗保健提供者更好地保护患者数据以及医院内部信息。⑥作出明智决策的能力:在人工智能和数据科学技术的帮助下,将 HIS 与其他数字设备集成,将从所有连接的来源带来大量数据,从而提供深入的见解。这种数据智能将增强作出数据驱动、计划和明智决策的能力。

(二)应用场景举例:电子病历系统

电子病历(electronic medical record,EMR)系统是以电子化方式记录患者就诊的信息,包括:首页、病程记录、检查检验结果、医嘱、手术记录、护理记录等,其中既有结构化信息,也有非结构化的自由文本,还有图形图像信息。EMR 系统涉及患者信息的采集、存储、传输、质量控制、统计和利用。医学成像的进步以及临床诊断和筛查的激增产生了大量关于患者健康的数据。当前,

EMR 面临的主要挑战有：①不灵活、难以使用，且配置成本高昂；②无法有效捕获有关护理程序、患者、管理流程等数据。

设计易于集成和简化的 EMR 系统或者开源免费的 EMR 系统一定程度上可以帮助应对挑战，但前者开发过程耗时耗力，后者虽然免费但往往维护困难。AI 则相对更有前途，应用 AI 可以使 EMR 系统更加灵活和敏锐。

人工智能驱动的 EMR 系统无缝集成并提供具有各种功能的解决方案。机器学习和自然语言处理可以帮助记录患者的医疗经历，组织大型 EMR 数据库以查找重要文档，衡量患者满意度等。与自然语言处理合并的机器学习模型可以帮助医疗保健提供者将语音识别系统中的语音转录为文本。这些算法可以在大量患者数据上很好地训练，包括患者的治疗、用于治疗的设备、相应的医生等，并根据患者个体、疾病、疾病治疗等进行细分。这将加强从大型数据库搜索文件和信息的能力。不仅是医疗转录和文档搜索，机器学习和预测分析模型还可为医疗保健提供者提供患者满意度分析或帮助预测患者风险。人工智能可以但不限于在以下场景中应用于 EMR 系统。

1. 数据提取　AI 可以帮助从各种来源（如传真、临床数据、提供者笔记等）中提取患者数据，并识别揭示可操作见解的关键术语。

2. 预测分析　来自大数据的预测模型将有助于提醒医生注意潜在的致命疾病。人工智能还可以为医学图像解释算法提供动力，这些算法可以集成到 EMR 中，并提供决策支持和治疗策略。

3. 临床文件　医院或者医疗保健公司可以利用人工智能开发自然语言处理驱动的工具，这些工具可以与 EMR 集成，从临床笔记中捕获数据，从而使医生能够更多地关注患者和治疗。

4. 决策支持　关于治疗程序和策略的决定通常是通用的。随着 AI 被吸收到 EMR 系统中，更多的机器学习解决方案正在出现，这些解决方案可以实现个性化护理，并根据新的实时数据进行学习。

三、医联体的嵌入

（一）概述

1. 医联体建设的需求　"医联体"即医疗联合体，是将同一个区域的医疗资源整合优化，使有限的医疗资源上下贯通，从而进一步提升医疗服务体系整体功能的一种新型医疗合作模式。2017 年，我国政府工作报告中提出"要全面启动多种形式的医疗联合体建设试点"；同年，印发《国务院办公厅关于推进医疗联合体建设和发展的指导意见》；2020 年，国家卫生健康委员会公开发布与国家中医药管理局联合印发的《医疗联合体管理办法（试行）》。上述一系列政策举措表明，推进医联体建设已成为一项深化医疗改革的重要措施，是一项国家层面的重要政策。推进医联体建设，有利于医疗资源结构布局再调整，促进医疗卫生工作重心下移和资源下沉，缓解基层医疗人才压力及医疗资源短缺问题，实现医疗资源上下贯通，更好地实现分级诊疗制度，最大程度地满足群众健康需求。

2. 医联体建设对人工智能的需求　目前，我国医联体建设工作已由初步探索进入到加速发展阶段，医联体对深化医疗体制改革、提升医疗服务体系整体功能的积极作用已得到重要体现。但目前医联体建设与发展推进仍存在一些困难与问题。例如，医联体间数据共享之后，对医疗数据的分析与挖掘可能存在重复分析的情况，数据整合与利用存在一定的人力资源浪费；在上级医疗机构对基层医疗机构、优势专科区域对联盟中其他区域的带动与帮助过程中，仍以人工面对面形式为主，对上级医疗机构、优势专科区域人力需求较大；同时慢性病患者回归基层后，对基层医疗资源需求总量也是一种新的考验。我国目前优质医疗资源相对短缺，如何使得优质医疗资源在医联体中发挥更为重要的作用，让有限的医疗资源受众面更广、辐射范围更大，是一个值得思考的问题。此前,部分国家医疗相关政策中提出,利用人工智能技术提高诊疗效率。目前,人工智能技术已在医联体建设工作中得到一定程度的尝试,并发挥重要作用。例如,将人工智能技术与医疗服务相结合,通过大数据学习与训练,开发人工智能工具,对分级诊疗、医疗资源分配问题进行适当的自动化处理;对医联体各级机构大数据进行自动分析、归档,构建"数字人体"等结构化数据模块;运用人工智能平台对基层患者健康数据进行统筹整合、实时监控、纵向分析,做到"防治结合",减轻基层医疗工作者的人力负担;运用人工智能软件对基层医疗工作者进行辅助指导,自动化提供标准诊疗方案,拓宽基层医疗工作人员提升自我专业水平通道,自我学习的机会更多、时间更自由。

医学影像医联体是医联体建设工作中的重要组成部分,"医联体+AI"模式是实现医学影像医联体中影像资源整合、减轻影像医疗资源负担、提高医疗资源利用率的重要手段。合理、有效、平稳地将人工智能技术嵌入医学影像医疗体建设工作中,是实现医学影像医联体云平台搭建、影像数据共享互认、影像质量控制及同质化、AI软件辅助诊疗、影像专家远程会诊、医联体教学资源共享等相关工作的关键有力工具。基于医学影像大数据,结合人工智能技术,有利于促进医联体组织管理模式、运行机制的完善。同时,有利于减少医疗资源浪费,扩大优质医疗资源辐射面,为医联体与预防、保健衔接工作赋能,方便群众就近就医,减轻群众疾病负担及各级医疗机构工作压力,提高医疗服务体系整体能力与绩效。

(二)应用场景

1. 智慧影像云平台搭建　影像云平台搭建是医学影像医联体建设的基础,其主要目的是实现医联体单位间的影像大数据共享、互认,并为基层医疗机构影像专业人士提供会诊、学习平台。在进行影像云平台搭建时,往往需要对原始影像数据进行上传、对处理后的影像数据及会诊诊断报告进行及时下载、导入本地数据库,人工操作需要大量的人力、时间。因此,影像云平台搭建需要人工智能技术的支持,实现数据的实时传输、处理。利用人工智能技术对影像采集数据进行自动筛选,并自动上传至云平台,自动识别分类、归档、分析;同时,对影像云平台上相关数据进行实时跟踪,一旦数据处理完成、会诊报告完成之后自动载入基层医疗机构PACS及HIS。此外,医联体内上级单位与下级单位之间往往不是"一对一"或者"一对多"的辐射方式,不同上级单位之间同时也存在优势专业的区分。利用人工智能技术或可实现对云平台内基层单位检查数据的自动识别,并将其分配到优势专业所在单位或同领域专家。基于人工智能的大数据管理模式,可实现对云平台内数据结果进行整理、存储,便于下次调阅、分析,避免人工重复工作。以人工智能技术为核心,将最大限度提高影像云平台的优势,合理分配、利用优势医疗资源,实现优势医疗资源利用最大化。

2. 智慧影像数据后处理及智慧诊断　随着人工智能技术的发展与普及,智慧影像数据后处理及智慧诊断已逐渐成为现代影像诊疗工作的重要辅助工具。利用影像大数据对AI软件进行训练,让其能够实现对影像大数据自动化后处理、疾病相关影像征象自动化识别。同时,利用结构化报告模块,让AI软件自动出具结构化报告,评价病变性质、严重程度、纵向变化情况等,并给出标准化医学建议。运用智慧软件,可以极大程度提高影像数据后处理及诊断工作效率,减少医学影像工作人员花费在重复性工作上的时间与精力。然而,目前已上市的商业化影像智能软件价格多较为昂贵,且种类繁多。基层医疗机构尤其是边远贫困地区因经费原因往往无法完成相关软件配备。而且,为每个医疗机构均配备相同的影像智慧软件或同一医疗机构配备多种影像智慧软件会造成资源的浪费。通过在医学影像医联体中共享智慧软件可以有效提高软件的利用率,减少医疗资源浪费,并提高基层医疗机构诊断水平。

目前,国内已有医学影像医联体实现了影像智慧软件共享工作,将影像数据上传至影像云平台,并通过影像云平台实现对智慧软件的共享使用,包括影像数据同质化后处理、肺结节风险评估与分级、心脏MRI的冠脉分析等,实现以"云"的形式打通上下游医疗资源。以智慧影像软件为媒介,基层医院医疗工作人员可以学习到目前最标准的、最前沿的影像数据后处理方法、疾病诊断方案,并亲自参与到整个过程中,有利于自身专业技术水平的提高,实现真正意义上的"传、帮、带"。同时,随着分级诊疗制度的推进与实行,基层医疗机构的影像检查需求将大幅度提高,而基层影像工作人员队伍的增长速度却相对缓慢,这必将导致医疗资源供给与需求不平衡的矛盾进一步加剧。通过医联体内影像智慧软件的共享模式,能够在很大程度上缓解这种医疗资源供需失衡状态。在医联体远程会诊方面,既往的模式都是由专家对基层医院的会诊病历进行人工处理,整个过程往往耗费较多的时间和精力,对于目前日益繁忙的医疗工作而言,这种模式必然无法长期持续。通过智慧软件对会诊病历进行疾病初步诊断,并由专家进行审核,可显著提高医联体会诊工作效率,解放专家的时间和精力。综上,合理共享医学影像医联体内影像智慧后处理及智慧诊断软件,既能减少不必要的医疗人力、物力资源浪费,又能够提高医联体间影像大数据及影像报告同质化水平,促进医联体内影像报告互认。更为重要的是,能够在一定程度上提高基层医院医疗工作者的参与感与专业技术水平。

3. 影像图像采集及诊断报告质量控制　影像图像采集质量控制及影像诊断报告质量控制是保证影像诊断工作高质量完成的基础。不同影像检查机构间,检查设备的配置、检查参数的设置、检查技术人员操作水平都存在着明显的差异,其图像质量也存在较大的差别。同时,各个医疗机构因专业水平、专业侧重点不一致,对疾病的诊断水平也存在差异。再者,不同影像检查机构间的质量控制标准也无法做到完全统一,且易受到人为因素的影响。统一的影像质量控制标准与尺度是实现医学影像医联体机构间数据共享、结果互认的基础。影像质量控制工作不仅涉及影像工作多个环节,包括检查前、检查中、检查后,还同时需要涵盖影像图像采集质量控制与诊断报告质量控制等多个方面。因此,除质量控制标准不一致、易受人为因素干扰外等问题外,影像质量控制工作往往还需要耗费较多的人力、物力。若由医联体中牵头单位或某几家单位组成专家组进行统一的质量控制,虽可提高影像质量控制的同质化水平,但其工作量将大大增加,工作效率将显著降低。且人工进行质量控制往往仅能进行回顾性抽检,存在一定的概率性与滞后性。

应用人工智能技术进行影像图像采集及诊断报告质量控制能够较好地解决上述问题。上海某医院运用 AI 技术,将质控环节嵌入检查过程,实现全面质控、实时质控,避免将不符合质量控制标准的图像遗漏、质量控制不及时的情况发生。同时,将质控数据自动化整合归档,可以实现对医联体内质量控制结果从单位、个人、时间段、设备等多角度进行分析,有利于对质量控制结果提供个性化整改方案。更为重要的是,整个质量控制过程由 AI 自动完成,避免了人为因素对质量控制结果的影响。AI 自动化质量控制采用统一的质量控制标准,医联体内单位共同完成质量控制过程,进一步实现质量控制标准同质化、医联体协同质量控制这一目标。宁夏回族自治区某医院通过人工智能技术对影像医联体内影像采集图像进行质量控制,不仅能实现对医联体内影像采集图像进行自动分析,还可对不符合质量控制标准的图像进行自动提示,实时告知技术人员相关原因,以便技术人员能够及时、快速确定整改方案,有利于技术人员专业技能水平的进一步提高。同样地,智能辅助定位扫描技术也在医联体间图像采集质量控制发挥重要作用。通过计算机自动定位、基于视觉引导技术为患者制订个性化扫描方案等手段,可以最大程度减少手动定位、扫描人员水平参差不齐带来图像采集质量问题及差异,有利于提高患者在不同医联体单位间多次采集图像的一致性,做到将图像采集质量控制嵌入检查前阶段。除对影像采集图像进行实时质量控制外,利用人工智能技术还可实现对影像诊断报告的实时质量控制。在书写报告时,对报告内容进行自动化分析,当出现明显错误时,如不符合患者性别的描述等,可及时触发提醒。这不仅利于提高基层医疗机构影像医生书写报告的水平,也可为会诊专家完成一次初步筛查的工作。同时,也可避免因为会诊工作量大导致上级会诊专家的报告内容出现疏漏。

4. 疾病随访评估　对于慢性病或肿瘤患者的随访往往涉及多个医疗机构,包括医联体牵头单位、市级或县级下属单位等。既往对于外院所采集的影像随访资料获取较为困难,无法对患者的病情变化有一个纵向、动态的掌握。近年来,通过对医联体内影像大数据共享,可以对各级医院所采集的图像进行综合分析比较,联合应用人工智能技术,对随访的影像资料进行病灶自动化分析、数据归档,再对数据进行自动化纵向对比分析,使得病变的变化趋势更为准确、数据化,从而作出更为准确的疾病分级及风险评估。这种技术已经在一些医联体内部分肿瘤患者(如肝细胞癌、乳腺癌患者)的诊疗工作中取得良好的成效。同时,在这一过程中,医联体内上、下级医生共同参与到整个随访工作过程中,不仅可以简化随访流程、提高随访效率,还可以保证各级接诊医生均能够对患者病情变化有纵向、动态的掌握。

5. 线下影像中心建设　目前,医疗资源区域分布不均衡是我国医疗工作面临的一个主要困境之一。医学影像设备价格昂贵,无法进行大规模配备。医联体内上级医疗机构患者数量超负荷,设备无法满足患者检查需求,其检查预约时间相对较长;基层、中层医疗机构由于医生诊断能力不足,患者量不多,医疗检查设备使用率偏低,容易造成医疗资源浪费。部分特殊检查项目由于各家医疗机构开展情况不同,很多患者无法在第一时间找到合适的检查单位完成检查。影像设备共享、患者合理引流是解决目前这一困境的重要手段。早在 2017 年《国务院办公厅关于推进医疗联合体建设和发展的指导意见》中,就提倡在医联体内建设线下影像中心的做法。依托人工智能技术,将医联体内设备进行串联,搭建线下影像中心,同一医联体成员单位内的患者能够及时找到预约时长相对短或开展某些特殊检查的机构,实现医疗设备资源的合理化分配。国内一些机构,将医联体成员单位内的检查设备通过云平台进行整合,由人工智能算法进行统一调配,自动抓取目前检查预约情况,甚至做到自助预约,让患者可以实现在医联体内任一机构进行检查预约,例如在社区门诊即可进行市级甚至省级医院的影像检查预约。从经济层面,这一举措不仅减轻医联体内部分机构设备闲置、医疗资源浪费的情况,同时通过人工智能系统合理引流患者,提高基层机构的检查量,提高科室绩效。从机构层面,上级医疗机构的检查负荷也可以得到减轻,进一步推进分级诊疗制度的施行。从患者层面,患者可以实现就近就医、就近预约,对于某些特殊检查项目也可在第一时间进行预约,就医便利性大大提高。

6. 科研学术　科研学术帮扶工作是医联体工作中的重要环节。在影像医联体的支撑下,通过影像智慧云平台,可以使得多中心的数据得以融合,有利于多中心类型科研工作的进行,提高科研成果结果的可靠性。影像云平台通过对云平台上医联体影像数据及结果自动抓取、分类、存储,避免重复、人工收集,让科研数据获取这一流程更为高效。在实际工作中,基层人员可能会发现很好的临床问题,但由于自身科研水平不足,无法顺利将临床问题转化为科研问题,也无法将其宝贵的临床影像数据转化为科研成果。通过影像智慧软件科研模块的帮助,医联体内基层医疗人员可以摆脱一些技术限制,将自己的科学猜想通过 AI 软件做成科研模型,并在医联体真实世界中去验证,实现科研突破与成果落地。同时,通过多单位协同标注等方式,让基层医疗人员实际参与到整个科研过程中,从实际过程中学习,不断提高自己的科研素养与科研水平,让科研帮扶工作更为有效。

7. 智能化产品研发与落地　医学人工智能产品的研发需要立足于临床问题,从临床实际需求出发,着力于解决临床实际问题。因此,"临床医生 + 智能产品研发人员"的协同工作模式是目前智能产品开发的一个主流工作模式。对于智能化产品的研发,多中心影像数据相比单中心影像数据更有优势,基于多中心影像数据的智能化产品其普适性更强,准确率更高。此外,通过医联体架构,医学影像医联体中牵头医院与智能产品研发公司合作开发的产品,能够更好地在医联体单位中推广,不仅有助于实现产品的实际落地,还有利于产品的升级与功能完善。

人工智能嵌入医联体的潜在应用场景见图 6-2。

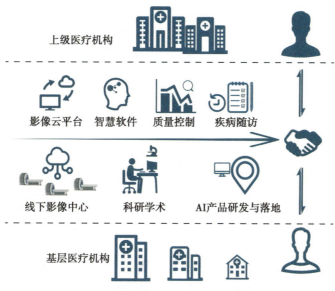

图 6-2　人工智能嵌入医联体的潜在应用场景

(三) 前景展望

1. 实现更高层次的区域卫生信息平台对接　目前人工智能技术已经在医学影像医联体中得到初步应用与尝试,也取得部分令人满意的成果。基于第五代移动通信(5G)网络技术、人工智能技术、智能物联网技术等,有望进一步推进医学影像医联体建设进程,实现跨区域、跨机构、跨专业、跨领域的医联体合作。让医学影像医联体建设在最大程度上不受地域限制,更好地实现优势资源下沉,扩大上级机构、专家人才的辐射面。

2. 提高智慧软件的准确率与覆盖面　目前智慧软件多局限于心血管系统、肺部病变诊断、骨折诊断等方面,对于其他系统疾病的智能诊断运用还相对较少。且目前智慧软件的准确性还有待进一步提高,其结果需要影像诊断人员的进一步确认。提高智慧软件的准确率与疾病覆盖面,能够进一步提升医联体中基层医疗工作人员的专业技术水平,同时能够进一步减轻远程会诊、医联体协同质量控制等工作的负担。

3. 拓展人工智能在医学影像医联体建设与管理工作中的应用　医学影像医联体的建设与管理工作任务重、内容繁杂。持续推进医学影像医联体的建设工作,保证医联体顺利运行需要多方面人员共同努力合作。借助人工智能技术,有望进一步优化相关工作流程、减轻相关工作人员的负担,提供新的管理模式、合作模式。

4. 扩展人工智能在医学影像医联体继续教育工作中的应用　医学影像专业是一门高速发展的医学专业,专业知识更新速度快,需要相关工作者不断进行新知识的学习。不同层次的医疗机构,其影像医疗工作人员的专业知识水平也存在较大的差异。继续教育是医联体工作的重点之一。目前对于人工智能在医联体继续教育工作方面的运用相对较少。结合人工智能技术,有望实现对学习资源的共享、归档、自动推送等功能。例如,根据质量控制结果,自动推送相关学习资料,针对性进行专业技术水平训练,提高相关人员的学习积极性。还可利用模拟场景应用、远程指导等技术,针对一些基层医院少见、罕见的检查技术进行模拟训练,手把手教学。

四、工作量监督

(一) 概述

医院是一个庞大的组织系统,科室是构成这一系统的基本单元,是发挥医院整体功能的基本结构。医院越大,科室的划分越精细,甚至一个大的专科可以划分成数个亚专科。科室工作能否取得成效与医院发展目标的实现密切相关,科室建设水平直接体现了医院的社会影响力和核心竞争力。因此,提高科室的经营管理水平、技术水平和服务能力是医院管理的核心。

所谓医院管理,是按照医院工作的客观规律,运用现代管理理论和方法,对人、财、物、信息、时间等资源,进行计划、组织、协调、控制,充分发挥整体运行功能,以取得最佳医疗效率和医疗效果的管理活动过程。具体包括计划管理、人事管理、医疗管理、技术管理、经济管理、信息管理及政治思想工作等。其中工作量监督是科室管理、医院管理过程中的重要一环,是了解当前医疗效率的窗口。

在日常实践中,对工作量的理解很简单,在一定时间内完成的工作量已经被接受为个人的工作量。在医学影像行业中,单位时间内进行的检查或阅片次数多年来一直被用作工作量的衡量标准。根据所监督的对象不同,可进一步划分为基于运行设备的工作量监督以及基于工作人员的工作量监督。

(二)应用场景

1. 基于设备的工作量监督 根据国家卫生健康委员会 2018 年制定颁布的《大型医用设备配置与使用管理办法(试行)》第三十四条,卫生健康行政部门应当对大型医用设备的使用状况进行监督和评估;医疗器械使用单位承担使用主体责任,应当建立健全大型医用设备使用评价制度,加强评估分析,促进合理应用,定期向县级以上卫生健康行政部门报送使用情况。因此,对影像科大型医用成像设备进行工作量监督有着一定的政策需求。

其次,对医疗设备进行工作量监督可为设备成本效益评估提供必要的数据资料。医疗设备是一个优质医院不可或缺的硬件条件,欲最大化医疗设备的经济效益,所述设备既要具有技术的先进性、应用的适宜性,又要保证能满足临床需求而不造成资源浪费。因此需要对医疗设备进行成本效益评估。以直接效益评估模型的使用效率分析为例,它需要对使用人次、使用时间、开机率、设备使用率、设备完好率、功能利用率、工作量预测符合率、有效利用率、医疗设备固定资产平均服务量等指标进行统计。而以上指标的计算均依赖设备工作量信息。

目前的设备工作量监督方法虽然能满足政策监管需求、成本效益评估需求,但仍然存在着一系列问题,比如:①手工记录,主观性大、工作量大、信息不全。手工记录带来了人为因素干扰,比如对设备工作量的定义不同,检查技术人员的理解可能有所不同,可以理解为扫描时长,也可以理解为检查部位数、检查人次数等。手工记录为检查技术人员带来了额外的工作内容,增加了检查技术人员的工作量。手工记录的是某个时间段内设备的工作量,缺乏过程数据。②不同设备的横向对比或者同一设备的纵向动态分析困难。首先是纸质资料的保管问题,其次是纸质资料的数字化问题。

实时设备健康监测和预测(health monitoring and prediction,HMP)系统是许多令人兴奋的基于 AI 的应用程序中的一个,可有效应对上述问题。HMP 系统结合了嵌入式人类知识和先进的自动化技术,可以帮助设备使用单位更好地实时检测、分析和预测,以及给出常见故障的解决方案。基于 AI 的设备 HMP 系统通过在设备的多个部位配置不同的传感器,对设备的核心参数进行实时监测,并提供智能故障检测系统对故障进行早期预警以及工作量计算。HMP 系统通过降低设备故障率、缩短停机时间可大幅节省科室的时间和经济成本。

2. 基于工作人员的工作量监督 在影像科的日常管理工作中,公平公开公正地监测工作人员的工作量是非常必要的。首先,在市场化经济的今天,按劳分配是分配个人消费品的社会主义原则,而工作量监督是按劳分配的基础;其次,工作人员的工作量监督可以帮助发现人员饱和或人员缺口现状,并相应地影响劳动力需求的填报;再者,它可以帮助了解技术培训需求。

多年来,影像工作使用单位时间内进行的粗略检查次数作为工作量的衡量标准。但在目前的大多数实践中,对过程质量必要的非报告活动或检查前准备活动等没有被纳入到工作量的统计。

自20世纪60年代开始的影像检查技术繁荣以来，影像科工作人员的工作量逐年增加。其中，世界人口的不断增长和老龄化、对高质量医疗保健的高需求以及主要依赖于技术诊断的医学实践是工作量增加的主要因素。总体来说，影像科工作人员工作量的增加受到内外双重因素的影响。

（1）内在因素：分担工作量的影像科工作人员的人数、每天或每周工作的小时数、每天报告的检查次数、必须在一定时间内报告的检查次数的组合、使用的显示图像的方法、听写和打字方法以及非报告职责的类型是直接影响工作量及其计算的内在因素。

在真实工作场景中，影像科工作人员有几种不同的类型，有些是一线扫描人员，有些是诊断报告医生，有些则在学术岗位上，工作内容相差甚远。此外，在不同的机构中，所做的工作类型以及职责的配置和复杂性是完全不同的，并且没有考虑到共同的工作量计算中。而且，在每一种职责或任务上花费的时间和工作时间也并没有统一的标准。

检查次数是计算中使用最多的参数，在与工作量相关的问题中占主导地位。自20世纪70年代以来，放射检查的增加是显而易见的。Bhargavan等发现，2003年至2007年，美国的手术数量增加了7倍，同期影像科医生的工作增加了10%。全时当量（full time equivalent，FTE）指某个临床岗位按照岗位定义的工作时间每年全职在岗所需要的人数，即可以理解为招聘一个员工在某岗位上不请假不休息不倒班所需要的人数。以此为标准，影像科医生每年的诊疗次数从2003年的13 950次增加到2007年的14 900次。

Miller等（2005年）的研究发现，在2000—2005年间，颅脑MR成像数量翻了一番，而X线检查数量却下降了。一方面，这不仅意味着手术的数量增加，而且成像的复杂性和难度也在逐渐增加。另一方面，承担这一增加的工作量的人员配备并没有相应增加。

用于显示图像、听写和打字的工作流程和方法决定了每次报告发布所花费的时间。信息系统、PACS和语音识别系统对个人工作量也有着较大的影响。目前PACS对报告时间的影响结论不一，但大部分文章声称PACS改善了报告时间和提高了生产力。关于语音识别系统，有研究指出语音识别系统增加了30%的个人时间支出。

近年来，报告以外的职责已被认为是影像科医生日常工作量的重要组成部分。影像科医生不仅负责报告检查结果，还负责检查的适当性，处理临床和实验室数据，并负责患者的成像前准备，并在需要时定制个性化的检查方法。报告后，影像科医生与患者及其同事解释并讨论结果。这些职责主要是在报告活动之间进行的。根据部门的组织，影像科医生还承担其他几项职责，如教学任务、科研任务等。这些内在因素直接影响到工作量及其计算。

（2）外部因素：影响影像学工作量的一些最重要的外部因素包括：①医学成像在筛查和随访中的作用日益凸显；②医学成像正被作为临床身体检查的一部分以规避医疗事故；③远程放射学的广泛使用；④医疗卫生政策。

影像检查通过发射不同形式的能量（比如X线、声波、放射性微粒或者磁场）穿过人的身体，身体的组织会改变这些能量的模式从而得到图像。这些图像展示身体内部结构以及功能情况，因此医生能看见那些可能由外伤或疾病引起的变化。影像学筛查和影像学随访日益发展成为一种临床常规，而这大大增加了医疗实践中影像学检查的数量。

由于其易获取、高敏感性和特异性，影像学检查已经成为了身体检查的一部分，如腹部触诊肝脾肿大、椎间盘突出症患者的体格检查时间较先前大幅减少。此外，医学影像也被用作减少医疗事故的工具。

远程医疗的兴起也给影像科带来了新的挑战。使用远程医疗来弥补科室工作人员短缺的中心可能会看到工作量减轻。但是，提供远程医疗服务的中心（接收端）的工作时间将会延长。

医疗卫生政策对影像科工作人员的工作量也有直接影响。许多国家一直在参照新的全球经济改变其卫生系统，不断下调医学影像检查的报销额。以土耳其医疗系统转型为例，其转型的目标是增加对系统的利用、集中保险机构、实现人口的全面覆盖和促进私人保健服务。这些医疗卫生政策的转型带来了巨大的变化。例如,在转变之前,每千名患者的磁共振扫描次数为41次。转变后,这一数字上升到了76.5次。而且,检查的总体价格下降到令人难以置信的水平,约为转变前的1/3。

(三)前景展望

从上述诸多的影响因素可以看出,仅仅使用粗略的研究数字来讨论工作量并不能反映真实的工作量。此外,传统方法统计的工作人员工作量并不能实时展示。如同在其他行业,AI有潜力为影像科工作人员的工作量提供客观、高保真的量化指标。一项使用AI监测重症监护病房(ICU)中护理人员工作量的研究,利用计算机视觉引导的神经网络来持续监控环境视频中的多个数据点,自动跟踪人类活动的各个方面(比如进出房间、特定手势和活动以及个人与物体之间的交互等),通过训练开源计算机视觉算法识别特定活动以自动对工作量进行评分。该项试点研究证实了使用环境智能来跟踪和量化特定区域内人员活动的可行性。类似的方法在影像科工作人员工作量监督上的应用未来可期。

第三节　医学影像及影像报告质量控制

一、概　　述

医学影像质量应能够反映影像获取的检查技术是否符合操作规范,以及是否能满足临床医学影像诊断的需要,因此影像的质量控制是影像科日常工作和质量控制管理工作的主要内容之一。医学影像质量是精准医学的基础,其基本内容包括:检查体位是否正确、检查方法是否正确、影像上的相关信息是否记录有效、影像中解剖结构是否显示清晰以及有无伪影等。因此,医学影像质量的评价指标通常包括以下几个方面:①检查体位评价,根据各部位影像检查要求的体位标准进行评价,即通过对相关检查部位的充分显示程度、图像内应观察到的结构,以及对称性解剖结构的显示情况等内容进行评价;②检查技术评价,分析成像技术或参数是否符合要求,主要是评价该参数所获得的图像是否已达到满意的诊断要求;③影像解剖结构评价,即通过目测评价影像是否能显示一些主要解剖结构及其细节来评价其质量。

医学影像检查的最终诊断结果体现在诊断报告上。诊断报告是临床医生医疗处理的客观依据,对医疗过程起着决定性的作用。因此,诊断报告的质量直接体现医疗技术的水平和质量。诊断医生观察图像中呈现的各种正常解剖结构和异常情况,分析异常情况,获得诊断依据,得出正确的阅片结果。医学影像诊断报告的征象描述和诊断结果都必须遵循"循证影像学"的原则和方法,力求准确、清晰、简明、中肯。一方面,由于诊断报告是通过诊断医生运用所掌握的知识发现和分析图像上的各种影像表现,并结合患者的具体情况来作出判断的结果,所以必须承认知识差距和医生认知的局限性。另一方面,由于患者个体差异和同一疾病不同时期征象不同及某些影像表现对疾病诊断的特异性不足等,诊断报告的准确性不可能达到符合患者最终手术或活检病理等诊断金标准的水平。一份完善的医学影像诊断报告应包括以下项目:患者人文资料、临床诊断、检查要求及目的、检查部位和名称、检查方法、医学影像学表现、医学影像学诊断。相应地,医学影像诊断报告的质量评价标准主要包括以下几个方面:①影像诊断报告内容的完整性;②影像学表现描述的规范性;③医学影像学诊断的正确性和完整性;④医学影像学诊断与手术的符合率以及定性正确率。

医学影像以及医学影像诊断报告的质量控制一般采用主观目测的方式,即由科室组织有经验的专业人士通过等级评价的方法进行评价。但随着医学影像数据、医学影像诊断报告的大幅增多,传统人工质控已很难满足质控工作的及时性要求。而通过人工智能技术,有望实现医学影像质控的自动化、实时化和常态化。

二、应 用 场 景

1. 医学影像质量控制　对于医学影像,国内外已建立了图像质量标准评价体系和方法,这些都是国内外相关专家经过长期的临床经验总结而来,具有全面且合理可行等优点。但是,由于设备不同、数据呈波动特征、患者个体差异等,影像图像质控存在诸多影响因素。以往质控标准均由人工操作,具有一定主观性,并没有通过人工智能将这些标准量化,达到智能质控的目的,实现人工智能辅助照相的真正意义。目前,人工智能辅助医学影像质量控制的主要应用场景包括以下几个方面。

(1)DR影像:基于AI的DR影像质控主要集中在实现以下功能。①图像匹配检查:AI可以利用计算机视觉技术对上传的图像进行分析,判断摄片部位是否与检查要求一致。②图像模糊程度:AI可以通过图像处理技术来检测图像模糊程度,并提供定量的模糊程度评估,对于不满足要求的图像不予通过。③范围不全:医学影像AI可以通过分析图像中的特定结构或区域来检测图像是否存在范围不全问题。例如,可以使用深度学习技术来检测肺部DR是否存在漏检区域,从而提醒操作者进行重拍。④曝光过度或不足:医学影像AI可以通过分析图像中的像素值来检测图像是否存在曝光过度或不足问题。例如,可以使用卷积神经网络对X线图像进行分类,将曝光正常和过度/不足的图像分开,并提供定量评估。⑤拍摄区域异物检测:AI可以通过对上传的图像进行分析,检测图像是否存在拍摄区域以外来源的异物,例如纽扣、项链等。

(2)数字减影血管造影(digital subtraction angiography,DSA):DSA是从动态血管造影中减去蒙片图像生成的减影图像,DSA图像质量容易受噪声、运动伪影及辐射剂量的影响,会干扰医生作出准确诊断并影响后续的治疗。人工智能在降低心血管DSA图像噪声、脑血管DSA图像运动伪影去除等方面均有很好的建树,如采用Cycle-Gan技术在无法获取原始图像与对应的增强图像的情形下训练模型,得到了预期的DSA图像增强效果,心脏DSA图像变得更清晰,血管影像的亮度及对比度都得到明显增强,为临床提供更有价值的血管造影图像。基于深度学习的智能质控系统的不断开发、更新与应用,可以如实反映科室整体图像质量,实时质控,对于医疗影像质量的评价和医疗诊断质量的提高都将具有重要意义。

(3)CT:CT是一种广泛应用于临床诊断的重要医学成像技术。CT设备获取的图像往往受到投影数据不足、固有信号噪声、患者不自主运动等因素的影响,受影响图像的质量往往不能满足精准医疗的要求。人工智能为提升CT图像质量提供了利器,它在图像去噪(辐射剂量优化)、超分辨率成像、金属伪影校正等方面均能发挥显著作用。

X线辐射剂量是影响CT图像质量的重要因素。增加辐射剂量可以降低投影数据中的量子噪声,提高重建图像的质量,但总辐射剂量可能造成辐射损伤和致癌风险。而降低辐射剂量,如降低X线管的电压或曝光时间,则会产生噪声投影,严重降低图像质量。一些AI算法有助于在保持较高图像质量的同时优化和减少与CT扫描相关的辐射剂量,如基于卷积神经网络的Simple-CNN、CNN-VGG、Cascaded-CNN、MAP-NN、AAPM-Net、RED-Net、3D CPCE模型等,以及基于生成对抗网络(generative adversarial network,GAN)的GAN-MI、SAGAN、WGAN-VGG模型等。

CT图像的分辨率可以通过两种方式提高:改进检测器或改进重建算法。对于第一种方法,增加探测器的数量或减小探测器的尺寸大大增加了整个系统的复杂性和成本,并且不能适用于较旧的设备。第二种方法是在不改变硬件的条件下,改进重建算法。比如,以卷积神经网络为基础,现已发展了SRCNN、FSRCNN、NBSRF、SCN等模型;以生成对抗网络为基础,现已发展了ESRGAN、LapSRN等自监督模型以及GAN-CIRCLE半监督模型。

随着现代医学的发展,人体中各种各样的假体装置越来越多,如牙齿填充物、人工髋关节、脊柱植入物和手术夹等。假体装置中的金属具有比人体更强的光子吸收能力,导致探测器接收到的投影数据损坏或丢失。当这些不完整的投影数据被用于重建时将产生所谓的金属伪影。在临床应用中,金属伪影现象严重降低了 CT 图像质量,妨碍了诊断和后续治疗。因此,去除金属伪影和恢复底层结构信息已成为高质量 CT 成像的重要问题。深度学习方法通过学习从受伪影影响的图像到无伪影的图像的映射,可有效去除金属伪影并恢复有关底层结构的信息。Gjesteby 等提出了一种基于卷积神经网络 CNN-MAR 金属伪影去除算法;Zhang 等则提出了一种基于 U-Net 的深度学习神经网络来消除 CT 图像中包括金属伪影在内的各种类型的伪影。实验结果表明,两种方法都能够有效地去除 CT 图像中的金属伪影。

(4)MRI:MRI 是放射学中广泛使用的成像方式。但是,MRI 的数据采集时间长,扫描协议和参数复杂,再加上生理运动和患者运动,MR 图像经常出现多种形式的运动伪影,导致图像质量受损而无法得出诊断。在一些成像中心,经验丰富的影像科医生会在检查结束时检查图像,这是对高成本劳动力和影像设备的低效使用。因此,亟需一种自动化机制来检测图像质量,在节省时间成本的同时避免由于非诊断性图像质量而导致的患者二次扫描。AI 技术,特别是深度学习,为自动化此类检测任务提供了一个可行的框架。虽然卷积神经网络(CNN)架构已被用于对具有不同判别力的自然图像进行高精度分类,医学影像因诊断和非诊断质量图像之间缺乏明确的区分、数据集不平衡、训练数据和可靠标签数据的缺乏而别具挑战性。尽管如此,研究者们依然进行了积极的探索和尝试,比如构建 4 层 CNN 和 ResNet-10 网络对腹部 3D T_2 加权磁共振图像的质量进行评估、构建深度卷积神经网络对 3D 心脏磁共振图像的质量进行判定等。虽然评估的性能仍然存在很大的提升空间,但是相信随着网络架构的迭代更新、随着训练数据以及可靠标签数据的积累,医学影像自动化质量控制的临床应用指日可待。

(5)PET/CT:PET/CT 一直是肿瘤患者管理中用于疾病诊断、分期和再分期以及治疗效果监测的主要影像学检查。其图像质量往往会受到许多因素的影响,如硬件性能、数据采集方案、图像重建算法以及患者的临床状态等。PET/CT 图像的质量评估有两种常用的人工方法。一是通过提取图像指标进行客观评估,例如标准摄取值(standardized uptake value,SUV)、SUV 的标准偏差以及来自手动绘制的感兴趣区的信噪比(signal-to-noise ratio,SNR)等。然而,单个或几个评估指标不足以反映图像的质量。二是基于主观经验的视觉评估。然而,光环境的变化、临床医生之间专业知识的巨大差异、潜在的医生疲劳以及缺乏足够的医疗资源可能会引入偏倚。这两种方法均需要大量的时间成本。

相比于上述人工方法一,深度学习可以通过其卓越的学习能力从图像中提取更多与内容相关的特征,而且深度学习模型基于的不是手工制作的特征,而是学习为困难的任务找到更合适的特征。已有研究表明,基于卷积神经网络的模型可应用于 PET/CT 图像的质量评估。该研究设计了四个卷积神经网络,卷积神经网络 1 用于定位胸部、腹部和盆腔区域范围,卷积神经网络 2 用于细化纵隔、肝脏和臀大肌等层面的位置,卷积神经网络 3 用于提取定量指标(如 SUV、SNR 等),卷积神经网络 4 则用于预测其他层面的李克特量表评分。卷积神经网络和医生在评分一致性以及耗时方面的比较分析发现,卷积神经网络与两位医生在主观、客观评估中的一致性均较高,且耗时大幅缩减,仅为人工方法的 1/200。

2. 医学影像报告质量控制 医学影像报告是影像科医生与临床医生之间互相沟通并负有一定医学法律责任的文件。医学影像报告质量不但关系到医院整体医疗水平的发展,还会对数据的二次利用产生决定性影响。目前,大部分医院的病历质控主要还是依靠人工完成,质控效果未能达到预期,存在的问题包括但不限于以下方面:①效率低,准确性差;②耗时长,覆盖率低;③偏事后,实时性差;④管理弱,追踪困难。因此,找到更加便捷、高效的质控手段来提高病历质量,是亟待解决的问题。

随着信息技术和医疗科学的快速发展,特别是自然语言处理技术实现了对自由文本进行结构化的处理。由此发展而来的医学自然语言处理,是把自然语言处理应用到医学领域当中,从报告文本中得到结构化数据,提取有效信息,同时结合机器学习、知识图谱等技术训练医学语义理解模型,使人工智能医学影像报告质控系统在医院应用有了广阔的前景。虽然理论可行,但截至目前,尚未检索到人工智能医学影像报告质控系统的报道。但随着人工智能病历质控系统的出现,相信人工智能医学影像报告质控系统也即将实现。

三、前 景 展 望

医学影像质量控制的目的是为检查所获得的图像质量是否合格、是否符合阅读、后续诊断及分析处理的要求。基于人工智能图像识别技术,通过多中心大量有标注数据的训练,影像质控系统将具备医学影像成像质量自动评价和评估的能力。

医学影像报告质量控制的目的是为检查医学影像诊断报告的书写形式是否符合要求、内容是否完整、准确。基于人工智能的影像报告质控系统将解决传统人工质控时、费力、滞后、检出率低等弊端,发挥信息系统快速、准确、全覆盖的优势,规范医学影像诊断报告书写流程。

第四节　急诊患者优先

一、概　　述

急诊需要在患者突发疾病、意外伤害、病情危重情况下给予紧急的诊断与救治。规范的急诊流程、熟练的业务技能是保证患者在最短时间内得到准确诊断和专业科学治疗的保障。随着医学影像学技术的发展,急诊影像检查的应用越来越广泛,其在临床疾病诊断中的价值也越发凸显,且成为急诊不可或缺的重要组成部分。急诊原因众多、疾病谱广、起病急、变化快,相比专科医生而言,急诊医生需要处理多种专科疾病,急诊患者多合并多种基础疾病状态。因此,急诊诊治时间宝贵需分秒必争,诊断延误将影响治疗或危及生命,这对急诊医生的诊断速度、精度和诊治能力均提出了较高要求和极大挑战。急诊患者数量的增加,急诊科医务人员数量与患者数量的不平衡,对急诊诊疗水平和效率的提高提出了严峻挑战。此外,国内的一些调查也显示急诊只有约一半的患者是由于突发急症来急诊就诊,还有一些因为"白天没时间""急诊检查快"等原因来急诊,也就是"急诊不急"是一个普遍存在的问题,所以如何从众多非急症患者中筛出真正紧急的患者是十分重要且艰巨的任务。如何能够让危急重症患者能优先接受影像检查、优先得到精准诊断,以便医务人员有效识别疾病、判断病情危重程度,及时施以恰当的医疗救治,具有重要的临床意义。

急诊影像在疾病的筛查、诊断与鉴别诊断中发挥着重要甚至关键作用。超声、X线、CT、MRI作为急诊主要的影像学检查,彼此间对疾病检出、诊断的效能不同。在不同医疗机构间相同影像检查项目也可能存在扫描方法及图像质量的差异。患者的危急状态常不能很好配合,导致急诊检查图像质量不达标,因而影响图像或征象判读、制约阅片诊断,而不确定的重复检查亦会增加患者身体造成潜在风险。同时,急诊医生影像阅片能力不足,过度依赖急诊影像报告进行诊疗,也难免会有不当诊疗情况发生。急诊常面临疾病状况纷繁复杂的局面,不同的疾病有相对匹配适应的检查方法,有些检查可以通过影像学表现或特殊征象对疾病风险及预后给予提示。对急诊影像进行有效充分且合理的应用,能够真正为临床医生减轻诊疗压力,为患者减轻病痛,使患者获得及时、得当的救治。

随着 AI 技术的出现和不断发展,其在医学影像领域的应用日趋成熟,成功转化的 AI 辅助诊断产品逐渐增多,急诊领域将成为其拓宽应用范围的肥沃土壤,真实世界的大数据与人工智能技术结合,将改善传统的急诊诊疗模式,有利于提高运转的效率,减少人为错误、降低诊治时间和运作成本。深度学习是学习样本数据的内在规律,提取关键信息,自动阅片可以辅助诊断,借助 AI 技术对真实世界急诊数据充分有效利用可以促进医学技术的发展,具有重要的临床与科研价值。"AI+ 医疗"作为智能医学的重要分支,通过高效、精准、智能的特性提高了急危重症患者救治的安全性和效率,同时降低了临床医生的工作负荷,能够为急诊救治中病情评估、风险预测、辅助诊断、精准治疗等多个方面带来新的思路。

基于急诊影像大数据,结合人工智能技术可以在急诊工作场景中发挥重要作用。急诊场景下,AI 在患者分诊、患者摆位、图像扫描和重建、工作列表优先排序、自动或辅助病变检出及结构化报告等方面已发挥或具有潜在的临床价值,如图 6-3。

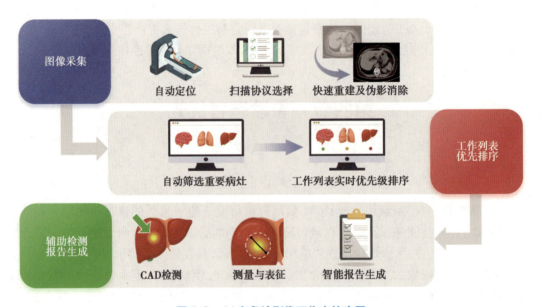

图 6-3　AI 在急诊影像工作中的应用

二、应 用 场 景

1. 急诊患者优先检查　急诊医疗服务体系包括院前急救、医院急诊和重症监护等环节,快速准确地实行分诊、诊断及治疗是急诊工作的基本要求。然而,全球范围内急诊系统的超负荷运转已经成为一个重要的社会问题。在目前大多数地区医疗系统中,急诊科普遍存在医务人员不足、医疗资源匮乏、工作负荷大等问题,其显著增加了急诊滞留时间,降低了急诊治疗及护理质量,并增加了院内死亡等急诊不良时间。因此,将 AI 方法应用到急诊,可以辅助医务人员早期有效识别急危重症,让其优先接受诊断与治疗,从而改善患者预后,提高医院应急系统的效能。

急诊分诊是指对前往急诊就医的患者进行快速整体评估,按照病情的严重和紧急程度对患者进行快速分级,然后安排就诊。目前,国内传统的分诊模式主要是由分诊护士根据患者的生命体征、主诉和转运情况进行快速分诊,一般情况下分诊护士需要在短时间内完成两项任务:一是确定患者诊治的优先等级,将最严重的、高风险的患者识别出来并送入抢救室;二是确定普通患者所对应的就诊科室,并将其分配至特定的科室。由于患者个体差异大、病情复杂,分诊去向很大程度依赖于分诊护士的医学经验,不利于精准分诊。如果没发现危及生命的紧急情况,就需要等待较长时间才能见到医生得到进一步评估。基于 AI 算法的智能系统,仅需要分诊人员常规收集的信息,就能够对患者的急诊病情进行快速分析,将患者按病情危重程度进行分类,可以使得分诊更准确和高效。除了预测病情的紧迫性,机器学习技术还可以应用于开发疾病特异性风险预测的筛查工具。Raita 等使用机器学习模型开发的分诊系统对急诊数据进行研究,发现其开发的分诊系统对于预测重症监护和住院结局的准确性较常规分诊系统有更好的表现,有利于提高医护人员的分诊决策能力,从而实现更好的临床护理和更优的临床资源配置和利用。Goto 等利用机器学习模型对未成年急诊患者分诊的研究中也发现机器学习模型对轻症患者和重症患者具有更好的鉴别和分诊能力。Klang 等利用计算机深度学习开发出来一种便于医护人员在分诊的时候用以预测需要行颅脑 CT 检查的患者的系统,以便提高急诊医生的诊治效率和优化医疗资源的分配。Klugd 等利用深度学习技术开发的模型可以在分诊的时候很好地预测急诊室里可能在短期内具有死亡风险的患者,以便医护人员在早期对风险患者给予更多关注,及时采取相应措施。

智能临床决策支持系统(clinical decision support system,CDSS),能够用算法智能分析,根据急诊患者的年龄、性别、生命体征等参数计算患者病情,预测急诊患者的伤情严重程度和疾病转归,实现急诊患者的快速分类,有效提高急诊患者的诊疗效率,进一步优化医疗资源配置。Lee 等对 81 520 例急诊患者通过变量回归模型进行分析后开发的急诊部门分类预警评分,在预测急诊患者就诊后 30 天内各阶段死亡率方面,性能优于之前常用的预警评分系统。基于机器学习的急诊容量预测模型,能够用于空间规划和资源调配,这点在突发公共卫生事件导致急诊就诊人数激增的情况下尤为重要。此外,机器学习算法还能够识别复杂特征中的模式集合,用于预测急诊等待时间,有助于急诊流程的优化。

国内有学者利用自然语言处理技术研究了急腹症智能分诊系统,包括以下几个方面:①根据医学教材及诊断报告的文本信息建立知识图谱;②根据患者主诉,实现医学术语和知识图谱概念的归一化;③采用深度学习训练模型,让计算机学习辨别不同的急腹症;④在医院部署训练后的 AI 模型测试并优化。此系统的应用,将极大地提升急腹症的诊断效率,并减少对高危患者的漏诊、误诊率。

依托于 AI 大数据统计分析和规划决策技术的智能分诊系统,有利于急诊患者的高效分类,让急症患者优先,为患者生命健康提供科学、系统的保障。

2. 急诊患者图像采集及优化　CT 是急诊放射一线检查手段。CT 检查需要获取好的图像,降低扫描时间并尽可能降低辐射剂量。而人工摆位和定位是一项耗时的工作,而且依赖于放射技师的水平。已有研究表明,利用 AI 辅助 CT 扫描前自动摆位和定位,能够准确识别患者位置并自动调整最优扫描方位,从而能够在降低辐射剂量的同时,节约扫描时间。此外,AI 无接触 CT 自动扫描模式可避免传统人工定位时技师与患者在摆位、定位时的近距离接触,有效降低了交叉感染风险,对于疫情防控具有重要意义。

AI 辅助的 CT 扫描参数优化或选择,能够显著降低辐射剂量,这对儿童或育龄期女性急诊检查尤为重要。

急诊患者病情紧急危重,部分患者配合度差,常导致图像伪影,影响诊断。但重复扫描,一方面可能增加辐射剂量,另一方面可能延误患者的救治时间,因此伪影抑制是医学成像,尤其是急诊成像的重要工作。对不同的伪影有不同的处理方法,但部分伪影由于成像机制的限制往往难以有效去除。例如,冠状动脉 CT 血管成像(CCTA)检查是筛查和诊断冠心病的影像学检查手段,具有敏感性高的优点,在临床被广泛引用,但其图像质量易受到钙化伪影和呼吸运动伪影的影响。研究表明,基于深度学习的图像重建算法能够抑制伪影,改善 CCTA 图像质量,提升钙化病变所致血流梗阻性病变的诊断效能。有研究结果显示,相较于混合迭代重建,基于人工智能的深度学习重建算法能够显著降低 CCTA 图像噪声并提高图像质量。主动脉根部噪声降低了 25.1%,信噪比和对比噪声比分别提高了 25.6% 和 66.2%,同时具有更高的图像质量主观评分。此外,采用深度学习算法进行重建图像,可提高钙化所致血流梗阻性病变的诊断准确性,对面积狭窄和直径狭窄的假阳性病例分别减少36.8%和38.1%,表明深度学习算法能够减少钙化伪影的影响,避免患者进行不必要的有创冠状动脉造影检查,具有临床应用价值。AI模型输出图像与输入图像相比,通常有更高的信噪比,伪影更少,且保持图像中相关结构的对比度。

3. 急诊患者影像质控 影像检查的质控主要围绕图像质量是否合格。通常是技师在图像采集之后通过观察图像来评价图像是否合格,但这种质控是在检查完成后,有一定滞后性。AI模型有望用于判断图像质量,且与图像采集直接整合,在检查当时发现问题即提醒技师立刻处理,对全部检查均可有效完成质控。例如影像科常用的胸片检查,使用AI技术可以在投照完成之后立即自动判断是否有肋膈角包括不全、患者体位旋转、吸气不当等问题。通过AI技术对图像质量的即时评估,即时反馈可以监视图像形成过程,以达到质量要求,保障诊断需要。

4. 危急患者快速精准诊断 急诊影像医生常常处于连续工作的疲劳状态,需要应对巨大的工作量,而且如果不能在短时间内给出精准诊断,就可能延误患者的最佳救治时机,因而工作压力大,工作负荷重。

传统的急诊影像医生给出报告的顺序,一般是按照检查的顺序,但是,实际的优先或紧急顺序,往往不是如此。AI模型能够预先识别关键征象,实时优化工作列表优先顺序,减少报告周转时间,从而改进临床路径。例如,当AI发现颅内出血、肺栓塞、气胸、骨折等急症时,可以提醒影像科医生优先阅片处理,从而优化工作流程。对于影像科医生而言,如有AI的辅助,能够在最短时间内发现紧急征象或危急值,从而改善患者预后,则能更好地体现医生价值。

有学者将CAD技术与PACS和放射信息系统(RIS)连接,能够识别胸片中的异常征象并提醒影像医生注意,其敏感性和特异性分别达0.790和0.697,而且将异常胸片的报告周转时间缩短了44%。还有学者将基于神经网络的机器学习模型用于成人胸片,将其依据阳性发现的紧急程度分类排序,将报告延迟时间从11.2天缩短至2.7天。还有一些研究将AI软件用于急诊腹部CT及颅脑CT平扫,也能够自动检测出异常的急症征象,从而缩短诊断时间,优化工作流程,实现急诊优先。

AI在急诊工作场景中能够发挥重要作用,但是在不同的应用场景中,因不同系统或部位的疾病具有不同的属性,AI也相应呈现出不同的发展态势,下面将围绕典型的AI应用场景,如脑卒中、创伤和骨折、心血管疾病、肺部急诊、急腹症等阐述近几年国内外进展,进一步展望未来的发展趋势。

(1)脑卒中:脑卒中是我国居民的第一位死亡原因,已成为重大社会问题。脑卒中分为出血性和缺血性两种类型。由于脑卒中大多发病急骤,早诊早治对改善其预后至关重要。AI已被用于图像规范化重建、梗死分割、血肿分割及危险预测、ASPECTS评分和诊断血管闭塞诊断等方面。AI技术在脑卒中的早期诊断、治疗及预后预测中都具有广泛应用。对于出血性脑卒中,国内研究团队提出了一种鲁棒性的深度学习分割算法用于血肿体积的快速和精确分析,深度学习算法能够达到和临床专家相似的分割性能,在内部测试集中的Dice系数为0.861±0.139,在外部测试集中的Dice系数为0.874±0.130。国内学者也设计了一种深度学习算法用于颅内出血探测和亚型分类,该算法利用2019-RSNA颅脑CT出血挑战数据集进行训练和测试,分类结果达到了影像科专家水平。在怀疑颅内出血的患者中,AI能够辅助勾画出可疑出血部位。已有一些文献报道这能够帮助医生发现一些比较隐匿的出血病变,降低漏诊率。

对于急性脑梗死,国内学者开发了基于深度学习的自动ASPECTS评分系统,其在独立测试集中的敏感性和准确率分别达到了93.7%和92.4%。国内另一个研究团队发展了一种基于DWI和FLAIR的机器学习模型,用于预测醒后脑卒中的发病时间,预测的AUC和准确率分别为0.895和82.5%。目前已经有多种脑卒中辅助诊疗产品经批准上市,主要帮助医生快速分诊,精准量化,最终提高临床的诊疗效率,改善患者预后。

国内研究团队提出了一种新的人工智能诊断系统,能够同时用于脑缺血、脑出血、脑肿瘤和颅骨骨折四种常见脑部疾病的诊断。该系统利用 104 597 例颅脑 CT 数据和相应的诊断报告进行弱监督训练,仅需要从诊断报告中提取弱标注信息,就可以实现准确和高泛化能力的脑部疾病诊断性能。该系统在回顾性、前瞻性、跨中心、跨设备和跨国家测试集上的 AUC 值分别达到了0.976、0.975、0.965、0.971 和 0.964,与 4 名影像科医生的诊断水平相当,并且能够辅助影像科医生诊断的敏感性和特异性提高 10.9% 和 2.2%。该系统已经进入实际测试阶段,能够显著提高影像科医生的日常工作效率。

(2)创伤和骨折:多发伤具有致残致死率高、救治难度大等特点。Ueda 等建立 AI 算法模型,基于对患者的影像学资料库深度学习,实现了对创伤患者的 CT、MRI 等影像资料自动判断病变区并智能诊断,有效缓解影像科医生工作压力的同时提高患者诊断效率,明显降低创伤患者的误诊率和漏诊率。Stonko 等所开发的人工神经网络(ANN)算法,根据既往创伤患者的数据库进行统计分析后建立智能模型并重复训练,最终该模型可根据地区天气情况成功预测当日创伤患者数量、创伤程度、手术量,具备较高的敏感性和精准性,对创伤的发生提供有效的科学预警,能够为急救中心预案提供积极帮助。基于 AI 算法的计算机视觉技术,能够在院外创伤事件现场进行伤情评估。如 Li 等设计的算法模型,能够只通过创伤现场照片智能分析出患者的具体损伤情况,加快了对院外创伤患者的早期诊断,再通过与院内急诊的无缝衔接,能够进一步提高急诊患者的救治效率。

人工智能算法模型可对颅脑创伤的伤情诊断、治疗方案选择和预后预测进行判断。已有研究探索了对创伤患者颅脑 CT 自动判断病变区并智能诊断,颅内血肿及隐匿性骨折检出等方面的应用,结果均显示在 AI 技术的辅助下,临床医生的诊断准确率明显提高,为颅脑创伤患者的辅助诊断及快速救治奠定了重要基础。

有研究表明深度学习模型在胸部 CT 检查的创伤相关损伤中能发挥较好的辅诊作用,包括气胸、胸腔积液、肋骨骨折及其他骨折等,并可以对气胸进行定量分析。

在临床患者需求量激增和医疗资源不足的超负荷工作状态下,尤其当存在微小骨折、隐匿性骨折等 X 线、CT 不明显的病变时,容易出现识别不清、诊断不准确甚至误诊的风险。有数据表明,骨科影像诊断的漏诊、误诊率可高达 40%。而在急诊科诊断错误中,骨折漏诊占 80%。随着深度学习算法的不断进展,AI 已逐步应用到骨科疾病的诊断并取得了良好的效果。Lindsey 等开发了一种深度学习的算法模型,有效降低了创伤患者骨折的误诊率和漏诊率。另外已有研究利用卷积神经网络算法、深层神经网络模型等用于桡骨远端骨折的分析,其智能诊断在准确性、敏感性和特异性方面都达到或超过了专业骨科医生的诊断水平。还有研究将 AI 用于小儿肱骨髁上骨折、髋关节骨折的诊断中,也能提高医生诊断的准确率。

(3)心血管疾病:深度学习算法可用于 CT 平扫的主动脉夹层检测、肺动脉栓塞的自动识别、腹主动脉瘤结构变化的预测和手术的时机的辅助决策。利用电子健康记录和 CT 图像,通过深度神经网络多模式融合构建的肺栓塞检测模型,可以根据 AI 预测结果实现初步分诊,实现诊疗流程的自动化。国内的一项研究采用支持向量机模型在平扫 CT 上检测急性主动脉综合征(AAS),其在训练和验证集的 AUC 达 0.993,准确率 94.6%,敏感性 90.0%,特异性 96.4%,内部测试集中 AUC 达 0.997,准确率 95.7%,敏感性 88.9%,特异性 97.3%,在外部测试集中准确率可达 99.1%。该模型能够利用平扫 CT 检测急性主动脉综合征,快速发现高危患者,及时进行进一步检查和治疗,从而改善患者预后。

(4)肺部急诊:胸片是最常见和最成熟的成像方式之一,有研究将深度学习、卷积神经网络等用于胸片的自动化、快速和可靠的疾病诊断,包括区分正常与异常,气胸分割及定位,计算机辅助诊断结节、实变、肺间质病变、胸腔积液、气胸等;为了适应真实世界需要,还有研究将人工智能模型在穿刺活检后气胸、带引流管的气胸中进行验证及优化。

（5）急腹症：急诊腹痛患者图像处理研究中被证实基于深度学习合成虚拟增强CT的应用可提高肿瘤、阴性病例和经验不足影像医生的诊断能力。采用机器学习建模可预测急诊科腹痛患者72小时的不定期回访。急诊外科常见疾病中如阑尾炎、急性胰腺炎、急性胆囊炎、空腔脏器穿孔、消化道出血和绞窄性肠梗阻等方面基于神经网络的决策支持系统开发和实现均能够提高筛查、诊断及预后预测能力。

此外，在儿科急诊方面，亦有研究将AI用于骨折、肺炎、阑尾炎、肠套叠等方面。

三、前景展望

现今AI技术作为智能医学的一大主力方向，已经融入急诊患者的初诊分诊、快速诊断、急诊治疗等多个救治环节，在医疗资源合理再分配、快速精准诊断等方面极大地促进了急诊患者救治效率，使得急诊诊疗模式进入到更加高效、精准的新维度。

但是虽然有较多智能系统的研究成果被报道，但有超过一半的研究成果并没有得到推广，而且目前尚缺乏前瞻性研究成果的报告。今后AI技术在急诊影像方面的研究和应用，应该充分利用AI技术在获取和分析信息数据方面的能力，以及AI的自主学习能力，从辅助系统开始，逐步实现完全智能化。

随着AI技术的发展及其在急诊影像的应用，将有利于提高急诊影像的工作效率，减少急诊影像医生人为错误、降低患者的诊治时间和运作成本。

第五节　危急值报警

一、概　述

危急值（critical values，CV）是指某项检验/检查发现的异常结果，而当这种异常结果出现时，常表明患者可能正处于有生命危险的边缘状态，临床医生需要及时得到检验/检查信息，迅速给予患者有效的干预措施或治疗，就可能挽救患者生命，否则有可能出现严重后果，失去最佳抢救机会。危急值由客观指标构成，主要包括实验室检验危急值、影像科诊断报告危急值和心电图危急值。危急值管理制度是医疗质量核心制度之一，各级医疗机构均规定了危急值的报告范围和报告时限。影像科危急值报警需要将约定的危急值项目结果及时通知临床，在极短的时间内完成准确的报告，以便临床对危急重患者进行及时救治。

影像诊断的危急值基本项目及报告范围需要至少包括5个系统的十余种病变：①中枢神经系统：严重颅内血肿、挫裂伤、硬膜下/外血肿急性期，脑疝，大面积脑梗死（范围在一个脑叶或全脑干范围以上）；②脊柱、脊髓疾病：椎体爆裂性骨折压迫脊髓；③呼吸系统：气管、支气管异物，大量张力性气胸，肺动脉栓塞；④循环系统：急性主动脉夹层；⑤消化系统：消化道穿孔，急性肠梗阻，急性出血坏死性胰腺炎，肝脾胰肾等腹腔脏器出血。

目前影像诊断工作中的危急值报警方案，主要通过以下方式实现：①影像诊断医生主观探测到危急值的存在并人工报警；②通过PACS/HIS自动获取诊断报告的关键项，或者影像诊断过程中医生人工审核输入关键项触发报警。由于诊断医生一直在完成报告的工作中，能否做到及时响应完全依赖于管理制度和人员自觉性，因此人工报警存在着不确定性。再者，危急值报警的时限通常为10分钟，最迟30分钟，这种紧张环境使影像科医生承受了巨大的压力，从而导致不可避免的误诊和漏诊。危急值除偶尔见于门诊和住院患者外，最常见于急诊影像科，在急诊繁忙工作导致疲劳状况时，或者影像科医生不足的医疗机构，危急值报警成为一项极具挑战性的工作。

目前,越来越多的临床影像科已经开始使用基于 AI 的危急值报告系统,包括大型综合医院和基层医院。大型综合医院的人工智能诊断应用日趋普及,其中包括了很多急症影像学模块;基层医院的人工智能诊断尚不普及,由于值班医生数量不足,常身兼数岗,因而危重病患者多需要转诊,工作压力大,对于 AI 辅助诊断急症危急值的需求实际上更加迫切。

近来,随着 AI 在医学图像诊断分析中的逐步应用和发展进步,将 AI 应用于危急值的诊断和报警中表现出了巨大的潜力和广泛的应用场景。

二、应用场景

AI 辅助系统可以大大提高危急值的诊断与报告的准确性和速度,从而帮助医生更快速地制订治疗方案和救治措施,提高患者的生存率和治愈率。AI 辅助影像科危急值的应用表现在以下方面。

1. 快速诊断　虽然目前还没有一款可覆盖所有影像危急值的模块,但 AI 可以帮助影像科医生第一时间可靠地筛选脑出血、骨折和气胸等关键异常,这些都被认为是临床影像指导治疗和改善预后的关键价值。目前,神经系统的 CT、MRI 数字化病历资料较丰富,解剖结构和组织结构毗邻关系清晰,AI 擅长处理大样本数据,神经系统急症的危急值综合识别与报警的进展最值得期待。此外,骨折和气胸的 X 线和 CT 图像 AI 诊断正在大量应用,降低了漏诊率;胸痛中心患者主动脉夹层、急性肺动脉栓塞以及冠脉 CTA 等心血管病影像诊断过程复杂、耗时,因此对于 AI 在心血管病诊治领域的应用需求更加迫切,相关的研究取得很大进展。

2. 自动化报告　AI 可以为关键诊断生成自动化报告,人工智能算法可以迅速生成包括定位定性和测量结果等代表严重程度的重要信息的报告。这有助于简化报告流程,减少诊断所需的时间。例如,脑出血是常见危急值,较大的血肿体积、脑中线移位、早期血肿扩大以及脑室内出血是患者预后不良指标,也是临床治疗决策的重要因素。测量血肿体积广泛使用人工 CT 定量法,但手动测量过程耗时且易受测量者主观因素的影响,使得效率与准确性降低。基于深度学习的 CAD 系统全自动检测脑出血的出血量,利用软件计算中线移位为影像科医生进一步判断患者是否合并脑疝及复查时判断是否进展提供了依据。AI 技术已经在临床环境中被用于成像诊断的危急值报告,国内外已有多个机构开发出不同的深度学习模型用于颅内出血的检出、分类以及定量分析,可即时生成图文报告,经医生审核一键完成危急值上报,将结果快速传达给临床医生(图 6-4)。

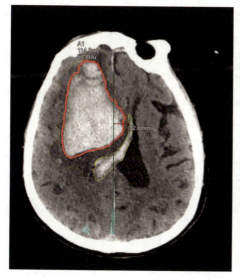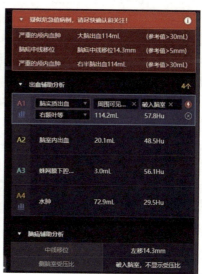

图 6-4　AI 辅助检测急诊脑出血

3. 提高准确性　人工智能可以通过降低人为错误的风险,帮助提高临床成像中关键价值诊断的准确性。Karnuta 等构造了一个分类 CNN,在 163 例前交叉韧带撕裂和 245 例前交叉韧带正常的患者 MRI 图像上测试深度学习方法,模型取得的诊断准确率高达 95.7%,而住院医师和资深医生的诊断准确率仅为 81.4% 和 89.9%。越来越多的研究表明,AI 可以发现人类影像科医生可能难以检测到的细微异常,从而获得更准确可靠的诊断。

三、前 景 展 望

AI 辅助影像诊断在影像科危急值及急诊领域取得长足进展,学术论文和会议交流数量也呈爆发式增长,但相关软件产品的研发还处于起步阶段或临床试验阶段,临床实践中极少有 AI 产品用于常规工作。

1. 研究内容系统性不足　目前的研究缺乏系统性,大多数仅仅针对整个诊疗过程中的一个环节,AI 辅助诊断的内容碎片化,且部分研究并未能满足临床需求的关键问题,很难实现对患者病情的全面快速精准评估。例如,对于研究报道最多的神经系统危急值,虽然在脑出血和脑梗死方面取得进展,但在挫裂伤领域尚有研究空白,对于中线移位距离的测量一致性有待提高;对于占急症影像科检查总量 20% 以上的急腹症方面,AI 辅助诊断的研究进展非常有限。

人体解剖关系复杂精细,各组织结构间联系紧密,全身各系统疾病的发生发展相互联系,势必需要作为一个整体进行研究和探索。当前 AI 软件仅实现单一功能 / 单一病种的辅助诊断,如果不能实现在平台基础上整合,则需要医生操作和阅读大量软件结果,那么将失去 AI 辅助快速诊断的价值。

2. 研究数据可信度不足　目前大部分的急症 AI 研究为小样本的单中心研究,但是各中心影像扫描方案不统一,再者目前实验大多是基于回顾性研究,很少有前瞻性研究。AI 诊断以医学图像为主,由于病史采集不够完善,既往病史包括病程、手术史和治疗史等信息不全,这些因素由于不能被 AI 采纳和识别,因此在回顾性研究中常被纳入排除标准,造成与临床实际不符。用于 AI 建模的数据集可能因筛选者的主观因素造成偏倚,也可能因包含错误诊断信息而出现偏差,而这些错误经过迭代会被显著放大。因此,AI 的临床研究应开展多中心大样本随机对照试验,制订严格的数据集筛选机制,避免算法过拟合,从而保证其准确性和可信性。

3. 临床应用存在安全隐患　模型稳定性有待提高,AI 技术本身的缺陷即技术不透明,可解释性较差,训练不足仍有待解决和完善。不同于诊断医生,AI 在辅助诊断方面往往只能判定某一种疾病,尚不能对于某一部位 / 系统进行疾病的综合评估,由此对于其结果是否可信也一直备受争议。而在医学领域,如果贸然使用证据不充分的结果,其潜在风险将无法估量。

需要注意的是,医学影像 AI 的研发和应用均基于大量的原始医疗数据,完善数据安全以及患者隐私保护是 AI 研究和发展中必须严格遵守的原则。临床研究及应用中需要遵守 AI 相关法律和医学伦理,管理部门通过建立法律法规以及伦理框架,确立相关的民事与刑事责任,有效保护个人隐私以及信息技术安全。

综上所述,急诊放射学可能是 AI 算法集中应用的领域。虽然许多模型已经在大样本量的多中心试验中进行了开发和测试,但是 AI 系统需要可通用且强大的数据,并且需要在广泛普及之前进一步临床验证。过去 10 年,AI 算法在辅助影像诊断方面的应用发展已经取得了显著进展,这得益于 AI 诊断的时效性和准确性。今后应更好地利用 AI 的潜力,以进一步提高危急值报警工作效率,简化流程。

本章小结

本章主要阐述了人工智能对辅助科室管理以及检查流程优化的助力作用。辅助科室管理着重围绕"人工智能嵌入信息管理系统"以及"医学影像及影像报告质量控制"展开,其中信息管理系统主要涉及影像存储与传输系统、医院信息系统、医联体、工作量监督系统等。检查流程优化则选取了"急诊患者优先"以及"危急值报警"两个代表性流程进行了重点介绍。在人工智能技术的加持下,急诊患者可实现影像检查优先、影像采集优化、影像在线质控以及影像快速精准诊断,影像危急值也能得到快速且准确的诊断以及自动化报告。随着人工智能技术的不断进步和应用场景的不断拓展,我们有理由相信,它在辅助影像科科室管理以及优化影像检查流程等应用中还有很大的发展空间,将会成为临床医学中不可或缺的一部分,为医生提供更精准、更可靠、更高效的诊断和报告服务。

(张惠茅　廖伟华　曹代荣　孙浩然)

第七章　影像人工智能与其他新技术的结合应用

第一节　虚拟仿真及 3D 打印

　　虚拟仿真是利用计算机模拟产生一个三维空间的虚拟世界，提供用户关于视觉等感官的模拟，让用户感觉身临其境，可以即时、没有限制地观察三维空间的事物。用户进行位置移动时，计算机可以立即进行复杂运算，将精确的三维世界影像传回产生临场感。该技术集成了计算机图形、计算机仿真、人工智能、感应、显示及网络并行处理等技术的最新发展成果，是一种由计算机技术辅助生成的高技术模拟系统。

　　医学 3D 打印是一种融合了多种前沿医疗技术的先进技术，包括器官分割、数值分析、三维重建和 3D 打印。它是一种理想的手术策划、手术模拟、医学研究、医疗实践等，解决了术前病灶预览不清晰、医患沟通不畅、手术计划不完善等问题。

一、虚 拟 仿 真

　　虚拟内镜（virtual endoscopy，VE）是虚拟仿真技术在现代医学中的应用。它是利用医学影像作为原始数据，融合图像处理、计算机图形学、科学计算可视化、虚拟现实等技术，模拟传统光学内镜的一种技术（图 7-1）。它克服了传统光学内镜需要把内镜插入人体内的缺点，是一种完全无接触式的检查方法。虚拟内镜的研究旨在为医生提供诊断依据，还可应用于辅助诊断、手术规划、实现手术的精确定位和医务人员的培训等。

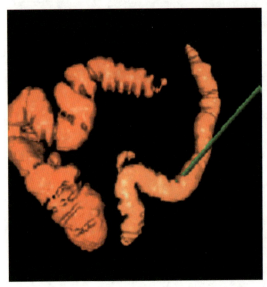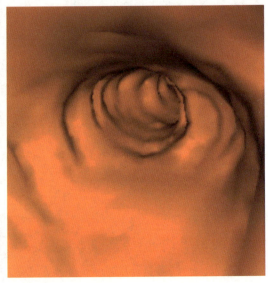

图 7-1　虚拟内镜医用系统效果图

　　从它出现到现在，该研究领域越来越受到研究人员的关注。VE 的研究是近十年的事情，在医学成像领域是一种新兴的技术，主要起源于数字医学成像如 3D CT 和 3D MRI 图像的可视化。

特别是由于 1994 年 Visible Human 数据集的出现,VE 的研究取得了较大的发展。

VE 的发展大体可分为三代。第一代 VE 运用几何模型,生成解剖结构的 3D 几何形状,附加一些简单的交互操作,生成简单的"飞行"效果,产生较为粗糙的动画效应,在医护人员的教育和培训中得到应用。随着计算机性能的提高,VE 发展到第二代,使用高分辨率的可视化人体数据如 CT、MRI 或其他图像数据,能够产生更逼真的图像,大大增加了 VE 的真实性、视觉逼真性和临床实用性,当前正处于第二代研究阶段。未来第三代 VE 在考虑人体器官组织的集合形状的同时,将加入不同解剖组织的物理特性和生物特性,将生成一个在物理上、生理上和系统上都完全逼真的 VE 系统。

1. 虚拟仿真介入 介入放射学又称介入治疗学,是近年迅速发展起来的一门融合了影像诊断和临床治疗于一体的新兴学科。它是在数字减影血管造影机、CT、超声和磁共振等影像设备的引导和监视下,利用穿刺针、导管及其他介入器材,通过人体自然孔道或微小的创口将特定的器械导入人体病变部位进行微创治疗的一系列技术的总称。

介入治疗全程在影像设备的引导和监视下进行(图 7-2),能够准确地直接到达病变局部,同时又没有大的创伤,因此具有准确、安全、高效、适应证广、并发症少等优点,现已成为一些疾病的首选治疗方法。

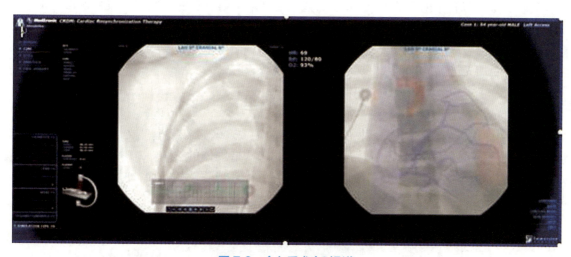

图 7-2 介入手术实时影像

虚拟手术仿真系统是虚拟仿真技术在医学领域的一个典型应用。虚拟手术是由医学图像数据出发,应用计算机图形学重构出虚拟人体软组织模型,模拟出虚拟的医学环境,并利用触觉交互设备与之进行交互的手术系统。虚拟手术系统,为医生提供一个虚拟的 3D 环境以及可交互操作平台,逼真地模拟临床手术的全过程。

手术方案能够利用图像数据,帮助医生合理、定量地制订手术方案,对于选择最佳手术路径、减小手术损伤、减少对临近组织损害、提高肿瘤定位精度、执行复杂外科手术和提高手术成功率等具有十分重要的意义。虚拟手术系统可以预演手术的整个过程以便事先发现手术中的问题。虚拟手术系统使医生能够依靠术前获得的医学影像信息,建立三维模型,在计算机建立的虚拟环境中设计手术过程、进刀部位和角度,提高手术的成功率。

介入治疗是在手术过程中进行透视、超声或 MR,在图像的引导下进行定位。而虚拟手术的介入手术导航无须在介入环境下,可直接将计算机处理的三维模型与实际手术进行定位匹配,使医生看到的图像既有实际图像,又叠加了图形,属于计算机增强现实。如手术使用了第二种成像手段,例如内镜,则将实时观测的图像与术前 CT 或 MRI 进行匹配定位融合,对齐两个坐标系并显示为图形,引导医生进行手术。

2. 虚拟仿真教学　随着医学领域的不断进步,对医学生和医生的专业知识和技能要求也越来越高。然而,传统的教学方法却无法满足这一需求。传统教学主要依赖于课堂讲解和实践操作,而这些方法存在着时间和空间限制,且对于学生来说缺乏互动性。而虚拟仿真软件的出现填补了这一空白,为学生提供了一种身临其境的学习体验。医学生可以通过虚拟仿真软件进行真实感十足的解剖操作,探索人体内部结构,了解器官功能,提升自己的实际操作能力。

80% 的手术失误是人为因素引起的,所以手术训练极其重要。医生可在虚拟手术系统上观察专家手术过程,也可重复实习。虚拟手术使得手术培训的时间大为缩短,同时减少了对实验对象的需求。由于虚拟手术系统可为操作者提供一个极具真实感和沉浸感的训练环境,力反馈绘制算法能够制造很好的临场感,所以训练过程与真实情况几乎一致,尤其是能够获得在实际手术中的手感。计算机还能够给出一次手术练习的评价。在虚拟环境中进行手术,不会发生严重的意外,能够提高医生的协作能力。

人体解剖虚拟仿真软件在医学教育中具有显著的价值。首先,它可以帮助学生更深入地了解人体结构和器官功能,从而提升他们的实际操作能力和诊断水平。其次,虚拟仿真软件可以为学生提供一个安全、无压力的实践环境,避免了对真实患者的风险。此外,虚拟仿真软件还可以提高教学效率和质量,为学生提供个性化的学习体验,减少教学成本和资源浪费。

随着虚拟仿真技术的不断发展和应用,人体解剖虚拟仿真软件将在医学教育中扮演越来越重要的角色。它不仅可以提高医学教育的效率和质量,还可以为医学研究和诊断提供更精确的数据和模拟。随着时间的推移,人体解剖虚拟仿真软件将逐渐成为医学教育的主流工具,带领我们走向一个更加先进、更加安全、更加人性化的医学教育时代。

二、3D 打印

3D 打印即快速成型技术的一种,又称增材制造,它是一种以数字模型文件为基础,运用粉末状金属或塑料等可黏合材料,通过逐层打印的方式来构造物体的技术。3D 打印的设计过程是:先通过计算机建模软件建模,再将建成的三维模型"分区"成逐层的截面,即切片,从而指导打印机逐层打印(图 7-3)。

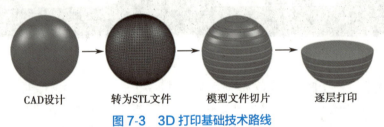

CAD设计　　转为STL文件　　模型文件切片　　逐层打印

图 7-3　3D 打印基础技术路线

设计软件和打印机之间协作的标准文件格式是 STL 文件格式。一个 STL 文件使用三角面来近似模拟物体的表面。三角面越小其生成的表面分辨率越高。PLY 是一种通过扫描产生的三维文件的扫描器,其生成的 VRML 或者 WRL 文件经常被用作全彩打印的输入文件。

打印机通过读取文件中的横截面信息,用液体状、粉状或片状的材料将这些截面逐层打印出来,再将各层截面以各种方式黏合起来从而制造出一个实体。这种技术的特点在于其几乎可以造出任何形状的物品。

3D 打印存在着许多不同的技术。它们的不同之处在于可用材料的方式,以不同层构建创建部件。经过发展和技术革新,基于不同的材料和性能需求,3D 打印制造技术已经发展出熔融沉积成型(fused deposition modeling,FDM)、选择性激光熔化(selective laser melting,SLM)、立体光固化(stereo lithography appearance,SLA)、数字光处理(digital-light processing,DLP)、选择性激光烧结(selective laser sintering,SLS)以及聚合物喷射(PolyJet)等主要成型技术。

由于 3D 打印制造技术完全改变了传统制造工业的方式和原理,是对传统制造模式的一种颠覆,因此 3D 打印材料成为限制 3D 打印发展的主要瓶颈,也是 3D 打印突破创新的关键点和难点所在,只有进行更多新材料的开发才能拓展 3D 打印技术的应用领域。3D 打印材料主要包括聚合物材料、金属材料、陶瓷材料和复合材料等,随着材料科学研究的发展,也将会有更多的适合 3D 打印的材料。

3D 打印作为一项前沿制造技术,已经运用到了各个领域。医学 3D 打印系统是一种融合了多种前沿医疗技术的先进技术,包括器官分割、数值分析、三维重建和 3D 打印。3D 打印技术逐步被应用在医学科技与医疗领域,成为改善人类生活质量的新利器。3D 打印技术可以快速制造精密复杂又多变的结构,在医学上已经发挥出多个重要作用:从标本制作到术前模拟,从工具到耗材,以及将其应用于组织工程,降低植入术的失败率。

医学 3D 打印建模具体流程如下:①从 CT、心脏磁共振(CMR)或超声等多模态影像中获取原始数据,存储为 DICOM 图像;②将 DICOM 图像导出,用于分割、绘制和生成 STL 文件;③ STL 文件导入到计算机辅助设计软件中,用于进一步打磨、镂空、修剪、颜色编码和切割;④调整后,将 STL 文件导出用于 3D 打印。

3D 打印技术可以快速、精确地将人体组织、器官的三维模型直接打印出来,既可辅助医生进行精准的手术规划、提高手术的成功率,又方便医生与患者就手术方案进行直观的沟通(图 7-4)。3D 打印技术可以被应用于医学教学中的标本制作,这种技术由于其精度及方便快捷的特点得到了快速推广。相比传统胶原、纸质及人工手工打印模型来说,3D 打印技术具备更高精度、更复杂的结构,可以制作出更为精确及活跃的标本,令教学过程中学生所练习的内容更真实有效。3D 打印技术在术前规划中也发挥重要作用。当医生确诊某病需要植入器械时,则可以采用 3D 打印技术进行术前模拟训练,让医生有充分的时间对植入模型进行考虑,而且可以更好地掌控术式,从而更好地安排植入的位置,减少植入过程中的失败率。3D 打印技术也可以生产出用于微型手术的手术刀具及相关的耗材,可以大大提高手术的成功率,令患者拥有更安全、更便捷的治疗机会。在组织工程领域,3D 打印技术可以让植入物更真实、更贴合人体,令其使用更加贴合身体功能,而且可以更准确地安放,以减少失败率。使用 3D 打印技术生产的特殊器械也可以让手术效果更佳,从而提高植入手术的效率及成功率。

(一)关节系统 3D 打印

人工关节置换术是治疗严重和疑难骨关节疾病的重要手段之一,人工关节假体作为患病关节的替代品是人工关节置换术的材料基础。人工关节假体的材料主要考量制造工艺、假体寿命、组织相容性以及新骨生长等性能。传统的人工关节假体型号是提前设计好批量生产的产品,不少产品设计是基于欧美人种骨骼的形态和特点。尽管大部分型号也能适用于亚洲人种,但是一部分亚洲人的骨骼与此类产品的匹配就存在差异。基于 3D 打印技术实现根据患者身体实际病变形状和功能的需要,进行人工关节的量身定制(图 7-5),可以实现人工关节假体和患者身体完美的个性化匹配,满足对功能和美学的要求。同时,还具有定位准确,连接稳定等特点,可实现个性化治疗方案,提高诊疗质量(图 7-6)。

随着 3D 打印技术的改进,3D 打印机可以用于多种材料的打印,包括生物材料。通过 3D 打印技术的创新应用,我们可以在制造人造骨骼和关节系统方面得到更好的结果,提供更佳的治疗方案,使康复期更迅速、更容易。相信随着更多的科技进步,人造骨骼和关节系统将会在医学和康复领域里得到更好的应用,让更多的患者得到更好的治疗效果。

传统的骨水泥、异体或自体骨植骨等技术均存在各种问题,影响假体稳定性和寿命。而计算机辅助设计加 3D 打印的个性化移植物处理,能够使假体充分填充与重建缺损骨结构,更好地帮助患者康复、减少副作用。

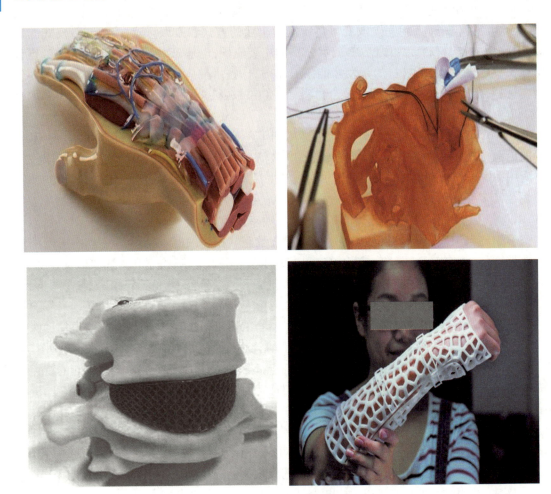

图 7-4　3D 打印的应用场景

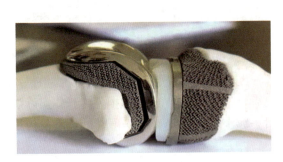

图 7-5　3D 打印关节

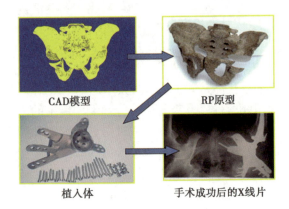

CAD模型　　　　　RP原型

植入体　　　　手术成功后的X线片

图 7-6　半髋关节置换术过程示意

　　使用 3D 打印关节相比于传统的从自身取材具有更多的优势。虽然从自身取材也可以实现关节的再造,但是其需要手术和恢复期等复杂的过程,风险和时间成本较高。而使用 3D 打印关节则可以更加方便、快捷、精确和个性化,同时风险和时间成本也较低。

　　采用 3D 打印技术制备生物材料。关节软骨组织再生能力差,而且关节腔内缺少血管分布,关节软骨组织的供养主要靠滑膜分泌的滑液,因此关节软骨损伤后难以自行修复。采用 3D 打印制作支架材料辅助修复关节软骨是一种新思路。软骨缺损修复支架材料包括有机材料(如天然高分子材料)以及具有一定生物相容性的无机材料(如陶瓷、磷酸三钙、羟基磷灰石、磷酸钙骨水泥等)。天然高分子支架材料是研究的重点,主要有胶原支架材料、透明质酸钠支架材料、壳聚糖支架材料、血纤蛋白支架材料,这类材料满足可塑性、高生物相容性、可降解性与体内可吸收性,同时制作的支架需要具有一定的机械强度,与置入部位组织力学性能相匹配。天然高分子支架材料可采用 3D 打印技术制作支架,可以继承多孔结构的优点,采用透明质酸钠等材料制作的支架能够帮助移植的软骨组织黏附、增殖,并产生细胞外基质、功能蛋白及多糖。如果支架符合细胞生长特点,细胞与滑膜液可以更好地接触,从而加快软骨组织修复。

(二)心血管系统 3D 打印

医学 3D 打印系统已能够实现 CTA、心脏磁共振(CMR)及三维超声图像等多模态影像融合技术,集合不同影像的优势并弥补不足,进行高质量的医学图像数字化建模,可实现个性化且精准的心血管 3D 模型。目前,3D 打印在心血管外科有广泛的应用,包括以下几个重要应用:先天性心脏缺陷、二尖瓣疾病、三尖瓣介入治疗、左心耳封堵、心脏瓣膜人造器官、血管支架等。

1. 先天性心脏缺陷　先天性心脏缺陷(CHD)具有多种复杂而独特的结构。CT、超声和 MRI 等传统成像方法对于评估与 CHD 相关的独特且通常错综复杂的空间关系不是很有用,因为其二维投影与手术室现实有很大不同。因此,3D 打印模型在心脏手术的术前规划和模拟方面具有显著优势。这些模型以高保真度显示 CHD 患者的复杂解剖缺陷,并能够全面评估其他方法无法获得的独特空间关系。

2. 二尖瓣疾病　评估二尖瓣的解剖结构存在一定难度,这主要是因为二尖瓣与左心室流出道(LVOT)的关系密切,其位于心脏后部,并且心室、瓣下器官与 LVOT 之间存在着复杂的相互作用。此外,严重二尖瓣反流的治疗依赖于手术修复或置换,这进一步增加了挑战,例如理解从 2D 或 3D 超声心动图投影得到的瓣膜解剖结构。通过 3D 打印模拟不同的二尖瓣病理过程,这些模型允许医生在微创瓣膜手术模拟器上进行术前计划和设备测试(图 7-7)。

3. 三尖瓣介入治疗　经导管三尖瓣介入治疗是结构性心脏病(structural heart disease,SHD)介入领域的热点方向之一。由于三尖瓣复合体结构复杂,瓣环、瓣叶、腱索、乳头肌等结构因人而异,传统影像学方法在评估右心解剖和三尖瓣复合体方面略显不足,而 3D 打印能很好地解决这一难题。基于多材料 3D 打印模型的术前评估方法同样适用于经导管三尖瓣置换系统。通过 3D 打印模型与瓣膜假体的体外模拟植入,可以进一步分析最佳植入角度、瓣周漏及其他术中并发症风险。

4. 左心耳封堵　左心耳(LAA)封堵早期临床试验和可行性研究中,3D 打印技术的作用并不突出;然而在 LAA 封堵器械在各大医院推广应用后,大家很快发现,未开展 3D 打印技术的医院,初学者在确定器械尺寸和植入操作技巧方面存在明显学习曲线。3D 打印左心耳模型使得术者对左心耳的大小、成角、受力区域及其周边组织的结构情况理解更透彻。此外,3D 打印技术应用于 LAA 封堵术围手术期规划能够帮助医生确定各种型号器械在不同左心耳解剖结构中的锚定部位,选择最佳的器械、尺寸以及导管。

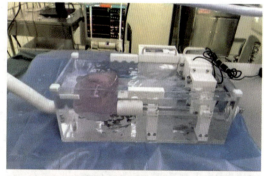

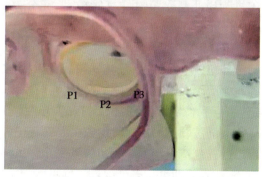

图 7-7　3D 打印微创瓣膜模拟器测试

5. 心脏瓣膜人造器官　目前的心脏瓣膜不会随着患者的生长而生长,并且必须在多年的多次手术中进行更换。慕尼黑工业大学和西澳大学设计了仿生心脏瓣膜,以支持患者新功能组织的形成。儿童将特别受益于这种解决方案,因为相比之下,3D打印的心脏瓣膜模仿天然心脏瓣膜的复杂性,旨在让患者自己的细胞渗入支架。尽管还有很长的路要走,但该团队相信这对于患有心脏瓣膜疾病的人来说将是一个很大的改善。

6. 心脏置换 根据美国加利福尼亚大学的研究团队在 *Advanced Materials* 上发表的题为"基于重组人弹性蛋白的生物墨水用于血管化软组织的3D生物打印技术"的文章,在研究项目中证明了使用重组人弹性蛋白作为生物弹性墨水制造复杂软组织的3D打印的可行性。文中提到对血管化的心脏构建体实现生物打印,打印结构显示内皮细胞屏障功能和心肌细胞的自发搏动,这些是心脏组织的重要功能。另外打印后结构体引起的炎症反应很小,这证明了弹性生物墨水在3D打印生物组织的潜力。或许这项技术未来将应用于心脏置换技术。

3D打印技术的发展有助于心血管医学向个体化以及精准医学模式的不断推进。在医患沟通方面,个体化心血管3D打印模型将使得面向患者的心血管疾病讲解具备三维可视化的特征;在医学教育方面,提高了心血管解剖教学水平,使医学生对生理解剖结构的理解更加深刻;在临床实践方面,复杂介入手术的方案制订以及个体化打印医疗器械的使用可以提高手术成功率,减少并发症,降低手术费用等。相信在不久的将来,随着3D打印中心以及技术人员的发展、指南的不断规范化,3D打印技术与心血管医学联系将更加紧密,不断向前发展。

(三) 呼吸系统 3D 打印

3D打印在复杂呼吸系统疾病的管理中起着至关重要的作用。气管支气管树解剖结构的高度可变性使得标准化介入治疗非常具有挑战性,尤其是对于支架置入。传统支架由于不合适的安装问题,可能需要经常更换或清洁,而与患者解剖结构相匹配的定制式气管支架,比标准化产品具有更强的耐受性。

由不同材料(硅胶和弹性热塑性塑料)制成的患者专用3D支架可以产生非标准的几何图形,有助于预防与未安装支气管支架相关的后期并发症。借助医学影像技术和3D可视化软件以及3D打印技术,开发完全适合患者解剖结构的定制式气管支架。3D打印技术用于制造定制式气管支架的模具,模具制造完成后,将被用于气管支架成型,气管支架材料为医用级硅胶。

此外,研究机构正在测试可生物降解的支架。例如,有国内医院通过3D打印可降解气管外支架成功救治气管软化症患儿。该患儿存在左肺动脉干和胸主动脉的成角畸形,两条动脉长期挤压左主支气管导致管壁发生软化性狭窄。明确病因后,考虑到患儿多次内科治疗效果不佳,医院先后讨论了多种外科手术方案,包括软化段气管切除术、气管成形术、主动脉悬吊术等,但都因手术复杂、风险大等原因放弃。结合胸外科前期在4D打印气管外支架方面的工作,综合分析患者病情决定为患儿施行4D打印气管外支架悬吊手术,最后通过自主研发的3D打印机为患儿制作了1:1气管模型,充分评估病情特点,为患儿量身定制了可降解的聚己内酯(PCL)外支架。

(四) 肝脏 3D 打印

外科医生对患者腹部脏器立体解剖结构的认识依靠人脑根据影像资料进行的三维重建,正确与否受个人经验的影响,且无法实时呈现和永久保留在整个治疗团队面前。重建的结果不确定性,给手术带来一定的盲目性和误导性。

在肝脏领域,3D打印技术在准确定位病灶与重要脉管结构的关系上发挥了重要作用,不但可以快速制造出与术中大小位置完全一致的透明化3D模型,也使外科医生跳出"凭空想象"的窘境,在术前即可从多维度真实预见术中情形,明确重要管道的走行,制订手术路径和程序并预演手术(图7-8)。外科医生可借助肝脏及解剖结构的3D图形,精确定位病灶并确定手术路径,实现完整切除病灶和避免重要解剖结构损伤的多目标优化(图7-9)。

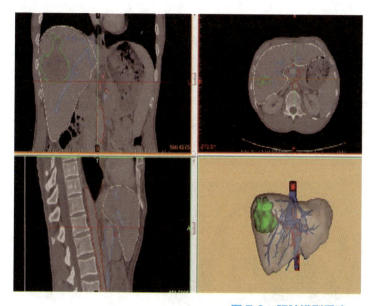

图 7-8　肝脏模型重建

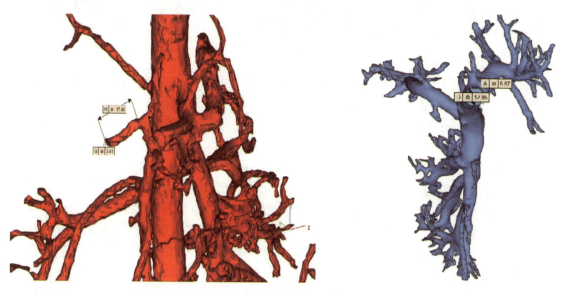

图 7-9　动脉及门静脉手术规划

1. 3D 打印肝组织单元在药物筛选中的作用　肝脏是人体药物代谢的主要器官,通过研究药物在肝脏中的代谢机制,可以帮助筛选针对某些疾病的药物。而通过 3D 生物打印技术打印出的肝组织,可以代替实验动物或器官,应用于药物筛选中。

2. 3D 肝脏类器官的构建　类器官是指在体外构建一个与体内结构和功能相似的组织体,由于可以产生与器官类似的生理作用、药物反应、疾病过程,因此,它被认为是疾病动物模型与人体器官结构和功能研究的桥梁。比如肝脏类器官,就是由多个体外培养或自我复制的肝脏细胞,按照固定的空间结构,组成的细胞团。尽管它和真正的肝脏长相差别巨大,内部结构也未必完全一致,但它会保留肝脏细胞的大多数功能。有研究表明,未来 3D 打印的肝脏类器官可以替代肝脏的功能,从而解决肝移植所需要的供体短缺问题,3D 打印的肝脏类器官可以批量生产并在体外大量存活,白蛋白、凝血因子等目前需要从血液中提取的昂贵的生物制剂就可以用体外肝脏生产。

3D 打印技术在个性化需求强烈的生物医学领域有很大的应用价值,对于科学研究来说它是一个很好的工具。特别是这个工具可以有可控结构的材料以及可以把细胞打印成特殊的结构。无论是对组织工程还是对药物的精准化筛选、个性化给药,都是提供了一种全新的可能。

(五) 肿瘤 3D 打印

癌症是一种临床致死率较高的疾病,3D 打印技术通过发挥其潜力与创造力,将协助医生完成在医疗救治中面对的众多挑战与困难。利用 3D 打印技术,在术前计划中创建肿瘤和周围解剖区域的 3D 打印模型,从而增加安全有效治疗的机会(图 7-10)。

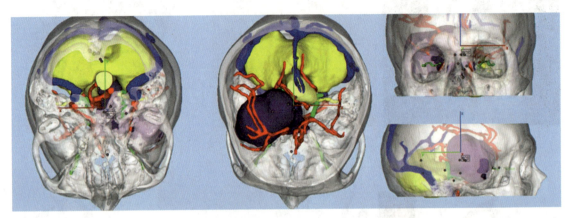

图 7-10 颅底肿瘤 3D 模型

医生可以使用 3D 打印技术根据患者的 CT 或 MRI 数据打印出患者的病灶模型,从而帮助医生更好地了解患者的病灶结构和诊断情况,在手术前进行手术计划制订。同时,还可直观地显示出肿瘤与骨骼的位置关系、肿瘤与骨骼的侵蚀关系、肿瘤与血管的位置关系以及肿瘤是否压迫其他软组织器官。

人体骨肿瘤,经常发生在四肢。在骨肿瘤科,骨肿瘤的治疗主要为病灶切除后自体骨、异体骨或骨水泥等生物材料填充以重建功能,有时甚至需要通过截肢来保住生命。面对肿瘤完整切除、骨缺损修补与肢体功能重建等难题,3D 打印技术可做到个性化的精准修复。

在骨肿瘤的保肢手术治疗中常面临两大挑战:一是彻底切除肿瘤又尽量保留正常组织,二是切除病灶后骨缺损的个体化修补和肢体功能重建。3D 打印的个体化肿瘤假体植入物具有形态适配个体化和表面骨长入的优点,可用于修复重建骨肿瘤切除后留下的缺损。通过 3D 打印技术辅助骨肿瘤患者设计个性化骨骼,完美匹配骨缺损,甚至和其他生物材料复合可诱导骨修复,大大提高了骨肿瘤患者手术后的生活质量,成为造福骨肿瘤患者的新兴技术。

在骨肿瘤手术中,患者可能需要进行植入物修复,3D 打印技术可以根据患者的骨骼模型制作出符合患者个体化需求的植入物。

生物打印可构建标准化 3D 肿瘤模型。生物打印是指利用 3D 打印技术将细胞和生物材料结合起来,通过一层一层地沉积来获得组织样结构的技术。纤维蛋白原、明胶、琼脂糖、藻酸盐、透明质酸等天然水凝胶,具有可控的机械性能和良好的生物相容性,是生物 3D 打印常用的生物墨水。生物打印可以提高三维肿瘤模型的再现性和标准化水平,可应用于临床前研究,在使用基因组学和蛋白质组学工具对定制化的 3D 生物打印组织进行分析时,可避免模型间的差异问题,提高药物筛选中数据信息的一致性和可靠性,减少药物筛选的失败风险和成本。

3D 细胞培养作为一种能更好地模拟体内生理环境的技术手段,已经有了显著的发展。目前 3D 细胞培养正在兴起,将患者来源的肿瘤细胞植入标准化的 3D 肿瘤模型来研究肿瘤异质性,可以为患者快速制订出高效和个性化的治疗方案。

第二节　图像导航技术及手术机器人

一、图像导航技术

医学图像导航（imaging navigator）是计算机辅助治疗的一种新技术，其主要目的是通过医学影像数据指导实际的手术过程，辅助医生精确定位病灶，提高手术的效率。该技术源自 1908 年 Victor Horsley 与 Robert Clark 提出的立体定向技术（Stereotaxis），并于 1947 年首次在 X 射线引导下实现了导航。目前可用于图像导航的医学影像设备包括内镜、腔镜、超声、CT、MRI 和 PET 等。这些影像技术可以通过二维或三维成像方式，实现人体组织和器官的术前或者术中成像，为医生提供图像引导信息。国内外临床应用表明，该技术可以为医生在术中提供手术器械和患者的精确位置关系，有效提升手术精度，降低手术风险，临床获益显著。

（一）图像导航技术的原理

常规的医学影像设备能够提供患者的多方位多层次的影像信息，但这些信息难以直接地应用到实际手术中。医生需要对比患者的主要解剖结构与影像的大致关系，进而将术前影像与术中情况联系起来，再通过经验定位病灶区域。在这个过程中，手术器械与病灶及器官之间的关系难以直观准确地获得。针对该问题，图像导航技术能够在术中实时跟踪手术器械并更新患者影像，并通过将二者的空间位置信息实时融合显示，为医生在手术中获取准确的空间位置关系，以提升手术效果。

目前临床实践中，图像导航技术按照是否能够在术中进行实时成像，分为实时成像技术和离线成像技术。在理想情况下，图像导航技术可以在手术中通过术中超声系统、术中 CT 系统或术中 MRI 系统实时采集并更新患者影像信息，进而在术中为医生提供最为准确的手术操作定位和及时的手术效果反馈。这一方式也称为基于实时成像的手术导航技术。除此之外，由于影像设备的限制，很多手术或介入操作不能在成像过程中实施，因此患者的影像信息只能在手术过程之外获取。这种非实时成像的图像导航被称为离线式手术导航技术。此种情况下患者的任何体位变化和器官漂移的实时计算将面临较高的时空复杂性，导航精度易受影响，但对手术环境的要求更低。

以腔镜图像导航为例，其技术流程见图 7-11。

导航的配准技术（registration technology）是实现图像导航的另一项关键技术。该技术可以在手术器械和患者影像的空间信息数字化后，配准并投射到同一坐标空间下。实现导航配准的常用工具包括世界坐标系示踪器、患者整体位置跟踪示踪器、器械示踪器以及校准模块等。世界坐标系示踪器一般固定于静止稳定的位置，如磁共振或 CT 系统的壳体上。患者整体位置跟踪示踪器可固定在没有生理运动影响的患者体表，或者在患者与手术床位置相对静止时固定在手术床上。器械示踪器要附在手术或介入器械上。校准模块一般包括模块定位示踪器和影像可识别标记点。通过以上这些模块的配合，可以将手术中的所有设备和患者数字化并投影到同一坐标系下，实现空间位置关系的实时量化。

目前，临床上应用的追踪技术可以根据追踪原理细分为光学追踪技术以及电磁追踪技术。

1. 光学追踪技术　是基于电荷耦合器件（charge coupled device，CCD）相机捕捉到的影像对特定目标进行追踪的一种技术，具备很高的灵敏度、追踪精度和成像速度。目前有两种常规的标记追踪方式。一种是基于红外光的，另一种是基于环境光的方式。

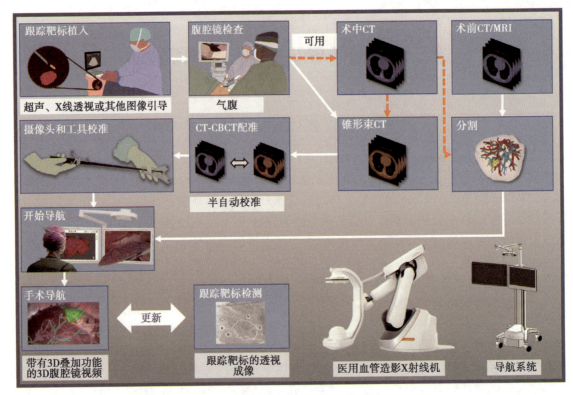

图 7-11　腔镜图像导航技术流程
（引自：Egidijus Pelanis 等，2021）

其中，基于红外光的追踪方式一般使用红外照相机进行追踪，有两种常用的两种红外光标记点定位方法。一种为被动式，即在标记球上涂近红外光反射涂层，在相机附近发射近红外光。标记球上的反光涂层可非常好地反射红外光，在 CCD 红外相机中形成明显有别于背景物体的亮点，便于分割定位。另一种则为主动红外定位方式，即标记球由有源红外灯发出红外光，由红外相机定位。主动定位方式更可靠，但一般需要电源线连接标记球，很不方便。被动方式由于较方便，在临床上被广泛使用。然而，光学追踪技术对成像环境较为敏感，环境光线的变化、追踪物的快速移动、障碍物遮挡等问题很容易造成追踪物体丢失，降低了系统的稳定性。

2. **电磁追踪技术**　是基于磁场发生器（field generator）进行追踪的技术。磁场发生器可以在三维空间产生交变振荡的低频磁场，该磁场可以通过射频线圈检测到。通过将传感器固定在某种手术或介入器械上，同时将检测到的射频信号转换成代表射频线圈所处的空间位置和方向的数据信息，即可实现目标追踪。电磁追踪技术主要有两点优势：一是这项技术没有视线遮挡问题，人体、医生的手臂及铺巾等不会影响信号的传输；二是该技术的传感器非常小，很容易固定在大部分手术或介入器械上，甚至可以方便地植入穿刺针的针尖部位，以便更加精确地跟踪针尖的空间信息。电磁跟踪技术的主要缺点是其对铁磁性物体（可以使电磁场变形）的干扰很敏感——很多手术器械、成像系统的病床按钮、驱动电机、显示设备等常常含有铁磁性物质（如铁），这些物体可能会严重影响跟踪的精度和可靠性。此外，由于磁场发生器产生的电磁场有效范围受限，临床应用中医生要手动反复调整磁场发生器的位置，以确保传感器可被检测到。与光学跟踪技术相比，电磁技术的可跟踪范围一般比较小；电磁导航系统的另一个问题是其传感器是有线连接，给很多临床应用场景带来不便。

除了以上两项关键技术外，实现图像导航技术还需要对设备采集到的图像数据进行分割、配准和融合等处理。近年来，随着人工智能技术的发展，越来越多的人工智能方法被应用到图像导航技术当中，在图像导航技术的发展中起到了重要作用。

（二）医学人工智能技术在图像导航中的应用

实现图像导航技术需要基于术前和术中获取的图像进行图像分割、配准以及显示等处理。影像数据的分割可以提供患者解剖结构信息，或生成有助于手术进程的详细认知和量化分析，为手术路径规划、病变定位提供可靠依据。手术中通过传感器实时跟踪并结合图像对齐或配准技术可满足导航的实时性，以此准确定位器械并实现精确控制，提高手术的精确性、可视化能力和操作便利性。随着人工智能技术的进步，深度学习技术在应用过程中不断涌现出新思路、新方法、新手段，能够为医生提供更准确和更可靠的分析和处理工具，推动着图像导航技术的改进和发展。下面将分别从图像分割技术、图像配准技术和路径规划技术三个方面对人工智能在图像导航中的应用进行介绍。

1. 图像分割技术　图像分割技术能够将医生关注的病灶形态和组织结构从医学影像中准确地进行分割和量化，帮助医生快速获得目标结构的空间位置、形状和大小等信息。同时，基于图像分割结果可以实现病灶的可视化重建和显示，手术方案的规划和评估等，是图像导航技术中的重要环节。然而，由于临床手术的复杂性，图像导航中的图像分割技术需要解决复杂解剖结构、器械姿态／光照亮度、病变等复杂时空建模问题，具有一定的挑战性。

在针对人体器官组织的分割方面，同济大学的柳先辉与上海长海医院陆建平等人提出了一种基于阴影集理论的二维强化学习方法，用于描述胰腺 MRI 图像中的不确定区域。他们在二维 U-Net 算法的基础上，使用由阴影集确定的分离阈值将像素分为可信前景、可信背景和不确定区域三类，并针对可信区域和不确定区域设计权重图，并对网络进行迭代训练。上述方法在美国国立卫生研究院（NIH）胰腺数据集（包含 82 例健康胰腺 CT 扫描）上取得了较高的准确性，Dice 系数超过 0.84。

针对病变位置的高质量分割也引起诸多学者的研究和关注。以肝脏肿瘤为例，它在 CT 图像中与健康组织的对比度低、边界模糊，并且在大小、形状和位置上具有复杂多样性。东北大学的 Lu Meng 等基于三维 CNN 设计了一种特殊的三维双路径多尺度卷积神经网络（TDP-CNN）进行肝肿瘤分割。北京理工大学的陈磊等利用多平面集成网络（MPNet）从异常 CT 图像中分割肝脏，并进一步设计了一个深度全卷积神经网络（DC-FCN）作为从肝脏 ROI 预测肝脏肿瘤的生成器。从结果上看，这些近期的研究成果在肝脏和肝肿瘤分割方面均表现出了良好的精准性和鲁棒性。

2. 图像配准技术　图像配准技术是图像导航系统的研发热点，用于将术前的图像数据（如 MRI 或 CT 扫描）与实际手术中获取的图像进行对齐。基于 AI 技术，术前影像可以与术中影像进行多模态影像的配准和融合，更好地辅助外科医生实时手术切除。例如，术前 3D 手术计划与术中荧光成像的配准可以精确定位肝脏手术中的术中病变。在实时荧光成像形貌扫描系统（real-time fluorescence imaging topography scanning，RFITS）中，术前 CT 影像和术中荧光影像可以使用基于点云的对齐方法进行配准。这种多模态影像配准可以为手术指导提供功能和结构信息。基于影像特征的融合方法还可以实现术中增强现实（augmented reality，AR）。在这里 AI 算法不是基于硬件的光谱学，而是用于白光和荧光影像的实时动态融合，这也能在可穿戴设备中实现。

然而，图像配准面临跨模态复杂环境的变化和特异性问题，实现精确配准的难度依然较大。针对该问题，Schneider 等开发了一种名为 SmartLiver 的系统。该系统利用深度学习算法对图像进行半自动配准，能够提供直观的肝内和肝外结构的三维可视化效果，从而提高患者手术过程中的安全性。研究人员还首次进行了半自动配准与手动配准的比较。此外，哈尔滨理工大学的王沫楠等对腹腔镜肝脏手术导航中的三维图像配准技术进行了深入研究：为了进一步缩短配准时间，优化配准精度，提出了一种将粗配准和精配准相结合的三维图像配准方法，并使用行进立方体（marching cubes）算法对分割后的 CT 图像进行三维重建并使用双目相机获取术中图像信息；在配准过程中，首先采用自适应演化算法（AFWA）进行粗配准，精配准阶段则使用经过 KD-tree 改进的迭代最近点算法进行计算。除此之外，在骨科医学研究中，Han 等提出了一种基于活动性状模型的配准框架,能够将骨碎片配准到术中透视并实现复位计划的 2D 透视引导和 3D 导航。经交叉验证和临床试验表明,在骨盆表面对齐后,基于活动性状模型的配准误差(RMSE)为(2.2 ± 0.3)mm。

3. 路径规划技术 在穿刺手术、腔道介入手术等特定医学领域中,需要对手术器械的运动路径进行规划,以提高手术的效率和准确性。通过人工智能方法对医学影像的时空复杂性进行分析和计算,智能化地实施路径规划与导航。目前,国内外大量文献报道了肝穿刺、肺穿刺等手术中使用的图像导航系统。

针对肺穿刺路径的生成问题,Nan 等利用术前 CT 图像精确分割出皮肤、肋骨笼、气管/支气管、肺血管、纵隔/叶间裂,在此约束下,利用 Pareto 多目标优化算法实现了一种精准的多障碍路径规划,但目前依然缺乏临床应用。

考虑到经皮穿刺的静态图像规划并不适用呼吸状态的改变,法国斯特拉斯堡大学的 Danial 等提出自动调整规划路径的方法:首先,采用一种实时智能轨迹的方法进行肺部的术前呼吸运动估计,根据运动和与周围器官的距离,寻找最合适的时刻推动穿刺针沿着最初规划的路径运动;随后,采用实时直线轨迹(RTST)以恒定速度检查针插入的 16 个场景,在 8 个不同呼吸时刻和 2 个不同速度条件下,利用图像数据集建立了 6 个腹部结构三维模型,并对呼吸运动进行实时模拟和算法评价,以避免穿刺针与障碍物的碰撞。

针对连续呼吸运动下的路径矫正方法研究:Momen 等在机器人执行机构上使用参考针轮毂上的惯性测量传感器来测量入针的实时位置,通过建立实验平台模拟肝脏呼吸运动,并对穿刺针的插入角度/深度/速度以及目标与穿刺针的接近度等进行建模和计算;Shamel 等还评估了肝病变的动态边缘,腹部的外部标志物被用来跟踪呼吸运动,设计出一种基于机器学习的多变量脊线套索回归运动模型,从而将肝脏运动与腹部运动关联起来,取得稳定的实验效果。

(三) 光学分子导航与人工智能影像增强和定量技术

光学分子导航技术是一项融合了光学、数学、化学、生物学、计算机科学等众多学科的新兴医学成像技术。该技术通过体内特定分子为成像靶点与特殊成像探针结合,利用精密的成像技术来检测探针产生的光学信号,再通过系列图像智能处理技术推导其光源分布,目前已被广泛应用于手术导航、肿瘤切除等众多领域。近年来,随着成像技术在理论上的不断创新,目前荧光分子影像技术也逐步从二维发展到三维荧光断层成像,通过体表二维光斑图像,三维重建出体内光源位置,从而实现三维空间中体内荧光探针定位与成像。

基于人工智能的增强算法也可使用自然影像(使用常规相机拍摄的日常影像)和荧光显微镜影像作为训练数据集,增强近红外一区(NIR-Ⅰ)影像的整体质量,这已被证明在临床获得的真实术中 NIR-Ⅰ影像中有效。术中成像的信噪比也能够通过累积荧光信号的光流方法进行改进。使用多光谱开放式荧光成像系统和特殊研发的 AI 算法,可以实现实时背景消除,并从非目标自发荧光中勾勒出特定的目标荧光区域。这种硬件和软件的组合解决了荧光信号弱、自发荧光和环境光干扰的局限性,从而实现了高信噪比和纳摩尔水平的成像灵敏度。此外,噪声抑制多焦点融合的 AI 方法被提出,从而有效改善术中成像的信噪比和对比度。

AI 还可用于白光和近红外荧光影像(包括 NIR-Ⅰ 和 NIR-Ⅱ)的定量分析。例如,对于白光影像,AI 允许在使用腹腔镜进行胆囊切除术的解剖过程中识别"危险"和"安全"区域。例如在一项研究中,相关研究团队收集手术视频后,请四位经验丰富的外科医生对这些区域进行注释,团队基于注释构建了一个 AI 模型,其识别危险区和安全区的交并比(intersection-over-union,IOU)分别达到了 0.71(±0.29)和 0.53(±0.24)。此外,采用专门设计的金字塔场景解析网络(pyramid scene parsing network,PSPNet)人工智能模型可以识别解剖学标志性目标,包括胆囊三角、胆囊和肝脏,产生的 IOU 分别为 0.65(±0.22)、0.72(±0.19)和 0.86(±0.12)。因此,人工智能有可能识别手术区域内的重要解剖结构,并协助外科医生进行切除。另外,CNN 还可以基于 NIR-Ⅱ 术中图像对神经胶质瘤开放手术中的手术样本进行实时的组织分类。在一项研究中，基于肿瘤切除前注射了吲哚菁绿（ICG）的神经胶质瘤患者的 NIR-Ⅱ 图像，构建了一个 AI 模型，该 AI 模型在区分手术组织样本良恶性方面的 AUC 为 0.945。此外，AI 还可以根据 NIR-Ⅱ 图像预测 Ki-67（细胞增殖的细胞标志物，通常与癌症相关）水平和肿瘤分级。该模型可以帮助外科医生为术中冰冻切片选择最佳样本，避免随机选择样本带来的病理检测误差。

二、手术机器人技术

在图像导航的基础上，手术机器人可以进一步辅助医生实现器械自动定位、灵活操作以及避免手部抖动的问题，实现更加精准、微创的诊疗过程，避免了手术对医生经验的高度依赖，可以广泛造福更多的患者。

手术机器人的设计思路是利用患者术前的影像学资料，智能地或者辅助规划出手术方案及手术路径等，并通过机械臂的导向作用，引导医生沿规划好的手术路径完成手术。在手术过程中，手术机器人通过定位标记建立患者与影像模型之间的关系，通过多传感器智能机械臂的辅助定位功能动态跟踪手术器械与患者的相对位置，以提升手术决策的安全性和精准性。

根据术者与机器人的交互方式，手术机器人可以分为两类：自主控制型机器人和主从控制型机器人。自主控制型机器人是在医生监控下进行相应的操作，该类机器人主要用于辅助定位等功能，引导医生把穿刺针、电极等器械准确送到预定靶点。主从控制型机器人是由医生完全控制，术者通过操作端遥控机器人的执行端进行手术操作，可实现较为复杂的显微外科操作，并且是远程手术的基础。

目前，手术机器人系统一般包括手术规划系统、导航设备、机械臂以及控制系统等。由于需要将操作臂穿刺进体内，通常手术机器人都需要医学影像配合来完成手术。CT、MRI、超声等影像数据都可以作为导航引导的基础，其中 CT 最为常用，患者在手术前进行 CT 扫描，手术规划系统将 CT 扫描获得的影像进行三维重建，在此基础上进行手术路径规划。导航设备可以实时感知和跟踪手术针的位置和方向。通过匹配算法将医学图像重建的信息与实时的手术场景相匹配，它能够实时跟踪手术针的位置，并将其在三维重建影像上实时显示，以引导医生或者机械臂准确地穿刺。机械臂是执行穿刺操作的关键部分，它根据导航系统的指引，自动地或者在医生操控下精准地执行定位或者穿刺的动作，机械臂的设计使其能够提供高精度的穿刺定位动作。控制系统进行核心的匹配运算并发送机械臂控制指令，通常配有直观的可视化界面，医生可以实时观察医学重建影像、导航信息以及机械臂实时位置，并通过界面进行指令输入、路径调整和操作控制。

根据穿刺过程中依据影像的方式不同，手术机器人又可以分为离线导航和实时引导两种方式。

离线导航方式在手术过程中不再进行图像扫描，完全依靠之前 CT 或 MRI 扫描三维重建的影像来指导手术，通过导航设备跟踪机械臂与三维重建影像的位置关系来引导手术。这种方式的缺点是由于患者呼吸、体位位移、软组织变形等引起的实时患者手术场景与三维重建影像不吻合而导致穿刺针产生误差。现有的产品大多采用固定患者体位、训练患者呼吸以及呼吸门控等技术来减少位移和呼吸引起的误差，但都不能根本解决问题。

实时引导方式的手术机器人则需要在手术过程中不断地进行实时影像扫描，系统依据实时的影像来引导穿刺。这种方式可以彻底避免患者手术场景与三维重建影像不吻合的缺陷，从而做到精准地引导。但是这种方式要求在穿刺过程中不断地进行扫描，由于 CT 系统运行中有放射性危害，因此医生不能直接在床旁操控机械臂。对于这种手术机器人，采用主从式操作机械臂是一个很好的替代方案。采用这种操作方式，医生在屏蔽室外通过主端操控装置操控位于屏蔽室内的从端机械臂进行穿刺动作，既能实时观察 CT 扫描影像，又能避免放射性危害。这类产品由于采用主从式操控，因此在远程医疗的应用上具有天然的优势，随着 5G 技术的发展，远程操控机器人进行手术成为可能。但同样由于是主从操控的模式,对机械臂操控的实时性以及机械臂的安全性,提出更高的要求。另外,如何将手术过程中的力反馈实时直接地反馈给操控医生,也是面临的挑战之一。

目前,手术机器人技术在血管介入手术、腔镜手术和神经手术等领域有着广泛的应用。根据应用的临床问题不同,手术机器人也具有不同的设计和特点,下面将逐一进行介绍。

(一) 血管介入手术机器人

血管介入手术是指通过穿刺血管,进入导丝、导管等器械,对相关疾病进行诊治的一种方式,属于微创手术的一种。常见的血管介入手术包括血管扩张、血管支架、血管取栓及血管栓塞等。

由于血管位于人体内部,肉眼无法判断器械在血管中的位置,因此血管介入手术通常需要影像设备的辅助开展。血管介入手术通常配合数字减影血管造影(DSA)实施。DSA利用X线可以穿透人体组织,利用不同组织对X线的吸收情况不同进行成像,因此DSA会对人体产生一定的辐射。血管介入手术时,医生站在手术床旁,在DSA的图像指引下操作导丝、导管等器械在血管内移动。医生会受到较长时间的X线辐射,为了减少辐射,手术室一般配备有防辐射铅衣供医生手术时穿戴。防辐射铅衣重量在10kg左右,长期穿戴对介入医生来说也是个不小的负担。

血管介入手术机器人是血管介入手术中,辅助医生将导管、导丝等器械引入人体,对相关疾病进行诊治的医疗器械。血管介入手术机器人可以减少医生的射线辐射。血管介入手术机器人的形式均为远程操作机器人,分为主端和从端两部分。从端部分安装在手术床上,靠近患者,与介入手术中所使用的导管与导丝连接并驱动这些器械。主端由医生进行控制,一般放置在防辐射玻璃后。医生使用血管介入手术机器人时不会受到X线的辐射。

血管介入手术机器人可被应用于冠脉、外周、神经介入领域,虽然不同领域的应用需求会有不同,但是机器人的基本构造大同小异。血管介入手术机器人是一个操作医疗器械的机器人,机器人本身不直接与患者发生作用,而是通过使用现有的医疗器械如导丝、导管完成手术。虽然导丝、导管的规格千差万别,但是整体上来说可归纳为两类,导丝可以归结为实心的细长型软线,导管可以归结为细长型软管。这两种器械在治疗过程中的运动包括沿长轴的轴向运动和沿圆周的周向转动,因此血管介入手术机器人的结构能完成上述两种运动便可满足要求。

血管介入手术机器人需要考虑手术的无菌要求,一般的方案是将机器人与血液接触的部分设计为一次性的,将其他价值较高的驱动电机及控制系统作为重复使用部分。在手术时,用无菌罩将重复使用部分包覆避免污染,将一次性使用部分通过恰当的方式与重复使用部分结合,之后协同操作完成手术。

(二) 腔镜手术机器人

腔镜手术机器人可以说是目前商业化最成功的手术机器人。有多家企业的产品获得欧盟CE、美国FDA及我国NMPA认证,其中最为突出的是美国的达·芬奇手术机器人。该机器人系统最早于1999年获得CE认证,2000获得FDA认证,2006年获得NMPA认证,目前已经进入全球近70个国家和地区,至今已完成约850万例手术。国内目前有多家企业处于产品研发和取证过程中,包括微创机器人和手术机器人等。

腔镜手术机器人主要用于各种复杂的腔镜微创手术,目前主要应用于泌尿外科、妇科、普通外科的腔镜手术,如前列腺癌根治术、肾脏切除术、膀胱癌根治术、子宫全切术、子宫肌瘤剔除术、结直肠手术、胆囊切除术、甲状腺切除术等。

腔镜手术机器人通常采用主从操控的方式,由医生控制台、床旁机械臂系统以及三维成像系统三部分组成。

床旁机械臂系统直接控制手术器械在病灶区域内的牵引、灼伤、剪切等操作。机械臂构型主要分为分体式和一体式。一体式是指所有的操作机械臂都固定在一个基座上,达·芬奇手术机器人采用的就是一体式方式。分体式是指操作机械臂的基座相互独立,一个基座上固定一个机械臂。分体式机械臂摆位灵活,易于选择器械合适的插入位置和角度,缺点是会占用更多的床旁空间,并且难以确定机械臂之间的相对位置关系。

腔镜手术机器人的核心技术之一是手术微器械。床旁机械臂末端必须装载专为腔镜手术机器人设计的手术微器械来完成手术动作。由于组织分离、缝合、打结等手术操作对灵活度要求很高,手术器械必须具备很高的自由度,同时还必须与机械臂有快速连接接口。达·芬奇手术机器人系统的 Endowrist 系统微器械包含了外科手术中常用的手术钳和手术剪等工具,均有 4 个自由度,具有很好的灵活性,同时均具有标准化的机械及电气接口。但达·芬奇手术微器械不具有力反馈机制,使得医生无法获知手术中的触感信息,这也是今后手术微器械的一大改进方向。

医生控制台通过主控制器和脚踏板来控制机械臂系统,医生通过主控制器来操控手术器械的动作,利用脚踏板来做手术过程中的切换。主控制器能捕捉医生手腕和手指的细微运动变化,并过滤掉手部颤动,做到精准的手术动作。

三维成像系统一般包括三维内镜和处理器,三维内镜对视野进行成像,处理器产生场景的三维模型并且识别目标器械和结构。通过三维视觉,医生不仅可以获得真实的三维感知,而且还可以获得该场景中对象的物理尺寸和距离等信息。

(三) 神经手术机器人

神经外科手术机器人,是基于 CT 或者 MRI 影像进行三维重建,对立体定向手术进行规划与虚拟操作,在手术过程中,通过定位标志建立患者与三维模型之间的关系,实现多传感器智能机械臂的辅助定位及导航,从而完成手术。神经外科手术机器人主要适用于对脑和脊髓的中枢神经系统疾病领域的治疗,较传统手术更安全、更精准。

最早的神经手术机器人应用始于 20 世纪 80 年代,PUMA-200 首次被用于完成脑部病变活检,该系统根据 CT 影像将病变位置转化为具体坐标,应用机器人引导穿刺针对坐标点进行精准穿刺。此后一系列基于该原理的立体定位神经手术机器人逐渐完善并获得美国 FDA 认证。Neuromate 机器人是最早被美国 FDA 批准用于临床神经外科手术机器人,可进行立体定向手术。

虽然神经外科手术机器人技术已经取得了飞速发展并进入了临床应用,但还有许多技术需要提高,如触觉和压力反馈、人机交互、机械臂的灵巧性等。神经外科手术机器人也从最开始的立体定向手术发展到显微外科手术,甚至远程手术。利用机器人来完成神经内镜下的大脑半球切开术,可以减少对正常神经组织的影响。另外结合传统内镜手术和机器人手术可以更好地完成一些颅底复杂肿瘤切除。机器人结合先进的图像融合技术,有望更加精准地显示更为丰富的结构及功能信息,辅助术者对病变进行术中定性和定位。搭载人工智能技术的智能化图像采集分析系统还可协助术者迅速判断肿瘤边界、血供来源以及肿瘤对正常组织的侵袭情况等。

(四) 骨科手术机器人

骨科手术机器人是除了腔镜机器人之外的另一个快速增长的细分市场,特别是对于关节置换机器人与脊椎机器人(骨科机器人中最常见且最复杂的一种),受人口老龄化和关节炎患病率等一系列原因不断提升带动需求高速增长。骨科手术机器人在临床上主要用于关节置换、脊柱手术以及创伤骨科手术。其中,脊柱手术跟人工关节置换是应用最为广泛的领域。通过使用机器人,医生可以在手术前建立精确的三维模型,并制订详细的手术规划,提高了切骨和植入假体的精确度。此外,机器人可以在手术过程中提供实时的导航,进一步提高了手术的安全性和效果。骨科手术机器人在一些发达国家已经得到了广泛的应用,但在许多地区,由于经济条件和技术水平的限制,其应用仍然较少。此外,机器人手术的学习曲线较长,需要医生进行大量的训练。因此,机器人手术在理论上具有很大的优势,实际应用中有望释放巨大优势。

当前骨科手术机器人的临床应用主要集中在机器人辅助精准置钉。国内代表性的骨科机器人主要是天玑骨科手术机器人,至今已经完成了 1 万例临床病例的辅助定位。此外,新开发的便携式 VELYS 骨科手术机器人集成了自主研制的 ATTUNE 智能诊断规划系统,适用于多器械的膝关节置换术;鸿鹄关节外科手术机器人也已获批入市;作为国内首个同时覆盖髋关节和膝关节手术的机器人也已加入骨科手术机器人应用中。上述代表性骨科手术机器人均基于机械臂、光学定位系统、操作台的整体框架,机械臂用于精准控制骨科手术器械,光学定位系统用于手术器械和治疗目标的坐标系定位,集成手术规划导航系统的操作台用以辅助医生规划骨科手术执行路径和可视化。

骨关节手术机器人的构型可分为三类:串联、并联和混合机械结构的骨关节手术机器人。基于工业化串联机器人改装而来的复位机器人,技术成熟,运动空间大,如国内山东大学设计了一种串联型的复位牵引器,通过打入几根螺钉来固定股骨的近端,牵引器沿着股骨的轴向方向移动股骨的远端,通过将远端和近端的两段轴向对齐完成关节复位。但串联结构的机器人稳定性不够,且自身最大力量、扭矩较低,这促使人们开始引入并联结构的机器人。德国汉诺威医学院设计的关节复位并联装置,可将患者股骨的一端固定手术床上,另一端固定在一个并联机构上,该装置将骨折部位和手术过程中的力进行了建模,结合并联装置的运动规划和精密控制,能够产生精确的复位力。并联机器人具有更高的精度和刚度,同时它输出的力也比较大,唯一不足的是它的操作空间比较有限。为了同时追求高精度和大的操作空间,集成串联和并联的混合型机器人不失为有效的解决方案。西英格兰大学布里斯托机器人实验室设计了一个混合型结构,进行小腿关节内骨折治疗,它由一个并联的操作手和承载平台组成,操作手通过骨针和骨头相连,为了覆盖需要的手术区域,这个操作手是安装在承载平台上。整个手术机器人系统还包括了一个导航系统,它使用术前的三维 CT 数据和术中三维引导来虚拟完成下肢膝关节的骨折复位,之后机器人根据之前的虚拟操作来完成实际的复位操作。

(五) 经皮穿刺手术机器人

癌症的介入诊疗是介于外科、内科治疗之间的新兴微创手术方法,常用的介入诊疗技术按照器械进入病灶的路径分为可分为两类:血管内介入(如经皮腔内血管成形、血管支架、溶栓治疗等)和非血管介入(如支气管镜或经皮穿刺介入组织活检术、经皮穿刺实体瘤内注药术或各类消融术)。作为非血管介入手术之一的经皮穿刺介入诊疗(PIDT)具备的相似特点是:通过在皮肤上作直径几毫米的微小通道,并在血管造影机或透视机、CT、MR、超声等影像引导下对病灶局部进行治疗,已成为肝癌、肺癌、前列腺癌、乳腺癌等组织穿刺活检和消融治疗的主要方法。相对于传统外科手术,PIDT 不仅具备微创手术的诸多优势,还可以通过智能影像引导和辅助器械(或手术机器人)的使用,大幅降低临床综合负担并提高诊疗效益。

目前,基于人工智能辅助的共融机器人已成为当前经皮穿刺系统的发展趋势,新技术环境涉及术前智能影像分析(包括解剖结构和肿瘤组织分割)和路径规划、自动或半自动机械辅助下的术中定位与导航,依然存在的临床痛点有:①影像引导介入治疗的精准性和智能化水平较低,且个性化复杂解剖结构以及不同屏息状态下肿瘤/结节的位置形态差异,导致一次性穿针到目标的难度很大,容易造成大出血/气胸、疲劳、过度诊疗等问题。②准确选择恶性风险较高、组织未失活的病灶区进行穿刺是手术的关键,这依赖于医生经验和辅助器械与导航的精准性。③呼吸动态和复杂病理影像环境下的精准穿刺和最小化创伤,这对穿刺的经验和术式要求极高。

针对以上病灶诊疗的临床痛点及其综合负担,计算机辅助精准诊断和机器人辅助经皮穿刺系统成为国内外研究和临床发展的基本趋势,其中在基于 CT 医学影像处理的人工智能方法、精准手术规划和手术导航、机器人设计与精准控制方面涌现了诸多研究成果。紧密结合影像导航与自动计算,成为 PIDT 导航技术的发展方向:前者从手动穿刺或辅助器械,发展到机器人主从控制,再到当前的机器协同操作和人机共融模式;后者从 X 线胸片的目测定位和 3D 打印模板辅助定位,发展到计算机辅助 CT 手术计划与导航,再到当前人机混合智能策略下的穿刺针 CT 平面重构与自由扫查或机器辅助扫查方式。

（六）自然腔道介入手术机器人

近年来,随着患者对微创治疗的需求不断增加,腔道介入手术开始追求从微创向"无创"转变,这一理念催生了经自然腔道内镜手术(natural orifice translumenal endoscopic surgery,NOTES)的发展。NOTES 是指利用软式内镜通过口腔、食管、胃、结(直)肠、阴道、膀胱等自然腔道(或进而达到腹腔、胸腔等体腔)进行各种内镜操作。NOTES 可以完成包括肺结节活检、肠镜检查、胃肠及肠肠吻合、腹腔探查、腹膜活检、肝脏活检、阑尾切除、胆囊切除、输卵管结扎、子宫部分切除、肾切除、脾脏切除、胰腺尾部切除等在内的多种术式。与传统手术相比,NOTES 能够避免传统手术相关并发症(如术后腹壁疼痛、伤口感染、疝气、肠粘连等),切实提高手术质量,为传统微创手术带来了新的机遇。

NOTES 按其入路不同可大致分为:经支气管、食管和胃、结肠、阴道、膀胱等内镜手术。由于传统 NOTES 手术受到医生手眼协调性的限制,器械空间定位、多任务处理等方面存在一定的技术难度,为此,NOTES 机器人应运而生。

NOTES 机器人可以通过人体自身天然的腔道(如口腔、直肠、阴道等)进行手术,无需额外的切口;并且,NOTES 机器人系统通过智能化的控制和稳定的手术平台,辅以手术区域的三维视觉重建,增强了医生的操作精准度和安全性,帮助医生更好地观察和处理病灶。然而,NOTES 机器人当前的发展也存在一定局限性:首先,NOTES 机器人的设备和操作费用较高,对医疗机构的投资需求较大;其次,使用 NOTES 手术机器人需要医生接受额外的培训和掌握新的技术操作方法,增加了医生的学习曲线和上手难度;此外,目前 NOTES 手术机器人的应用范围还有一定的限制,对于特定类型的手术仍存在一定的局限性。但不可否认的是,随着患者对手术结果要求的提高和对术后恢复时间的关注增加,对 NOTES 手术机器人进行精准、安全和有效手术的需求也逐渐增大。

第三节　5G 远程医疗

远程医疗是指借助现代通信技术实现对远程对象的医疗服务。1997 年 WHO 将远程医疗定义为:在远距离的情况下,所有保健专业人员利用信息和通信技术提供远程保健服务,包括诊断、治疗、预防疾病和伤害、研究和评估,同时为保健提供者进行继续教育,以便促进个人及所在地的健康及医疗发展。远程医疗由以下三个不可或缺的部分组成:①医疗服务的提供者,即医疗服务源所在地,要求服务源具备丰富的医学资源和诊疗经验;②远地寻求医疗服务的需求方(可以是当地不具备足够诊疗条件的医疗机构,也可以是家庭患者);③联系前两者的通信网络及诊疗装置。目前,远程医疗涵盖的领域主要包括远程手术、远程会诊和远程超声等。

一、远 程 手 术

1. 远程手术概述　远程手术是远程医疗的一个日益发展的重要分支,是指使用医疗技术,如机器人、感觉装置和成像视频,使外科医生可以进行远距离手术。机器人辅助手术已成功应用于泌尿外科、普通外科、妇科、神经外科和心胸外科。远程手术的主要优势是能够在偏远地区进行即时手术,同时避免长途跋涉,保证高质量和低成本,且为满足患者需求的手术人员数量也可因此而减少。此外,其还可用于年轻外科医生的培训,称为远程培训。近几年随着各种疫情在全球大范围的流行,各国政府采取了以减少病毒传播为重点的公共卫生政策,并实施检疫和隔离政策。在这种背景下,患者的远距离就医受到了极大阻碍,也导致远程手术的需求不断增长。

2. 5G 远程手术的诞生及发展　第一次远程手术是 1995 年由泌尿外科医生 Enrico Pisani

施行,其当时在 5km 远的地方对一名患者进行了前列腺活检。而在 2001 年,Jacques Marescaux 医生及其团队在美国纽约通过指挥远在法国的手术机器人的机械臂,完成了一项腹腔镜胆囊切除术。这项手术被命名为"Lindbergh 手术",它是现代医学的一个里程碑,代表着一个新时代的开始。自此,远程手术的相关技术一直在不断完善。其中,作为远程手术的重要辅助工具,手术机器人的研发取得了较大突破。机器人技术自 20 世纪 90 年代中期开始应用于医学,主要用于外科手术和放射治疗。达·芬奇系统是目前成熟和知名的手术机器人产品,医生可通过其观察手术区域的实时图像,并可通过操作装置实现对手术器械的实时控制;此外,通过 5G 网络的远程手术也在 2019 年进行了成功测试。

随着近年来我国通信技术的进步和相关设施的完善,远程手术也随之得到快速发展。远程手术在中国的发展和实施具有重要的意义。中国幅员辽阔,不同地区之间的医疗资源和水平存在很大差异,先进的医疗设备和高水平医生主要分布在大中城市,农村和偏远地区则明显落后。这些地区的许多患者由于当地医疗水平的局限,无法得到高质量、及时的手术治疗,远程手术的发展为解决这一问题提供了重要的方案。21 世纪初,中国人民解放军海军总医院通过控制远程手术机器人对脑肿瘤患者进行活检手术,完成了我国首次脑外科远程手术。但由于早期网络通信技术和机器人手术系统等因素的限制,开展安全、稳定的远程手术仍存在较大困难。随着 4G 和 5G 网络通信的发展,推动解决了卫星通信信号网络延迟带来的不确定性问题,进一步促进了我国远程手术的研究进程。

3. 5G 远程手术的国内外应用现状 5G 网络具有低时延、高宽带和高移动性的特点,能够实现比之前的网络更稳定的数据传输任务。近几年,国内外诸多研究相继开始尝试将其应用到远程手术中,并取得了较大进展。在国外,意大利的 Acemoglu 及其研究团队在距离解剖实验室 15km 远的地方应用 5G 网络机器人以微小的网络时延顺利完成了一项对尸体的远程声带手术。西班牙一个医疗团队在 2019 年则利用 5G 网络远程指导了一项肠道肿瘤切除手术。有学者认为血管介入手术机器人的应用不仅能够大大减少介入医生所经历的辐射暴露量,机器人系统的高精度操作特性也能缩短手术时间,大大提高手术成功率并降低医生工作强度。在国内,基于 5G 网络的远程手术率先在动物实验模型中进行了应用。中国人民解放军总医院的研究团队通过远程控制我国自主研发的手术机器人顺利完成了猪肝脏部分切除手术。而在人体应用方面,最近发表在 *JAMA Ophthalmology* 上的一项研究显示,由北京协和医院的一名眼科医生在 2019 年 10 月至 2020 年 7 月期间通过远程会诊对 6 名患者的 9 只眼睛进行了检查,并通过激光系统和连接到 5G 网络的远程控制平台进行了远程手术,操作过程中平均网络延迟时间仅为 20ms。此外,另一项由国内医生开展的利用 5G 网络远程实施的脊柱手术也在 12 例患者身上顺利完成。这些研究结果证实了将 5G 技术应用于远程手术具有广泛前景。

4. 5G 远程手术的优势、不足与展望 由于科学技术的发展和疫情防控的需要,远程医疗得到快速发展,在医疗保健领域发挥着越来越大的作用。作为一个重要分支,远程手术在当前社会背景下对解决医疗资源分布不均带来的相关问题具有重要价值,能够在疫情防控期间减少手术工作人员流动。5G 网络除了众所周知的低时延、高带宽、超高清特点外,还有边缘计算和切片技术两大特点。搭载专用网络通道,进行 5G 手术的医院在单独平面能够享受端到端的专享带宽,不仅网络稳定性更强,也为医疗数据的保密性增加保护,有效保障了手术中高清音视频、患者影像数据、手术方案等数据的快速传输、同步调阅,为 5G 远程手术顺利开展提供支撑。随着 5G 远程手术的迅速发展,也暴露出了一些问题,比如特定硬件和结构的成本,以及一些安全问题。相关人员强调了关于远程手术立法方面的欠缺和不足。在国家和政府层面推进远程手术技术发展的同时,其带来的相关问题也仍需得到重视。然而,5G 的主要优势是可以在几乎没有任何结构(天线和路由器)的情况下进行非常远距离的远程遥控。因此,对于欠发达地区和 / 或缺乏有经验的外科医生的地区来说,这将是一种最佳资源。尽管目前远程手术尚未得到广泛普及,相信随着技术的不断进步和相关体制的不断完善,其将得到更好的推广应用,帮助解决远程医疗难题。

二、远 程 会 诊

1. 5G 远程会诊概述　自 20 世纪 50 年代初,美国提出医疗服务个性化、人性化和家庭病床化的服务理念后,便诞生了医疗远程会诊服务。远程会诊是借由计算机技术、通信技术、多媒体技术联合医疗技术,使医生在无须患者亲临的情况下,能够获知异地患者病情,并为患者提供医疗诊断的过程,实现了优质医疗资源共享。远程会诊作为远程医疗的重要组成成分,已日益深入到医学的各个领域,包括影像、心电图、病理和家庭医疗保健等,与远程会诊相关的各类信息系统也正如火如荼地建设中。

我国幅员广阔,医疗资源总量不足、资源配置不均衡等问题客观存在,地区和城乡存在较大差距,"小医院资源浪费、大医院看病扎堆"等问题依然较为突出。远程会诊为解决这一问题提供了技术支持,在我国有着较大的市场发展空间。改革开放以后,我国逐渐开展了远程会诊医疗服务,但是在技术、政策、实际应用方面还需要不断完善,广大人民群众对远程会诊的认识还有待进一步提高。

远程会诊对网络能力要求非常高,在 4G 时代,由于带宽和时延等方面的限制,远程会诊的开展受到了极大的限制。而 5G 网络能够充分发挥高带宽、低时延、高可靠性的特性,能即时有效地传输影像检查的大量数据,还能同时保证传输的数据质量,用以满足高清音视频和 AR/VR 等新技术的应用需求。同时,5G 网络的应用能够明显改善远程会诊的交互质量,提高诊疗效率,让专家能随时随地开展会诊,有助于提升医疗机构的信息化水平,实现优质医疗资源下沉,助力我国分级诊疗体系建设。

2. 5G 远程会诊应用场景　5G 网络远程会诊系统涵盖视频会诊、远程影像诊断、远程病理会诊,还集成了线上教学、病例讨论等诸多功能。

(1)5G 远程影像诊断:依托于 5G 技术的成熟应用,使得需要大量数据传输的远程会诊影像诊断成为可能。这需要将影像诊断资源进行集中配置和管理,基层卫生医疗机构拍摄人员进行 CT、MR、X 线片等检查后,通过网络上传原始影像数据和病例信息,上级医院的影像专家下载原始影像数据后,可以对看到的每一幅影像进行放大、缩小、调整窗宽窗位、测量 CT 值和病灶大小等多种处理,结合病例分析后出具诊断结果和意见,诊断结果反馈到基层医院,进而由基层医院完成诊疗过程。

远程影像诊断能够充分发挥各级医疗机构的枢纽作用,通过建立城市医疗集团、区域医联体、医共体、专科联盟等合作形式,实现"国家-省-市-县-乡"医疗数据与资源的多级互联互通。且检查结果能够在区域内医院实现互联互通互认,极大地增加影像诊断的准确性和适用性。

(2)5G 远程会诊病理诊断:远程病理诊断医疗服务模式在各大医院中已逐步开展临床应用,可部分缓解我国基层医院病理医生不足的现状。但在实际运行中也遇到一些瓶颈,特别是网络延迟大、远程图像失真等问题,导致远程病理诊断技术未能全面进入临床病理应用。基于 5G 技术的远程病理会诊平台将突破现有医疗资源条块分割的局面,能够确保异地远程病理诊断的高度实时协同,满足在诊断、教学和数据存储等领域发展所必需的高清图像要求,对解决基层医院疑难病病理会诊和术中冰冻诊断的难题、提升其病理诊断水平有重要的意义。术中快速冰冻病理是指在手术当中对切除病变组织进行快速病理诊断,许多外科手术需要通过术中快速冰冻病理检查以确定切缘等信息作为判断术式与切除范围的依据。病理数字切片内存容量巨大常达数千兆,高速、低延迟和多连接的 5G 网络可以实现基层医院与上级医院病理医生同步分享快速冰冻病理切片图像的目标,及时给出精准的病理诊断报告,支持对患者精准的术式选择和后续治疗。

(3)其他 5G 远程会诊应用:除了在影像和病理诊断中的广泛应用,5G 技术为医疗会诊一体化信息交互平台的建设提供重要技术基础。5G远程会诊的主体构成框架不同于传统模式，采用毫米波传输、微机站中转覆盖、多天线发射接收的全新架构模式，在各个阶段都有了质的飞跃。5G技术可以实现快速电子病历调取，数据实时高速回传和4K/8K高清视频回传，全面掌握患者病历和生命体征数据，为急救现场提供远程指导，争取急救时间，协助医院整体向数字医疗方向发展。此外，基于5G技术的一体化信息交互平台对已完成的远程会诊患者进行后续远程跟踪随访，快速组建医疗行业专有知识库体系的远程在线教育也有重要意义。随着5G技术的成熟应用，基于5G技术的远程治疗手段将变得更加丰富多样，将更加有效改善当地的医疗水平，缓解医疗资源分布不平衡的问题，让更多人民群众在乡镇卫生院也能得到三甲医院水平的诊疗服务。

三、5G 掌上超声

1. 5G掌上超声概述　超声是远程医疗重要的应用场景和节点技术。在便携式、移动化、多应用场景的发展道路上，现有网络及接入设备难以满足其成像动态属性以及对数据传输实时性、稳定性、带宽的极高标准。现如今，全球移动通信已步入5G时代，其技术先进性在于传输速率提升、时延减少和移动性增强等。相较于传统固定和孤立的超声诊疗环境，基于5G技术的远程及移动超声优化了稀缺超声医疗资源的时空配置，将医疗服务延伸到了诊室外、户外、院外，甚至更复杂的野外场景，构建超声在远程、移动等新型应用场景中的具体服务模式，将带来多方受益。超声设备的便携、互联、智能，将逐步成为现实。

2. 5G掌上超声挑战及机遇　由于传统超声设备体积大，在特殊地理环境下容易操作失灵，为超声的远程化和便携化带来挑战。5G掌上超声可以为上述挑战带来全新的解决思路。由于便携、高速、互联及智能的特性，可方便地对复杂场景进行远程实时超声成像，可应用于一些特殊和复杂的医疗场景。比如，战场现场救治、灾难救援、伤患转运途中、传染病隔离区等台式设备无法到达或不方便到达的环境。如今一个探头、一部手机，即可实现超声检查，超声仪器小型化、智能化、无线化逐渐成为一种发展趋势。5G掌上超声将笨重的大型超声设备变成可携带的、手机或平板电脑大小的超声设备，使医生在复杂的环境下依然能够迅捷地获取丰富的超声影像诊断信息。

在硬件上，相比于远程机器人超声设备，5G掌上超声设备通常由便携超声探头和装有配套应用（APP）的智能手机终端构成，探头和终端之间通过有线或者无线方式进行连接。通过芯片将传统超声设备中的主机＋探头高度集成到一个便携探头上，使得5G掌上超声设备结构上更精简，重量可以缩减到200g左右。通过内置的压电式传感器，操作者可以便携地利用高频线性传感器进行浅表扫描，或者采用曲面传感器进行深层扫描。其超声频率可达8~20MHz，最大穿透深度可到皮下4cm。从而可以实现灵活的多角度扫描、谐波成像、自动颈动脉内中膜测量、三维频谱成像、皮下脂肪比自动测量、肝脏病变自动测量等。为了更高效对超声图像进行成像处理，一些高端便携式超声设备还配有专门的GPU芯片进行图像的预处理。除了高度集成的硬件设备，配套的软件信息系统是实现5G超声远程诊疗的核心。在便携式超声探头采集到超声图像后，传输到5G智能终端APP中。智能终端APP通过5G网络，快速将实时图像进行传输。传统超声诊断过程中，超声图像的标准化采集目前没有统一规范，所得超声图像较少进行保留。而在5G掌上超声中，通过5G+云计算服务，DICOM图像高速传输至中心云平台，完成基本的归档及大数据分析预处理，以供远程诊断业务、科研业务的开展。与此同时，远程诊断端的超声医生通过计算机端或者手机端，进行超声图像实时查看和远程诊断。高质量的图像采集对准确诊断至关重要，因此远程超声医生可以通过语音连线，远程指导5G掌上超声设备操作者对病灶的定位和图像的质控，从而获得信息量充足的高质量超声图像。

5G网络的高带宽和低延迟的特性，使得超声图像的远程诊断变为可能。由于超声检查不像

CT或MRI扫描那样获取固定区域的数据,成像的角度和位置会根据操作者和患者的状态而变化。这意味着需要获得更多不同的图像、更多的训练数据来构建一个高度精确的 AI 模型。5G 超声可以借助云计算平台的数据积累,充分发挥大数据和人工智能优势,通过交互式迭代学习策略,对常见疾病在超声中的表现进行医学图像标注,大大减少所需标注样本量。进而训练深度学习模型进行病灶的检出、分割以及病变类型的分类,从而实现减少医生工作量,提高检出准确率,以及辅助医生快速作出判断和决策。

第四节 磁粒子成像

磁粒子成像(magnetic particle imaging,MPI)是一种新兴的分子成像技术,可以无创地检测超顺磁性磁纳米粒子在生物体内的分布,具有高灵敏度、无背景干扰、快速动态成像、同时不受探测组织深度影响及无电离辐射等优点。该技术的主要优势在于成像灵敏度比现有的磁共振高1 000 倍、时间分辨率高 2 000 倍,突破了光学成像的深度限制,可实现实时动态的三维成像,并在体检筛查领域实现无创的活体早期精准诊断。

MPI 是基于磁纳米粒子的非线性磁化响应进行成像,通过将非线性磁化响应引发的电压信号重建为超顺磁性氧化铁粒子浓度的分布图,从而实现活体水平下显示细胞、分子或者基因水平的生物学、病理学过程的目的。在过去十年里,MPI 快速发展,显示出巨大临床前景,应用范围包括肿瘤在体检测、血管成像、引导癌症治疗及疗效监测等。MPI 在用于癌症诊疗方面取得系列进展,包括伯克利大学通过研发了长循环的磁纳米粒子,能够在肿瘤处特异性成像,表现出了纳摩尔级灵敏度及高信噪比的特点。最近,北京协和医学院联合中国科学院分子影像重点实验室的研究团队通过将 MPI 与其他模态影像技术结合,实现了胰腺癌在体高灵敏及大深度的成像检测,为早期高灵敏检测微小肿瘤及肿瘤手术边界界定等提供了新的技术手段;此后,又利用主动靶向性及肿瘤微环境三磷酸腺苷(ATP)响应策略,提高了对乳腺癌淋巴结转移灶检出的敏感性和特异性,实现对乳腺癌微小病灶及淋巴结转移的精准检测和诊断。此外,MPI 在细胞在体示踪方面有许多优势,比如长时程监测与高灵敏度,研究人员证实 MPI 可实现最低 2×10^3 个细胞的成像检测。

随着影像人工智能技术的发展,目前 MPI 技术中人工智能算法也发挥着重要的作用。在 MPI 中,由于系统矩阵的校准非常耗时,快速的系统矩阵校准对于提高成像速度至关重要。研究人员通过研究线圈通道和频率索引之间的关系,提出了一种基于人工智能的系统矩阵校准算法。该算法利用 MPI 的多维度信息,通过提取低分辨率系统矩阵特征并基于 Transformer 编码,实现了系统矩阵频率和维度间的映射关系,完成了低维度系统矩阵向高维度系统矩阵的映射。

此外针对 MPI 空间分辨率这一关键指标受限于超顺磁性铁氧体纳米粒子和硬件系统性能的问题,提出了一种基于深度学习的方法。该方法通过融合双采样卷积神经网络(FDS-MPI)来提高 MPI 的空间分辨率。该方法建立了一个端到端的模型,从低空间分辨率图像生成高空间分辨率图像,避免了传统方法中可能出现的成本增加、灵敏度降低或对比度减弱的问题。研究人员通过仿真和仿体实验评估了 FDS-MPI 模型的性能,证明了该人工智能模型可以将空间分辨率提高至原来的两倍,在不增加硬件成本的前提下显著提高了 MPI 设备的性能。

MPI 技术作为一种新型的成像技术,其硬件和软件的发展也正处于起步阶段。随着人工智能技术的日新月异,MPI 领域的相关研究人员也更加重视这一技术,期待着其在数据处理、图像优化、设备改进等方面发挥更大的作用。

本章小结

本章主要对影像人工智能方法与其他新技术的结合进行了介绍。

第一节　介绍了人工智能与虚拟仿真及 3D 打印的结合应用。虚拟仿真技术利用计算机模拟产生一个三维空间的虚拟世界,提供用户关于视觉等感官的模拟,可以应用于医学影像的辅助诊断、手术规划和医学教育等方面。而医学 3D 打印技术则是一种融合了多种前沿医疗技术的先进技术,可以解决术前病灶预览不清晰、医患沟通不畅、手术计划不完善等问题。

第二节　介绍了人工智能与图像导航技术及手术机器人的应用。人工智能技术可以实时提高术中成像质量,并允许对术中影像和视频进行实时、定量的分析和解释。基于人工智能的影像配准和融合技术可以为手术指导提供功能和结构信息,还可以实现术中增强现实。手术机器人技术则可以进一步辅助医生实现器械自动定位、灵活操作以及避免手部抖动的问题,实现更加精准、微创的诊疗过程。

第三节　介绍了人工智能与 5G 远程医疗的应用。5G 技术的高速、低延迟和大容量特点为远程医疗提供了更好的支持,结合人工智能技术可以实现远程医疗的智能化和个性化。人工智能可以用于医学影像的自动分析和诊断、远程手术的实时监控和指导、患者健康数据的实时监测和预警等。

第四节　介绍了人工智能与磁粒子成像的应用。MPI 是一种新兴的分子成像技术,可以无创地检测超顺磁性磁纳米粒子在生物体内的分布。MPI 具有高灵敏度、无背景干扰、快速动态成像等优点,可以应用于肿瘤检测、血管成像和癌症治疗等领域。人工智能技术在 MPI 中的应用可以提高成像质量和数据处理效率。

人工智能在医学影像和手术领域的应用具有广泛的前景。通过与虚拟仿真、3D 打印、图像导航、手术机器人、5G 远程医疗和磁粒子成像等技术的结合,可以实现更精准、个性化和智能化的医疗诊疗过程,提高医疗效果和患者体验,发展前景广阔。

（薛华丹　郑海荣　刘再毅）

第八章　医学影像人工智能的法律与伦理问题

第一节　医学影像人工智能的法律定位与政策立法

一、医学人工智能的广泛应用

　　人工智能作为21世纪三大尖端技术之一,被广泛应用于医学、交通、金融、安防、家居等领域。其中,人工智能与医学的结合所形成的医学人工智能表现突出,广泛分布在医学影像、辅助诊断、药物研发、健康管理、疾病预测等具体领域。医学影像人工智能不仅最为成熟,而且最容易实现应用转化。医学影像人工智能本质上主要分为两个部分:一是医学影像的识别,二是深度学习。前者是对影像非结构化的数据进行分析,获取一些有价值、有意义的信息形成结构化的数据应用于感知,后者则是基于人工智能深度学习、持续学习的技术特点,通过对海量的影像、诊断等数据对其进行训练,并不断用于学习和分析环节,使其具备诊断能力。医学影像人工智能的出现且不断完善,大大提高了阅片效率,提升了诊断准确率,为患者提供了更高质量和更高水平的医疗服务,有效保障了公民的生命权和健康权。

二、医学影像人工智能的法律地位

　　在传统的医疗模式下,医疗机构及其医务人员借助医疗技术、药物、医疗器械等为患者提供医疗服务,人类没有关注到甚至囿于科技的欠发达而无法关注到(高度)智能化的人工智能。但随着科技的不断进步,尤其是进入21世纪以来人工智能的崛起及其在医学等领域的深度、广泛应用,数字时代的到来让人类开始关注和思考人工智能在医疗服务提供中的角色,并试图回答其在法律上的地位问题。2022年11月30日,由萨姆·阿尔特曼(Sam Altman)、彼得·泰尔(Peter Thiel)、里德·霍夫曼(Reid Hoffman)和埃隆·马斯克(Elon Musk)等创办的美国OpenAI公司所研发的聊天机器人程序——聊天生成式预训练变换模型(chat generative pre-trained transformer,ChatGPT)正式发布,再次引发学界对人工智能法律地位的讨论。

　　1. 对人工智能法律定位的主要观点　由于医学影像人工智能脱胎于(医学)人工智能,因此从法律逻辑学的角度考察,作为种概念的医学人工智能必然具备(医学)人工智能的基础属性与法律定位。当前,世界范围内对该问题并没有达成共识。概括起来,可以归纳为肯定人工智能的法律主体资格、否定人工智能的法律主体资格、赋予人工智能有限主体资格三种观点。

　　(1)肯定人工智能的法律主体资格:美国学者劳伦斯·索伦(Lawrence B.Solum)认为,如果人工智能作出了正确的行为,且人工智能作出这些行为的思维过程与人类大脑的思维过程是相似的,那么就可以有充分的理由将人工智能视为人。国内学者易继明主张,我国可以参照法人的制度,以法律拟制的方法赋予人工智能等同于自然人的法律地位。肯定人工智能具备法律主体资格的主要理由是人工智能具有自主意识,可以享有相应的权利并承担适当的义务,赋予其法律主体资格具有理论和实践上的必要。

　　(2)否定人工智能的法律主体资格:否定人工智能的法律主体资格,即将其定位为客体,与自然人、法人等法律主体相对。学者艾西瓦亚·利马耶(Aishwarya Limaye)认为,虽然人工智能拟人化水平较高并在某些领域超越人类,但是人工智能归根到底是作为人类工具而被创造出来的,无论如何发展都不可能成为法律主体,不能享有权利义务。国内学者王利明认为,虽然当前人工智能快速发展,但就现存的技术水平而言,人工智能尚未能够提出具有颠覆性的问题,我们在短时期内仍然应当适用传统民事主体资格理论,仍应当将人工智能认定为法律客体。否定人工智能具备法律主体资格而只能作为客体存在的主要理由是人工智能并不具备自主意识和人的理性,不具备主体思维能力。

（3）赋予人工智能有限主体资格:学者加布里埃尔·哈列维（Gabriel Hallevy）认为,基于人工智能的特殊性,可以考虑赋予人工智能主体资格,但其毕竟不具备人类一样的思考和行为能力,和人类相比始终有着本质的区别,因此人工智能的主体资格应当是有限的。国内学者许中缘认为,人工智能从根本上说是一种人造智慧型工具,旨在为人类社会的发展提供服务,因此人工智能享有的法律人格应当定性为有限的工具性人格。赋予人工智能有限主体资格的主要理由在于无论是人工智能的权利能力,还是行为能力,抑或责任能力,与自然人、法人等典型的民事主体相比均是有限的,只享有一定经济属性的财产权,并不享有具有伦理性的人身权,在本质上仍属于有限性的工具性人格。

2. 医学影像人工智能应定位为法律客体　我国现行民法只承认自然人、法人和非法人组织具有民事主体地位,医学影像人工智能虽具有智能化的特点,但它既区别于基于自然规律出生而具有生物属性的自然人,也区别于基于现实需要具有集体意思而拟制的法人或者非法人其他组织。医学影像人工智能作为一项新兴事物,尤其是结合当前普遍所处的弱人工智能时代,其无法体现独立意志,且未从根本上突破我国现有的民事法律制度,在没有足够充分且正当理由的情况下,不应轻易打破既有的法律法规体系与社会公众的普遍认知,以免造成不必要的混乱。医学影像人工智能只是作为医务人员的一种工具,辅助医务人员作出诊断,医务人员负有核实义务,通过再判断义务的履行,最终决定是完全采纳、部分采纳或者完全否定医学影像人工智能所作的判断,其签字确认就是对报告法律负责的集中体现。换言之,医学影像人工智能不是"智能替代",而是"智能增强",即不是要取代医务人员,而是要辅助其提高诊断准确率,高质量地服务患者,守护人民健康。

关于医学影像人工智能是一项产品还是一项服务,学术界并未达成共识。有的学者认为医学影像人工智能具有无形性的特点,与传统意义上的有形产品存在较大差异,因而不适合作为一项产品,而将其视为一项服务。但也有学者认为,医学影像人工智能虽属于智力产品,但与有形产品具有相似甚至相同的功能,且判断产品的核心标准并不在于其有形还是无形的外观,而在于是否具有批量生产、规模销售带来社会效益的内在属性。从产业发展、行政监管、司法实践等层面考察,承认医学影像人工智能具有产品的法律定位,已经获得了越来越多的认可,并被立法所采纳。2021年6月1日实施的《医疗器械监督管理条例》第一百零三条规定,医疗器械是指直接或者间接用于人体的仪器、设备、器具、体外诊断试剂及校准物、材料以及其他类似或者相关的物品,包括所需要的计算机软件。鉴于医学影像人工智能属于计算机软件的一种具体应用,因此可以被纳入医疗器械之列,具有产品的属性和特点。

三、医学影像人工智能的政策与立法

1. 国际对医学人工智能的政策与立法　美国于20世纪60年代开始探索创建临床知识库,模拟医生进行决策。1978年,北京中医医院研发出第一个医学专家系统——关幼波肝病诊疗程序。进入21世纪之后,人工智能获得突破性进展,美国、法国、日本、新加坡等纷纷将人工智能作为国家战略进行推进,并出台相应的政策和立法（表8-1）。

表 8-1　域外对医学人工智能的主要政策与立法

	政策举例	立法举例
美国	•《为人工智能的未来做好准备》(*Preparing for the Future of Artificial Intelligence*, 2016) •《国家人工智能研发战略报告》(*The National Artificial Intelligence Research and Development Strategic Plan*, 2016 年) •《维护美国人工智能领域领导力的行政命令》(*Executive Order on Maintaining American Leadership in Artificial Intelligence*, 2018 年) •《人工智能与国家安全，人工智能生态系统的重要性》(*Artificial Intelligence and National Security, the Importance of the AI Ecosystem*, 2018) •《基于人工智能/机器学习的软件作为医疗器械行动计划》[*Artificial Intelligence/Machine Learning (AI/ML)-Based Software as a Medical Device (SaMD) Action Plan*, 2021] •《有关器械软件功能的上市前递交内容》(*Content of Premarket Submissions for Device Software Functions*, 2023)	•《算法问责法案》(*Algorithmic Accountability Act*) •《算法公平法案》(*Algorithmic Fairness Act*) •《人工智能政府法案》(*Artificial Intelligence Government Act*) •《个人健康数据保护法案》(*Protecting Personal Health Data Act*)
欧盟	•《欧洲人工智能战略》(*Artificial Intelligence for Europe*) •《人工智能白皮书：通往卓越与信任的欧洲之路》(*White Paper on Artificial Intelligence: a European Approach to Excellence and Trust*) •《人工智能时代：确立以人为本的欧洲战略》(*The Age of Artificial Intelligence: Towards a European Strategy for Human-Centric Machines*, 2018) •《医疗人工智能：应用、风险以及伦理与社会影响》(*Artificial Intelligence in Healthcare: Applications, Risks, and Ethical and Societal Impacts*, 2022)	•《人工智能法案》(*Artificial Intelligence Act*, 2024) •《医疗器械条例》[*Regulation (EU) 2017/745*]
日本	•《人工智能技术战略》 •《医疗领域研发促进计划》 •《AI 战略 2021》 •《AI 战略 2022》 •《加强经济安全保障相关产业与技术基础的行动计划》(2023) •《综合创新战略 2024》	•《以人类为中心的人工智能社会原则》 •《医师法》

　　人工智能作为一项新兴事物，在许多方面的发展并不稳定和成熟，因此各国通过出台一些政策和立法进行联合引导和共同规制。近些年来，人工智能伦理问题更是引发国际层面的高度关注。例如，2021 年 6 月 28 日首次发布了《世界卫生组织卫生健康领域人工智能伦理与治理指南》(*Ethics and Governance of Artificial Intelligence for Health: WHO Guidance*)，旨在对临床实践中部署人工智能提供伦理指导框架。该指南指出，人类不能高估人工智能对健康的益处，因为在发展人工智能的过程中，人类面临着机会与挑战、风险并存。这些挑战、风险包括不符合伦理地收集和使用健康数据、算法中的偏见、患者安全的风险、网络安全以及对环境产生的负面影响等。该指南提出了"保护人类自主性""促进人类福祉、安全以及公共利益""确保透明度、可解释性和可理解性""促进责任和问责""确保包容性和公平性""促进负责任和可持续的人工智能"六项原则。

2. 中国对医学人工智能的政策与立法

　　（1）医学影像人工智能的政策支持：自 2016 年国家发展改革委、科技部、工业和信息化部、中央网信办联合颁发《"互联网+"人工智能三年行动实施方案》以来，我国陆续颁布了多项支持和引导医学人工智能发展的国家政策（表 8-2）。2024 年 7 月 15 日至 18 日，中国共产党第二十届中央委员会第三次全体会议在北京召开，会议取得的最重要成果是审议通过了《中共中央关于进一步全面深化改革、推进中国式现代化的决定》,其中明确提出要"加强关键共性技术、前沿引领技术、现代工程技术、颠覆性技术创新,加强新领域新赛道制度供给,建立未来产业投入增长机制,完善推动新一代信息技术、人工智能、航空航天、新能源、新材料、高端装备、生物医药、量子科技等战略性产业发展政策和治理体系,引导新兴产业健康有序发展"。此外,北京、上海、广东(尤其是深圳)、浙江、山东、四川等省(自治区、直辖市)也在相关国家政策的指导下出台了立足本地的支持和发展人工智能的政策。例如,2022 年 1 月 27 日,上海市卫生健康委员会、上海市医疗保障局、上海市财政局、中国人民银行上海总部、上海市经济和信息化委员会、上海市药品监督管理局、上海申康医院发展中心、上海市大数据中心等 8 部门联合发布《关于印发上海市"便捷就医服务"数字化转型 2.0 工作方案的通知》,其明确提出,通过云计算、大数据、物联网、5G、人工智能等数字化技术融合创新应用,支撑推动医疗健康服务体系流程再造、规则重构、功能塑造和生态新建。

表 8-2　2016 年以来支持医学影像人工智能的主要国家政策

时间	颁布部门	政策名称	主要内容
2016 年 6 月 21 日	国务院办公厅	《国务院办公厅关于促进和规范健康医疗大数据应用发展的指导意见》	支持研发健康医疗相关的人工智能技术、生物三维(3D)打印技术、医用机器人、大型医疗设备、健康和康复辅助器械、可穿戴设备以及相关微型传感器件
2017 年 7 月 8 日	国务院	《新一代人工智能发展规划》	推广应用人工智能治疗新模式新手段,建立快速精准的智能医疗体系。探索智慧医院建设,开发人机协同的手术机器人、智能诊疗助手,研发柔性可穿戴、生物兼容的生理监测系统,研发人机协同临床智能诊疗方案,实现智能影像识别、病理分型和智能多学科会诊。基于人工智能开展大规模基因组识别、蛋白组学、代谢组学等研究和新药研发,推进医药监管智能化。加强流行病智能监测和防控
2017 年 12 月 14 日	工业和信息化部	《促进新一代人工智能产业发展三年行动计划(2018—2020 年)》	将人工智能重点产品规模化发展,医疗影像辅助诊断系统等扩大临床应用,视频图像识别、智能语音、智能翻译等产品达到国际先进水平,推动手术机器人在临床医疗中的应用,并加快人才培养
2021 年 9 月 25 日	国家新一代人工智能治理专业委员会	《新一代人工智能伦理规范》	将伦理融入人工智能全生命周期,为从事人工智能相关活动的自然人、法人和其他相关机构等提供伦理指引,促进人工智能健康发展
2022 年 3 月	中共中央办公厅、国务院办公厅	《关于加强科技伦理治理的意见》	"十四五"期间,重点加强生命科学、医学、人工智能等领域的科技伦理立法研究,及时推动将重要的科技伦理规范上升为国家法律法规。对法律已有明确规定的,要坚持严格执法、违法必究
2022 年 7 月 29 日	科技部、教育部、工业和信息化部、交通运输部、农业农村部、国家卫生健康委	《关于加快场景创新以人工智能高水平应用促进经济高质量发展的指导意见》	支持人工智能技术在生物领域的研究与发展,重点围绕新药创制、基因研究等领域,以需求为牵引谋划人工智能技术应用场景
2022 年 8 月 12 日	科技部	《关于支持建设新一代人工智能示范应用场景的通知》	将"智能诊疗"纳入首批示范应用场景,推进建立人工智能赋能医疗服务新模式

续表

时间	颁布部门	政策名称	主要内容
2023 年 3 月 27 日	科技部	《启动"人工智能驱动的科学研究"专项部署工作》	紧密结合基础学科关键问题,围绕重点领域科研需求,展开专项部署工作。其中,人工智能医疗领域也在重点建设的范围之内
2023 年 9 月 7 日	科技部、教育部、工业和信息化部、农业农村部、国家卫生健康委、中国科学院、中国社科院、中国工程院、中国科协、中央军委科技委	《科技伦理审查办法(试行)》	新一轮科技革命和产业变革加速演进,新兴技术突破和应用给经济社会发展带来的影响日益深刻,伴随产生的伦理问题成为全世界面临的共同挑战。促进科技向善,迫切需要加强科技伦理治理,完善科技伦理监管规则,强化科技伦理审查作用,切实有效防控科技伦理风险,实现科技创新高质量发展和高水平安全的良性互动。制定"需要开展伦理审查复核的科技活动清单",主要目的是为了有效应对生命科学、人工智能等新技术加速突破和应用所带来的伦理风险与挑战
2024 年 3 月 18 日	市场监管总局、中央网信办、国家发展改革委、科技部、工业和信息化部、公安部、民政部、自然资源部、住房城乡建设部、交通运输部、水利部、农业农村部、商务部、国家卫生健康委、应急管理部、中国人民银行、国务院国资委、全国工商联	《贯彻实施〈国家标准化发展纲要〉行动计划(2024—2025 年)》	在集成电路、半导体材料、生物技术、种质资源、特种橡胶,以及人工智能、智能网联汽车、北斗规模应用等关键领域集中攻关,加快研制一批重要技术标准
2024 年 6 月 5 日	工业和信息化部、中央网络安全和信息化委员会办公室、国家发展改革委、国家标准化管理委员会	《国家人工智能产业综合标准化体系建设指南(2024 版)》	到 2026 年,我国人工智能产业标准与产业科技创新的联动水平持续提升,新制定国家标准和行业标准 50 项以上,引领人工智能产业高质量发展的标准体系加快形成
2024 年 9 月 9 日	全国网络安全标准化技术委员会	《人工智能安全治理框架》(1.0 版)	框架以鼓励人工智能创新发展为第一要务,以有效防范化解人工智能安全风险为出发点和落脚点,提出了包容审慎、确保安全,风险导向、敏捷治理,技管结合、协同应对,开放合作、共治共享等人工智能安全治理的原则

（2）医学影像人工智能的立法实践:与政策相比,法律具有更高的稳定性,且通常具有强制执行力。无论是国家还是地方,均没有对医学影像人工智能进行专项立法,而是将其置于医学人工智能甚至人工智能的立法之中。

1）国家层面的立法:我国关于人工智能这一领域的法治建设仍任重道远。首先,《中华人民共和国网络安全法》(2016 年)、《中华人民共和国基本医疗卫生与健康促进法》(2019 年)、《中华人民共和国民法典》(2020 年,后文简称《民法典》)、《中华人民共和国个人信息保护法》(2021 年,后文简称《个人信息保护法》)、《中华人民共和国数据安全法》(2021 年)等不仅为解决医学人工智能的基础性法律问题提供指引和规则(如隐私和个人信息保护、数据安全以及责任承担等),而且为出台更具操作性的低位阶法律规范提供了权威依据。其次,现行行政法规对医学人工智能并无相关规定,因此存在缺失或者断层的现象,这直接导致两个方面的问题:一是不能及时细化法律对医学人工智能的规定,二是不能对有关医学人工智能规定的部门规章进行指导,进而导致高位层次的法律直接下沉至下位层次的部门规章,法律的逐级细化和互动衔接效果较差,法律价值的统一性贯彻受到影响。最后,尽管部门规章有所规定,例如《人工智能辅助诊断技术管理规范(试行)》(2017年)、《人工智能辅助诊断技术临床应用质量控制指标》(2017年)、《人工智能辅助治疗技术管理规范》(2017年)、《人工智能辅助治疗技术临床应用质量控制指标》(2017年)、《人工智能医用软件产品分类界定指导原则》(2021年)、《人工智能医疗器械注册审查指导原则》(2022年)、《生成式人工智能服务管理暂行办法》(2023年)等,但在条文内容上呈现出"重行政监管、轻民事救济"的现象,不能有效回应医学人工智能致害的民事赔偿责任问题。

2)地方层面的立法:近些年来,各省市针对人工智能领域进行了地方立法,代表性省市主要有上海市和深圳市。2022年8月30日,深圳市出台《深圳经济特区人工智能产业促进条例》,自2022年11月1日施行,这是我国首部人工智能产业专项立法,其明确规定:要推进人工智能技术在医疗等民生服务领域的应用,推动公共资源向基层延伸,构建优质、均衡、智能的民生服务体系;同时鼓励医疗机构建立注册类医疗器械临床试验伦理审查互认机制,提高人工智能医疗器械的临床试验效率;鼓励本市医疗机构使用辅助决策、影像或数据处理、医疗数据分析挖掘、医疗助理等人工智能产品与服务。2022年9月22日,上海市出台了《上海市促进人工智能产业发展条例》,自2022年10月1日起施行,其对人工智能的基本要素与科技创新、产业发展、应用赋能、产业治理与安全等作出相应的规定,强化人工智能产业发展场景应用和环境营造,促进人工智能产业高质量发展。该条例明确规定,要推动人工智能在医疗领域应用创新,构建智能医疗基础设施,建立人工智能赋能医疗服务新模式,提升医疗技术创新能力,促进医疗领域智能化转型;支持医疗机构、企业等应用、开发人机协同的智能医疗系统,鼓励开发柔性可穿戴、生物兼容的智能生理监测系统。

第二节　医学影像人工智能的注册申请与临床应用

一、人工智能医疗器械的概念界定

按照《人工智能医疗器械注册审查指导原则》的规定,人工智能医疗器械是指基于"医疗器械数据",采用人工智能技术实现其预期用途(即医疗用途)的医疗器械。医疗器械数据是指医疗器械产生的用于医疗用途的客观数据,如医学影像设备产生的医学图像数据(如 X 线、CT、MRI、超声、内镜、光学等图像)、医用电子设备产生的生理参数数据(如心电、脑电、血压、无创血糖、心音等波形数据)、体外诊断设备产生的体外诊断数据(如病理图像、显微图像、有创血糖波形数据等);在特殊情形下,通用设备(非监管对象)产生的用于医疗用途的客观数据亦属于医疗器械数据,如数码相机拍摄的用于皮肤疾病诊断的皮肤照片、健康电子产品采集的用于心脏疾病预警的心电数据等。

医疗器械数据包括医疗器械数据的生成、使用等情况,其中使用情况含单独使用医疗器械数据,或者以医疗器械数据为主联合使用非医疗器械数据(如患者主诉信息、检验检查报告结论、电子病历、医学文献等)。基于非医疗器械数据的医学人工智能产品,或者采用人工智能技术实现非医疗用途和非医疗器械功能(详见医疗器械软件指导原则)的医疗器械均非人工智能医疗器械。

医学人工智能产品是否按医疗器械管理,应根据相应分类界定指导原则进行判定,必要时申请医疗器械分类界定。由此可见,医学影像人工智能属于人工智能医疗器械,其是基于医疗器械数据,采用人工智能技术,最终实现医疗用途。

二、医学影像人工智能的分类

1. 按照研发目的进行分类 按照研发目的的不同,可以将医学影像人工智能分为两大类:一类是以科研为目的的医学影像人工智能;另一类是以注册为目的的医学影像人工智能。二者既有联系,也存在区别。它们之间的主要联系在于,以注册为目的的医学影像人工智能在相当长的一段时期内处于科研状态或者阶段之中,二者存在一定的交叉或者重合;主要区别在于以科研为目的的医学影像人工智能可以独立存在,始终不以注册上市为目的,但以注册为目的的医学影像人工智能最终是要通过上市实现商业化利用。鉴于二者之间的关系,尤其是从促进科技成果转化的角度出发,应当将以注册为目的的医学影像人工智能作为研究重点,其中一个重要的法律问题就是其注册上市的条件。此外,上市后的医学影像人工智能更加关涉第三人的生命健康权益,其安全性和有效性更应严格监管。

2. 按照用途进行分类 按照用途的不同,可以将医学影像人工智能分为辅助决策类和非辅助决策类。其中,辅助决策是指通过提供诊疗活动建议辅助用户(如医务人员、患者)进行医疗决策,如辅助检测、辅助诊断等,相当于用户的"助手"。反之,仅提供医疗参考信息而不进行医疗决策即为非辅助决策,相当于用户的"工具"。此外,辅助决策和非辅助决策从实时性角度均可细分为实时和非实时,前者风险通常高于后者。尽管现实中既有辅助决策类的医学影像人工智能,也有非辅助决策类的医学影像人工智能,但随着人工智能技术的不断发展和进步,越来越多的医学影像人工智能属于辅助决策类,并纳入三类医疗器械进行管理,属于具有较高风险需要采取特别措施严格控制管理以保证其安全、有效的医疗器械。

三、医学影像人工智能的产品注册

按照《人工智能医疗器械注册审查指导原则》的规定,医学影像人工智能的产品注册需要提交许多资料,主要包括申请表信息、算法研究资料、用户培训方案、产品技术要求、说明书等。

1. 申请表信息

(1)人工智能独立软件:产品名称应符合通用名称命名规范要求,通常体现输入数据(如CT图像、眼底照片)、目标疾病(含病变、疾病的属性)、预期用途(如辅助分诊、辅助评估、辅助检测、辅助诊断)等特征词。结构组成所述功能模块需保证用语的规范性,若采用人工智能算法需体现核心算法名称,如深度学习等。适用范围基于预期用途、使用场景、核心功能予以规范,如处理对象、目标疾病、医疗用途、适用人群、目标用户、使用场所、采集设备要求、使用限制等。

(2)人工智能软件组件:人工智能软件组件通常无须在注册证载明信息中体现。其软件功能名称可参照人工智能独立软件要求。若有辅助决策类软件功能,结构组成(若适用)和适用范围需予以体现。

2. 算法研究资料 对于软件安全性级别为中等、严重级别的产品,全新类型在软件研究资料中以算法为单位,提交每个人工智能算法或算法组合的算法研究报告;成熟类型在软件研究资料中明确算法基本信息即可,无须提供算法研究资料。对于软件安全性级别为轻微级别的产品,在软件研究资料中明确算法基本信息即可,无须提供算法研究资料。

3. 用户培训方案 对于软件安全性级别为严重级别、预期由患者使用或在基层医疗机构使用的产品,原则上需单独提供一份用户培训方案,包括用户培训的计划、材料、方式、师资等。

4. 产品技术要求 产品技术要求若含有基于测评数据库测试的性能指标,须在"附录"中明确测评数据库的基本信息(如名称、型号规格、完整版本、责任方、主文档登记编号等)。基于其他类型第三方数据库测试的性能指标,原则上无须在产品技术要求中体现。

5. 说明书 根据算法性能综合评价结果,对产品的适用范围、使用场景、核心功能进行必要限制,并在说明书中明确产品使用限制和必要警示提示信息。若适用,明确数据采集设备和数据采集过程相关要求。对于辅助决策类产品,说明书需明确人工智能算法的算法性能评估总结(测试集基本信息、评估指标与结果)、临床评价总结(临床数据基本信息、评价指标与结果)、决策指标定义(或提供决策指标定义所依据的临床指南、专家共识等参考文献)等信息。此时若采用基于数据的人工智能算法,说明书还需补充算法训练总结信息(训练集基本信息、训练指标与结果)。若产品采用人工智能"黑盒"算法,则需根据算法影响因素分析报告,在说明书中明确产品使用限制和必要警示提示信息。

四、医学影像人工智能的临床应用条件

按照《人工智能辅助诊断技术管理规范(试行)》的规定,医学影像人工智能作为辅助诊断技术,其应用于临床,需要满足特定的条件,主要分为三个方面,一是医疗机构的条件,二是人员的基本要求,三是技术管理的规定。

1. 医疗机构的条件 医疗机构开展人工智能辅助诊断技术应当与其功能、任务相适应。开展此类技术的医疗机构应具有卫生行政部门核准登记的与该技术使用相适应的相关专业诊疗科目。开展与人工智能辅助诊断技术相关的专业临床诊疗工作5年以上,具备与该技术相适应的计算机硬件条件,具有人工智能技术所需的资料采集的相应设备。开展影像临床诊疗工作5年以上,其技术水平达到三级医院专业科室要求。必须有数字化影像诊断设备包括数字化常规X线设备、MRI、CT和医学影像图像管理系统及其工作站的计算机硬件平台。开展细胞学、组织学、实验室诊疗工作5年以上,具备与人工智能技术相适应的计算机硬件、资料采集设备及其他相关设备。开展此类技术的科室有具备相关诊疗技术临床应用能力的本院在职医师,有经过人工智能辅助诊断技术相关专业知识和技能培训并考核合格的、与开展人工智能辅助诊断相适应的其他专业技术人员。

2. 人员的基本要求 人员分为人工智能辅助诊断医师和其他相关卫生专业技术人员。就人工智能辅助诊断医师而言,首先需要取得《医师执业证书》,执业范围为开展人工智能辅助诊断技术应用的相关专业;其次需要具有5年以上与开展人工智能辅助诊断技术相关专业临床诊疗工作经验,具有副主任医师及以上专业技术职务任职资格;最后需要经过人工智能辅助诊断相关专业知识系统培训并考核合格。就其他相关卫生专业技术人员而言,需要经人工智能辅助诊断相关专业系统培训并考核合格。

3. 技术管理的规定 严格遵守人工智能辅助诊断技术相关操作规范和相关专业疾病诊疗指南,根据患者病情、可选择的诊断方法、患者经济承受能力等因素综合判断治疗措施,严格掌握人工智能辅助诊断技术的适应证和禁忌证。人工智能辅助诊断的应用由具有人工智能辅助诊断技术临床应用能力的、具有副主任医师以上专业技术职务任职资格的本院在职医师决定,并由具有人工智能辅助诊断技术临床应用能力的本院医师作出诊断意见。人工智能辅助诊断技术为辅助诊断和临床决策支持系统,不能作为临床最终诊断,仅作为临床辅助诊断和参考,最终诊断必须由有资质的临床医师确定。采用此类技术时,如涉及侵入性检查时,在实施检查前,应当向患者及其家属告知检查目的、风险、检查注意事项、可能发生的并发症及预防措施等,并签署知情同意书。建立使用人工智能辅助诊断技术的数据库,定期进行评估,开展机构内质控工作,并按要求将相关信息报送至指定机构。建立健全人工智能辅助诊断技术应用后监控和随访制度,并按规定进行随访、记录。采用人工智能辅助诊断技术的医疗机构和医师按照规定定期接受此类技术临床应用能力审核,包括病例选择、诊断符合率、患者管理、随访情况、病历质量和数据库等。

此外,需要使用经省级以上食品药品监督管理部门审批的计算机辅助诊断设备及器材,同时建立人工智能辅助诊断器材登记制度,保证其来源可追溯。不得违规重复使用一次性人工智能辅助诊断器材,且严格执行国家物价、财务政策,按照规定收费。

第三节　医学影像人工智能中的伦理问题

一、医学影像人工智能与数据安全

1. 整体要求　人工智能医疗器械需结合预期用途、使用场景、核心功能,基于保密性、完整性、可得性等网络安全特性,确定网络安全能力建设要求,以应对网络攻击和数据窃取等网络威胁,如算法编程框架漏洞攻击、数据污染等。除此之外,还需在人工智能医疗器械全生命周期过程中考虑数据安全问题,包括上市前设计开发阶段和上市后使用阶段。数据转移需明确转移方法、数据污染防护措施、数据销毁等要求。数据整理、数据集构建、算法训练、算法性能评估、软件验证等内部活动需在封闭或受控的网络环境下开展以防止数据污染。数据标注、软件确认等涉及外方的活动需明确数据污染防护措施,特别是在开放网络环境下。各数据库(集)均需进行数据备份,明确备份的方法、频次、数据恢复方法。数据采集、上市后使用需考虑医疗机构关于网络安全与数据安全的接口要求。

2. 跨境提供个人信息的安全保障　按照我国《个人信息保护法》的相关规定,若个人信息处理者因业务等需要,确需向中华人民共和国境外提供个人信息的,应当具备下列条件之一:①依照《个人信息保护法》第四十条的规定,通过国家网信部门组织的安全评估;②按照国家网信部门的规定经专业机构进行个人信息保护认证;③按照国家网信部门制定的标准合同与境外接收方订立合同,约定双方的权利和义务;④法律、行政法规或者国家网信部门规定的其他条件。

中华人民共和国缔结或者参加的国际条约、协定对向中华人民共和国境外提供个人信息的条件等有规定的,可以按照其规定执行。

个人信息处理者应当采取必要措施,保障境外接收方处理个人信息的活动达到《个人信息保护法》规定的个人信息保护标准。

个人信息处理者向中华人民共和国境外提供个人信息的,应当向个人告知境外接收方的名称或者姓名、联系方式、处理目的、处理方式、个人信息的种类以及个人向境外接收方行使本法规定权利的方式和程序等事项,并取得个人的单独同意。

2022年9月1日,《数据出境安全评估办法》正式实施,是稳步推进《个人信息保护法》《中华人民共和国数据安全法》《中华人民共和国网络安全法》等法律落地的有力举措,其明确规定,数据出境安全评估坚持事前评估和持续监督相结合、风险自评估与安全评估相结合,防范数据出境安全风险,保障数据依法有序自由流动。数据处理者向境外提供数据,有下列情形之一的,应当通过所在地省级网信部门向国家网信部门申报数据出境安全评估:①数据处理者向境外提供重要数据;②关键信息基础设施运营者和处理100万人以上个人信息的数据处理者向境外提供个人信息;③自上年1月1日起累计向境外提供10万人个人信息或者1万人敏感个人信息的数据处理者向境外提供个人信息;④国家网信部门规定的其他需要申报数据出境安全评估的情形。

此外,数据处理者在申报数据出境安全评估前,应当开展数据出境风险自评估,重点评估以下事项:①数据出境和境外接收方处理数据的目的、范围、方式等的合法性、正当性、必要性;②出境数据的规模、范围、种类、敏感程度,数据出境可能对国家安全、公共利益、个人或者组织合法权益带来的风险;③境外接收方承诺承担的责任义务,以及履行责任义务的管理和技术措施、能力等能否保障出境数据的安全;④数据出境中和出境后遭到篡改、破坏、泄露、丢失、转移或者被非法获取、非法利用等的风险,个人信息权益维护的渠道是否通畅等;⑤与境外接收方拟订立的数据出境相关合同或者其他具有法律效力的文件等(以下统称法律文件)是否充分约定了数据安全保护责任义务;⑥其他可能影响数据出境安全的事项。

二、医学影像人工智能与个人信息保护

医学影像人工智能的研发过程中,其对自然人的个人信息保护首先体现在数据搜集环节。数据采集需考虑采集设备、采集过程、数据脱敏等质控要求,并建立数据采集操作规范。数据采集亦可使用历史数据,需结合样本规模、采集难度等影响因素合理选择数据采集方式。若适用,数据采集需经伦理委员会批准。采集的数据应进行数据脱敏以保护患者隐私,数据脱敏需明确脱敏的类型(静态、动态)、规则、方法以及脱敏内容的确定依据。脱敏数据汇总形成原始数据库,不同模态的数据在原始数据库中需加以区分。原始数据库需考虑样本规模的充分性、样本多样性等问题。

为确保医学影像数据的安全保密和隐私,以及对参与者的尊重和关注。医学影像人工智能数据集在伦理方面有以下要求:①数据集必须从受过适当许可的机构获得授权,并遵守法律法规。医学影像数据也应经过匿名化处理,以防止涉及患者身份的泄露。同时,必须采取适当的技术和管理措施来保护数据不被非法使用或访问。②需要明确告知参与者的权利和义务,例如如何收集、使用和共享他们的数据,以及他们可以随时撤回同意。对于无法表达自己意愿的人群,例如婴儿或智力残疾患者,还需考虑到他们的监护人的同意。③数据集的使用应该遵循严格的道德准则和伦理规范,以尽量避免对参与者造成任何负面影响,如歧视或疏远等。此外,还需要建立完善的监管机制和责任追究机制,以确保数据集的安全性和合规性。

按照我国《个人信息保护法》的规定,敏感个人信息是一旦泄露或者非法使用,容易导致自然人的人格尊严受到侵害或者人身、财产安全受到危害的个人信息,包括生物识别、宗教信仰、特定身份、医疗健康、金融账户、行踪轨迹等信息,以及不满14周岁未成年人的个人信息。只有在具有特定的目的和充分的必要性,并采取严格保护措施的情形下,个人信息处理者方可处理敏感个人信息。在医学影像人工智能中,大量涉及医疗健康等敏感个人信息,特殊情况下还会涉及不满14周岁未成年人的敏感个人信息。处理敏感个人信息应当取得个人的单独同意;法律、行政法规规定处理敏感个人信息应当取得书面同意的,从其规定。个人信息处理者处理不满14周岁未成年人个人信息的,应当取得未成年人的父母或者其他监护人的同意。个人信息处理者处理不满14周岁未成年人个人信息的,应当制定专门的个人信息处理规则。

第四节　医学影像人工智能致害的责任承担与分解机制

一、医学影像人工智能致害的责任承担

1. 医疗技术责任与(医疗)产品责任　按照医学影像人工智能对患者的损害是否因其缺陷(包括设计缺陷、制造缺陷、警示缺陷、跟踪缺陷)所致,可以分为两类:一是若医学影像人工智能本身不存在产品缺陷,而是由于医疗机构存在组织管理过错或者医务人员存在过错(如重大过失)所致,在损害结果和因果关系均成立的情况下,其应适用我国《民法典》第一千二百一十八条的规定,由医疗机构承担医疗损害责任,并适用过错责任原则;二是若医疗机构或者医务人员不

存在过错,患者损害是由于医学影像人工智能产品本身存在缺陷所致,此时将导致产品责任。根据《中华人民共和国产品质量法》第四十六条的规定,缺陷是指产品存在危及人身、他人财产安全的不合理的危险;产品有保障人体健康和人身、财产安全的国家标准、行业标准的,是指不符合该标准。由于我国《民法典》区分了普通的产品责任和医疗器械引起的医疗产品责任,因此在法律适用上会存在一定的差别。通常而言,医学影像人工智能是一项产品,其要发展成为医疗器械,需要经过产品定型、检测、临床试验、注册申报、技术审评、行政审批6个阶段。在法律适用上,若是未被注册为医疗器械的医学人工智能产品,我国《民法典》将其作为普通的产品责任进行规定,即适用《民法典》侵权责任编第四章(产品责任),重点是《民法典》第一千二百零二条至第一千二百零四条;若是医学影像人工智能被注册为医疗器械,我国《民法典》则将其作为特殊的产品责任(即医疗产品责任)进行规定,适用《民法典》第一千二百二十三条。

2.(医疗)产品责任的责任主体与归责原则

(1)普通产品责任的相关法律规定:我国《民法典》第一千二百零二条规定,"因产品存在缺陷造成他人损害的,生产者应当承担侵权责任。"该法第一千二百零三条规定,"因产品存在缺陷造成他人损害的,被侵权人可以向产品的生产者请求赔偿,也可以向产品的销售者请求赔偿。产品缺陷由生产者造成的,销售者赔偿后,有权向生产者追偿。因销售者的过错使产品存在缺陷的,生产者赔偿后,有权向销售者追偿。"该法第一千二百零四条规定,"因运输者、仓储者等第三人的过错使产品存在缺陷,造成他人损害的,产品的生产者、销售者赔偿后,有权向第三人追偿。"由此可见,生产者、销售者是重要的责任主体,对外承担的是无过错责任;销售者、运输者、仓储者等责任主体在内部责任划分上承担过错责任,即有过错才承担侵权责任(主要是损害赔偿责任,下同),无过错则不承担侵权责任。

(2)医疗产品责任的相关法律规定:我国《民法典》第一千二百二十三条规定,"因药品、消毒产品、医疗器械的缺陷,或者输入不合格的血液造成患者损害的,患者可以向药品上市许可持有人、生产者、血液提供机构请求赔偿,也可以向医疗机构请求赔偿。患者向医疗机构请求赔偿的,医疗机构赔偿后,有权向负有责任的药品上市许可持有人、生产者、血液提供机构追偿。"医疗产品责任与普通的产品责任区别不大,医疗器械的上市许可持有人、生产者和使用医疗器械的医疗机构作为责任主体,对外需要承担无过错责任,当医疗机构对外承担侵权责任之后,即取得了对生产者、上市许可持有人的追偿权,但前提是医疗机构自身并不存在过错,因此在内部的侵权责任划分上,医疗机构承担过错责任。

3. 当前责任承担存在的主要问题　医学影像人工智能涉及链条之长、环节之多以及法律关系相对复杂已经成为理论界和实务界的共识,在《民法典》《中华人民共和国产品质量法》等法律仅规定生产者、销售者、医疗机构、仓储者、运输者5类责任主体的情形下,显然不能完全回应当前的社会发展。在医学影像人工智能产品中,产品的设计者、数据的提供者等主体的地位与作用尚未充分彰显,因为这两大主体与人工智能的缺陷产生存在重要关联。如果仅依据相关主体之间的协议承担相应的违约责任,尽管解决了不同主体之间的责任分担问题,但对受害者而言,却十分不利,因为受害者与这两类主体之间并不存在合同关系,基于合同关系相对性原理,其不能直接向其寻求救济。未来的立法应当将医学人工智能的设计者与数据提供者作为独立的责任主体予以规定,并承担过错责任。之所以不适用无过错责任,一方面是无过错责任的法律适用需要法律的明文规定,但当前法律并无明文规定。另一方面则是平衡科技创新和受害者权益保护的需要,不宜以过严之责而影响到医学影像人工智能产业发展,强调其注意义务的全面履行和适当履行,有利于预防或者避免损害的发生。

二、医学影像人工智能致害的分解机制

医学影像人工智能致害产生的损害赔偿责任可以通过保险、基金等方式进行分解,从而将一

部分医疗纠纷从医院之内引到医院之外,防止医患矛盾在院内升级甚至干扰正常的医疗工作秩序。2018年颁布的《医疗纠纷预防和处理条例》第七条规定,"国家建立完善医疗风险分担机制,发挥保险机制在医疗纠纷处理中的第三方赔付和医疗风险社会化分担的作用,鼓励医疗机构参加医疗责任保险,鼓励患者参加医疗意外保险。"2021年颁布的《中华人民共和国医师法》第五十二条规定,"国家建立完善医疗风险分担机制。医疗机构应当参加医疗责任保险或者建立、参加医疗风险基金。鼓励患者参加医疗意外保险。"由此可见,我国立法上从"鼓励"提升至"应当"的高度,实现了从倡导走向强制,进一步凸显了医疗责任保险和医疗风险基金等在医学人工智能致害责任分解的重要功用。

1. **保险** 德国社会学家乌尔里希·贝克(Ulrich Beck)指出,"风险概念与自反性现代化概念密切相关。风险可被定义为以系统的方式应对由现代化自身引发的危险和不安。风险有别于传统的危险,它是现代化的威胁力量和令人怀疑的全球化所引发的后果。"医学人工智能的应用与人的生命健康密切相关,它有别于传统的风险,是一种高新科学技术带来的现代化、系统性风险。当前,临床实践的发展已经离不开医学人工智能的参与,但由此也开启了致害风险。这种风险既可以通过侵权责任的分配解决,也可以通过保险(医疗责任保险、医疗意外险)的方式进行部分或者完全转移,让受害者得到及时、充分而有效的救济。如果是医疗责任保险,其投保的主体是医疗机构,一旦医疗机构及其医务人员因为使用人工智能给患者造成了损害,且主观上存在过错,亦具备因果关系,则由保险公司负责赔偿;如果是患者意外险,其投保的主体是患者,其借鉴的是航空意外险的保险模式,对于一些风险较大的特殊检查或者特殊治疗造成患者损害的,无需通过责任鉴定或者认定,即由保险公司负责理赔。医疗责任保险和医疗意外险的一个重要区别就是在发生保险事故后,患者是否需要借助医疗机构实现向保险公司的索赔,前者需要,后者则不需要。对于生产者而言,其可以通过产品责任保险的方式实现风险转移的目的。如果医学人工智能处于临床试验阶段,为了对受试者提供强有力的保障,申办者可以通过临床试验责任保险予以分解自身的损害赔偿责任。

2. **基金** 尽管保险弥补了一些其他救济方式上的不足,但其自身也有一定的局限性,主要体现在以下三个方面:一是保险的前提是保险公司愿意承保;二是尽管保险公司推出相应的保险产品,但其为了控制自身风险,一般会设定相应的免赔或者限赔数额,有可能会让受害人难以获得充分的救济;三是保险公司理赔标准严格,有可能存在索赔困难等问题。为了克服保险的前述不足,建立医疗风险基金也是化解损害赔偿责任的一种思路。例如,上海市第十人民医院早在2010年就出台了《医疗风险基金管理办法》,其资金来源由科室奖金留成与医院统筹,临床与医技科室按风险分为三类,医院根据科室风险基金留成总额按1:1匹配筹资。同时指出,风险基金科室留成部分及医院筹资部分的资金额度可根据具体情况按年度调整,科室筹资最低不少于奖金总数的3%,最高不超过10%,由医院设立风险基金专用账户进行统一管理。医疗风险基金除了来源于医院的资金之外,还可以通过接受社会捐赠的方式使其赔付能力不断提升,与保险形成"保险先行、基金兜底"的双层救济机制。同时,需要强调政府在基金运作中的主导作用,以充分体现其公益性特征。面对医学人工智能的致害,医疗风险基金亦将是分散主体责任(尤其是医疗机构赔偿责任)的一种重要途径。

当前,我国医学人工智能正处于初级发展阶段,既要在政策上予以支持,不断优化营商环境,也要不断完善立法,使之在法治轨道上运行,即在"踩油门"的同时,要具备"踩刹车"的能力,防止医务人员过度依赖医学人工智能而引起警觉衰退(atrophy of vigilance),不断提升和促进医疗安全,充分保障终端使用者——患者的生命安全和身体健康,唯此方能不断为人类带来福祉,而非技术灾难。

本章小结

本章主要讨论了医学影像人工智能的法律和伦理问题,重点讨论了医学影像人工智能的法律定位、政策立法、注册申请、临床应用、数据安全、隐私和个人信息保护、法律责任等方面内容。当前,医学影像人工智能发展迅速,在辅助医生临床决策和提升患者体验方面发挥了重要作用。医学影像人工智能的临床应用需要具备特定的条件,不仅包括医疗机构及其人员的条件,而且包括技术管理的相关要求。医学影像人工智能的发展,需要审慎对待由此引发的数据安全、隐私泄露、患者损害等各种风险,需在法律和政策上作出相应的制度安排和规则设计,以平衡患者权益保护和科学技术创新之间的关系,使之始终秉持科技向善的理念在法治轨道上平稳运行,为人类带来更大的福祉。

(刘炫麟　薛华丹)

第九章 未来展望

第一节 医学影像前沿分析方法及应用

一、投影域原始数据分析——从信号到知识

自1895年威廉·伦琴（Wilhelm Röntgen）发现X线以来,医学影像技术呈现了飞速的发展,成为了现代医疗中不可或缺的一部分。目前,以CT、PET、MRI等常用的三维医学影像在临床应用中的主要范式是"信号—图像—知识",即首先通过重建将信号转化为人类可解读的可视化图像,从而进一步从重建后的影像中获取诊断知识。然而,"信号到图像"的重建过程存在插值和次优统计加权等操作,会造成无法挽回的传感器域和图像域的信息差别,从而导致部分潜在有效诊断信息的损失。

为了减少有效信息的损失,部分研究者通过使用机器学习和深度学习等人工智能技术来优化重建过程。这些研究以重建过程本身作为预测问题,以CT的投影域数据或MR的K空间信号(裸数据)作为输入。这些方法有望在一定程度上加速数据采集过程、适应欠采样的传感器数据、提高对比度与信噪比、提高分辨率,甚至减少所需对比剂剂量,但是仍然很难达到对采集数据"完整性"的需求。人工智能技术可以从重建后的影像数据中自动挖掘肉眼难以分辨的与疾病进展相关的影像学模式,表现出了较高的诊断、疗效预测和预后评估的能力。其根本原因是其将影像视为数据,从大数据挖掘的角度提取特征进行分析。因此,相关研究者需要提出和面对一个问题:如果影像中包含人类无法分辨感知的特征,那么为什么要生成人类可解释的影像呢? 因此,寻找裸数据最佳的挖掘和分析方式,跳过重建过程,构建从信号直接到知识的映射,有望为疾病诊疗带来新的突破。

近年来,越来越多的研究开始讨论从信号到知识这一直接分析手段的潜在价值。De Man Q等通过仿真实验,实现了基于信号域CT裸数据的血管中心线的检测和估计,相关结果显示裸数据分析在临床CT分析任务中具备可行性;Gao等利用重建后肺结节的CT影像仿真得到其对应的裸数据,分别构建基于裸数据和重建后影像的肺结节诊断模型,相关结果显示基于裸数据的模型表现出了更好的诊断性能。与先前研究不同的是,来自北京航空航天大学医学科学与工程学院及中国科学院分子影像重点实验室的学者针对肺结节良恶性鉴别这一临床问题,首次在真实的裸数据上作出了详细探索,该研究共计复现了4个代表性的基于重建后CT影像的肺结节良恶性鉴别模型,进一步通过3个不同的卷积神经网络融合真实裸数据信息,在总计12个融合模型上的效果显示裸数据分析可稳定提升肺结节的良恶性鉴别能力。此外,跳过重建的裸数据直接分析范式已经在基因组学领域展开,利用深度学习,为原始测序数据提供了补充性的分析结果。

从图像数据量和计算复杂性的可扩展性角度讲,保持人类视觉解释的依赖将导致图像数据获取和分析的潜力受到限制。在未来,人工智能技术的不断发展将使研究者能够在医学影像裸数据中进行图像解释和知识获取。不过,这些技术驱动的裸数据分析虽然前景广阔,但仍需经过严格验证,并确保其分析结果具备临床可解释性,这样才能使临床患者真正受益。

二、多模态医学人工智能

虽然人工智能在语言翻译、语音识别和自然图像识别等领域中引发了突破性的变革,但是在医学影像领域中却有所落后。部分原因是医学数据中包含了大量独有的特征或信号,导致开发的解决方案难以适用于不同的人群,因此目前大部分人工智能在医学上的应用多使用单模态数据来处理特定任务。然而,在真实的临床场景中,我们的健康状况包括多个领域,临床医生会基于多时间点下多源多模态数据进行综合判断,进而进行诊断、预后评估并制订治疗方案。理论上,一个有效的医学人工智能模型应该具备将各种数据进行有效融合使用的能力,除了影像数据外,还可以整合以患者为基本单位的辐射不同时间点下病历数据、生物传感器数据、遗传组学数据、表观遗传组学数据、蛋白质组学数据、微生物组学数据、代谢组学数据、社会决定因素和环境数据等多种模态数据,从而为个体医疗、数字临床试验、实时流行病监测和虚拟健康助手等临床应用提供更有效的量化及决策依据。近年来,随着多模态数据集规模的增大,神经网络处理单元(NPU)、图形处理单元(GPU)、张量处理单元(TPU)等算力的提升,影像或文本等单模态特征抽取能力的提高,多模态医学人工智能得到了快速发展。

(一)多模态人工智能模型技术

多模态人工智能模型的核心任务主要包括多模态表示学习、多模态映射、多模态对齐、多模态融合和多模态协同学习。

1. 多模态表示学习 多模态表示学习主要研究如何将多个模态数据所蕴含的语义信息数值化为向量,也就是特征化。单模态表示学习负责将信息抽象为更高层的特征向量,而多模态的表示学习则需充分利用多模态之间的互补性、剔除模态间的冗余性,从而学习到更好的特征。主要研究方法包括联合表示学习和协同表示学习:①联合表示学习是将多个模态的信息一起映射到一个统一的多模态向量空间,注重捕捉多模态的互补性,主要用于训练和测试阶段都是多模态数据的任务;②协同表示学习是将每个模态分别映射到各自的表示空间,但映射后的向量之间满足一定的相关性约束,注重捕捉模态间的相关性,更适合于测试时只有一种模态数据的任务。

2. 多模态映射 多模态映射主要是将一个模态的信息映射到另一种模态的信息。例如,对给定的一张 X 线影像,形成一段诊断报告,以表示影像的内容;将医生的语音诊断信息转化为文本的诊断报告等。然而,由于缺乏客观评判标准,且目标函数的设定较为依赖主观判断,多模态映射的准确性和可靠性仍需进一步完善。

3. 多模态对齐 多模态学习的第三个关键是从两种或多种不同的模态中识别子元素之间的直接关系。例如,给定一张 X 线影像和一个诊断报告,希望知道影像区域与诊断报告中单词或短语的对应关系。多模态对齐方法分为显式对齐和隐式对齐两种类型,前者的主要目标是对齐来自两个或多模态的子元素,后者则通常是在人工智能模型训练期间对数据进行潜在对齐。如何设计模型间的相似性度量、如何应对具有标注模态对齐的数据集不足等是多模态对齐面临的主要挑战。

4. 多模态融合 多模态融合是整合来自多个模态的信息,用于预测分类任务或回归任务,可分为模型无关的方法和基于模型的方法。模型无关的方法不依赖具体的机器学习方法,主要按照融合阶段进行划分:①早期融合,即在任何处理之前将输入的模态或特征进行级联,虽然简单,但不太适用于结构复杂的数据模态(比如医学影像与组学数据的融合);②晚期融合,也称决策级融合,即为每种模态数据训练单独的模型,并将最后的决策结果或输出概率进行融合,虽然无法量化不同模态之间的相互作用,但简单、稳健且可权衡不同模态决策结果在构成最终结果时的贡献性,提高抗噪声干扰能力;③混合融合,即在训练过程中融合并共同学习不同模态的抽象特征,从而在可以捕获不同数据模态之间相互作用的基础上允许针对特定模态的预处理,既利用了模态间信息的相关性,又具有一定的灵活性。基于模型的方法最常用的是神经网络模型,可将特征提取和融合进行端到端的训练,通过使用注意力机制、门控机制等实现多模态数据的复杂交互。

然而多模态信息很难在融合上面实现时间对齐,难以利用互补信息。此外多模态融合意味着特征数目的增多,会出现维数灾难的问题,即随着维数升高,携带某些特定组合特征的人的数量减少甚至消失,从而导致"数据集盲点",即特征空间的一部分没有观测值,从而导致模型在真实世界数据预测中性能降低。缓解这一问题的方法包含收集数据量大且多样性强的样本、基于领域内先验知识指导的特征量化手段和特征选择方法、合适的模型训练策略和正则化策略、严格的模型验证和全面的模型监测。展望未来,开发能够整合先验知识的人工智能模型将会是克服维数灾难的一种方法。

5. 多模态协同学习 多模态协同学习是指使用一个资源丰富的模态信息来辅助另一个资源相对匮乏模态进行训练,以达到多个模态的模块协同训练的目的。最具代表性的方法是迁移学习,也是目前小数据影像人工智能分析中最常用的手段,通过将 ImageNet 数据集上学习到的权重在自己的目标数据集上进行微调。还有一类方法称为协同训练,负责研究在多模态数据中将少量的标注进行扩充,得到更多的标注信息。

(二) 多模态人工智能模型临床应用

近年来,随着多模态人工智能技术的发展,现有临床工作流程框架已逐渐在人工智能技术的加持下发生优化和更新。美国、欧盟等国家和地区已经批准了一系列人工智能辅助肺癌、肺炎、心血管等疾病诊断的产品。我国也在积极推进医疗人工智能产品的审批,截至 2023 年,已有 73 项人工智能辅助疾病诊断相关产品获得了我国 NMPA 颁发的三类医疗器械注册证,为人工智能产品的临床应用提供了支撑。

除了常见的具体单一病种的辅助诊断外,在单一数据下多病种的并行辅助筛查或诊断也是目前的研究热点。以脑部 MRI 为例,除了常见的脑肿瘤筛查外,还可以同时进行脑卒中检测、阿尔茨海默病(老年痴呆)早期筛查、脑血流动力学分析、脑白质病变评估等多种与神经系统疾病相关的任务。这些任务可以并行化处理,不仅提高了诊断效率,还能够更全面地挖掘影像数据中的病变信息,为临床提供更精准的疾病预警和量化评估。

此外,基于多模态人工智能模型的医学数字孪生技术也引起了广泛关注。数字孪生这一概念最早来源于工程领域,通过使用复杂系统的计算模型来开发和测试不同的策略和方法,从而可以更快更有效地用于真实场景。在医学领域,数字孪生技术利用多模态人工智能技术整合可穿戴设备信号、临床影像、基因等信息,构建患者的数字孪生模型,生成一种数字化的虚拟患者,通过学习和模拟人体反应,接受某种药物或某种治疗干预试验,评估药物或治疗方式的安全性和有效性,从而辅助医生制订个体化的诊疗方案。在精准肿瘤领域,美国国家癌症研究所(National Cancer Institute,NCI)、能源部及多个顶尖高校和企业研究中心提出了癌症患者数字孪生(cancer patient digital twin,CPDT)模块框架,该框架将生物信息和时间尺度相联系,描述从几纳秒分子水平上的改变到数十年人群水平上的改变,通过纳入代表患者当前状态下的观测数据,预测未来的状态。该框架可通过在不同治疗方式下模拟预测患者的癌症轨迹,从而有希望改变癌症的治疗和管理方式。此外,在评价新型诊断手段、新药或新的治疗干预手段的安全性和有效性时,随机对照试验是目前金标准。然而计划和执行高质量的临床试验通常需要很多年的时间来招募到足够多的患者并进行随访,尤其在评估罕见病风险时,不仅费时,资金投入也非常大。基于数字孪生,可创建由具有不同表型但相同症状的真实患者组成的数字队列测试新的潜在药物,从而预测成功的可能性以及最佳剂量。

虽然多模态人工智能模型在临床的应用场景越来越广泛,但是其落地应用还应考虑道德、法律和社会方面的影响。首先,虽然人工智能模型的出现提高了临床医生的工作效率,但其应用可能会导致患者对医生信任度降低的问题。此外,医疗责权划分的问题也需要进一步明确,由人工智能模型产生的诊疗依据可否归因于医生,如何对其伤害进行问责,谁来承担患者不良诊疗结局的责任,如何实现赔偿等问题等,均亟待解决。

(三)多模态人工智能模型面临挑战

多模态人工智能模型构建和使用中面临的一个最大问题就是模态缺失,模型训练之前排除掉存在数据缺失的患者是最常用的处理方案,但是容易导致采样偏差,尤其是缺失数据受其他因素影响时。解决这类问题一个最直接的思路就是对缺失模态进行补充。填充法等统计学工具可在一定程度上解决这个问题,通过采用已有模态的平均值或其他特征代替缺失值,是目前在基因组学数据、临床资料特征或者影像特征上比较常用的预处理步骤。此外,还可采用基于生成的方法,使用其他模态数据,利用生成对抗网络及其各种变体模型,生成缺失模态的数据。然而基于生成的方法不能保证输入的数据和生成的数据以有意义的方式匹配在一起,且容易导致模式崩塌,因此,优化生成模型也是解决模态缺失问题的关键。

相比于单模态人工智能模型,多模态数据的广度和深度会导致多模态人工智能模型在开发中面临更高的隐私挑战,已有研究证实仅利用少量背景信息即可从大型数据集中准确识别对应数据并发现相关敏感信息。鉴于这些挑战,已经提出并探索了多种解决方案来确保训练多模态人工智能模型时的安全和隐私,包括差分隐私、联邦学习、同态加密和群学习等。

1. 差分隐私 差分隐私通过对数据进行系统性的随机扰动,使得在保持数据集全局分布的基础上模糊掉个人层面的信息,在个体隐私和模型性能之间作了折中。

2. 联邦学习 联邦学习在数据不离开本地的前提下允许不同的个人或医疗系统共同训练模型,达到保护隐私的目的。联邦学习通过一个值得信赖的中央服务器将全局模型分发给各本地客户端,随后客户端利用本地数据集对所得模型进行训练并将更新的模型参数上传至中央服务器,接着服务器对客户端训练得到的模型进行一系列安全聚合处理后更新全局模型,再发送给客户端进行新一轮迭代。

3. 同态加密 同态加密是一种加密技术,允许对加密后的输入数据进行数学操作,从而提供了一种在不泄露信息的基础上共享模型的可能。

4. 群学习 群学习则是一种相对比较新的方法,类似于联邦学习,也是基于多个个体或组织利用本地数据训练模型,但是利用区块链智能合约替代了中央服务器,实现了去中心化。

值得注意的是,这些方法通常是互补的,因此应当联合使用。最新的研究也证实了联合联邦学习和同态加密策略训练的一种 CT 智能诊断模型显著优于任意的本地训练模型。虽然这些方法令人振奋,但是多模态医学数据通常分布在不同的组织中,如医疗机构、研究所以及药企等,因此,开发新的方法在保证患者隐私的基础上促进不同中心间的数据共享至关重要。

随着医疗人工智能市场的不断扩大,多模态医学数据的价值日益提升,从而导致目前面临的另一大挑战即数据所有权。目前这一问题还没有定论,一方面,可以考虑患者对数据的所有权,从而确保患者对数据的决定权并使得患者从数据市场获益;另一方面,一个非财产监管模型将会更有效地保护数据的安全和透明。不管哪种方式,在确保安全和隐私的基础上促进数据共享是目前亟待解决的问题。

三、医疗大模型

近年来,为了提高模型的表达能力和预测能力,处理更加复杂的任务和数据,人工智能大模型快速发展,其参数量和用于预训练的数据量都已达到几百上千亿级别,经预训练后,这些大模型在各种下游任务中展现出了强大的泛化能力,为众多垂直领域带来了新的发展机遇和挑战。具体到医学影像领域,大模型的采用可以为临床医疗任务提供更为智能、高效的解决方案。

作为典型代表,生成式预训练变换模型(generative pre-trained transformer,GPT),通过强化学习,使其能够捕捉和理解人类语言以及语言的细微差别和复杂性并进行分析、推理和判断,在逻辑推理、语言生成等方面有了显著的提高。ChatGPT模型可通过接收编码后的多模态数据,为医生提供诊断建议、为患者提供健康咨询、为医学研究人员提供数据分析和预测等。美国费城大学研究人员使用阿尔茨海默病患者和正常人的语音记录数据集,首先通过音频编码器对语音信号进行文本编码,进一步得到基于GPT-3的文本嵌入,可有效捕捉到用于阿尔茨海默病分类的词汇、句法和语义属性,不仅可以从健康对照组中检测出阿尔茨海默病患者,还可以推断患者的认知能力。基于GPT模型还可实现影像自动问诊,即根据影像生成报告并以适当的回复生成问诊对话。基于GPT的自动问诊可以总结为三个步骤:①将影像输入到训练好的计算机辅助诊断系统中产生输出;②使用GPT-3总结结果并作出最终的结论;③基于以上结果和语言模型(基于医学知识预训练),参与关于症状、诊断和治疗的谈话。其中沈定刚教授团队提出的交互式系统ChatCAD利用大型语言模型对医学影像进行问诊,该系统能够以92.3%的准确率生成医学影像报告,同时,还能够利用大语言模型丰富的医学知识提供交互式解释和建议,使患者可以更清楚地了解自己的症状、诊断和治疗方案,从而更高效、更经济地咨询医学专家。

此外,对比语言-图像预训练(contrastive language-image pre-training,CLIP)作为多模态大模型的典型代表,也是近年来的研究热点。CLIP将多模态的信息一起映射到一个统一的多模态向量空间,利用无监督的文本信息,作为监督信号来学习视觉特征。基于CLIP架构开发的智能模型于近期成功应用于胸片、CT影像的智能病变检测,在不需要任何标注情况下,外部验证数据上自监督模型的性能与放射科专家的阅片性能相当,并优于其他需要部分人工标记数据的自监督模型,且该模型可快速部署在其他相关临床任务上。

虽然医学大模型取得较大进展,然而在临床应用中仍面临一定挑战,如"幻觉"问题,由于训练数据有偏见或不足、模型过拟合、领域知识缺乏和模型架构等原因会导致模型输出和真实世界不一致的内容;而大模型本身主要是通过文字、图像相互联系的概率来生成内容,具有更强的生成能力,导致生成的内容看上去很合理,更具有迷惑性,严重制约了其在临床广泛应用中的可靠性。目前的主要解决方式包含提高数据的数据及质量、通过预训练、微调或提示(prompting)的模式夯实大模型的理解与泛化能力以及利用对齐技术或检索增强技术等降低"幻觉"问题的出现。此外缺乏可解释性及数据和评估限制也是医疗大模型面临的主要挑战。未来,随着技术的不断进步和数据的不断积累,相信在国内外学者的共同努力下,大模型技术在医学领域将得到更广泛和更深入的应用,为医疗事业发展和人类健康的改善作出更大贡献。

第二节　人工智能医学影像临床实践

一、医学影像人工智能结构化数据库建立和共享

再复杂的技术也无法衍生出数据中不存在的信息,因此,开发、应用人工智能模型的首要条件是收集和整理标注完整且表型明确的大型数据集。此外,虽然目前基于人工智能的医学影像数据挖掘与分析在疾病辅助诊疗领域飞速发展,但是其在临床推广中却受限于缺乏对相关模型在多中心大数据量下的一致性验证,而对于研究结果的一致性验证也是以标准化、结构化的数据库为基础。因此,结构化数据库的建立和共享是医学影像人工智能模型面临的重要挑战之一。

英国生物银行(UK biobank,UKB)是一个开放的、大规模、前瞻性研究计划的数据库,自2006年建立以来纳入英国各地50万名志愿者,并将进行为期30年的长期随访。该项研究收集参与者多层次数据,不仅包括完善的人口学、社会经济、生活方式、身高体重血压等基本身体指标、心电图、电子健康记录等,还包括部分参与者的全基因组分型、全基因组测序、全外显子测序、蛋白

质测序等组学结果,以及至少两个时间点的脑部、心脏、腹腔磁共振影像,颈动脉超声,双能 X 射线吸收法等多模态影像数据。此外,美国、日本等国家也都在积极推进生物银行计划。具体到肿瘤领域,目前由华盛顿大学和美国 NCI 联合建立的包含肺癌、宫颈癌、结直肠癌、脑胶质瘤等多种常见癌症及肺炎等常见疾病相关的多模态影像、病理图片、基因组学和专家分析等的癌症图像档案(the cancer imaging archive,TCIA)数据库是目前最常用的公共数据库。然而目前数据库的标准化和结构化并不足够完善,为了纳入更多的病例,导致数据库中所包含的医学影像数据模态不同、采集参数各异,研究者们往往并不能直接应用这些数据进行挖掘分析以解决某个具体临床问题,或者验证某个具体临床问题的研究结果。

数据的标准化采集将有效推动这一问题的解决。医疗机构间可通过建立科研联盟,共同制订数据收集标准,以形成更大样本的高质量数据集合。为了能够助力对已有研究结果的一致性验证及分析,医学影像人工智能结构化数据库的建立必须更加精细化和个性化,并不能只是粗略地针对某一疾病或者某类疾病,而是需要聚焦性地针对某一疾病的某个特定临床问题,建立病例纳入标准和医学影像数据标准,并根据所建立的共识性标准进行结构化数据库建设。以人工智能赋能超声剪切波弹性成像(2D-SWE)对乙型肝炎患者肝纤维化进展的无创分期诊断研究为例,Wang 等纳入乙型肝炎表面抗原(HBsAg)阳性持续超过 6 个月的乙型肝炎患者,并在影像采集、临床数据记录、血清学检查等关键环节制定统一标准。在病理评估方面,研究确保了肝活检样本的质量(长度≥15mm,门管区数≥6),并采用统一的 METAVIR 评分系统进行肝纤维化分期。该过程中,由两名经验丰富的病理专家采用双盲评估方式进行判读,以减少主观偏差。基于上述方案,由不同医疗机构采集或筛选符合条件的病例数据,并严格执行数据质量控制措施、构建数据共享平台,确保数据标注的一致性和规范性,以及实现多中心数据的标准化存储、共享与分析。这个过程大致可分为三个方面,分别是共识性标准建立、结构化数据库建设和共享平台建设。

共识性标准的建立有赖于前期对该临床问题的现有研究经验积累。针对人工智能在特定临床问题的应用,可以通过既往 Meta 分析的研究结果和组织专家讨论等方式,建立针对该临床问题的数据标准和规定,包括但不限于对患者纳入排除标准、治疗方式标准、医学影像采集标准、感兴趣区勾画标准等。此外,还可分别针对前瞻性和回顾性数据建立标准、统一数据采集参数、按照相同流程进行数据随访等。共识性标准保证了数据在不同研究中心传输时不会产生分歧与误解,引起不必要的数据污染。比如同一批数据如果因为标注的名字不同而被认为是不同来源的数据从而进行重复的数据分析,会对真实世界的数据质量产生不良的影响。建立共识性标准不论是对于单中心的多科室合作、多中心研究还是全国范围的大数据分享平台的建设都至关重要。

结构化数据库建设是在共识性标准建立的前提下,对数据进行规范化的处理,然后将数据用统一的结构加以表示,如数字、符号,最终可以形成有相互逻辑关系的数据库。可存储的数据种类包含医学影像数据、临床信息、病理影像信息、治疗方式信息、随访信息等,最终希望形成临床信息—医学影像—病理影像—治疗信息—随访信息等一一对应的结构化数据形式。保存和管理这些数据的一般为关系数据库,当使用结构化查询语言时,计算机能够很容易地搜索这些术语。针对回顾性数据,可采用信息化手段对所采集的数据进行规范化:对来自不同医院中心或者不同仪器的影像数据进行重采样和必要配准,从而获得符合数据标准格式的影像;针对临床信息、治疗信息、随访信息等,对其从病历记录中进行规范化获取,并按照统一格式进行标准化存储,如将文本中提取的对应信息存储至类别为日期、诊断、实验室检查等条目下。结构化数据使得数据在调用、查询时变得极为方便。

在共享平台建设方面,需要分别从数据保密管理、共享机制、信息化平台建设等方面进行。在数据保密管理方面,不仅需要对数据库数据进行临床信息脱敏,还需要建立数据库安全保密机制,面向数据研究及应用建立安全规范机制;在共享机制方面,需要面向不同用户进行权限分配和管理,通过在线网站、本地传输等方式实现高效率的数据传输和共享;在信息化平台建设方面,可应用分布式数据存储、联邦学习等技术实现数据隐私保护和数据共享,同时建立健全的结构化数据库管理平台和机制。

在建设标准化、结构化医学影像数据库的基础上,研究者可针对具体临床问题进行人工智能算法的准确性和鲁棒性评估,并根据大数据量数据库的研究结果进行效果改进和迭代优化;只有在标准化数据平台上对算法进行严格验证并取得共识性认可,才能逐步推动人工智能算法解决临床问题的研究进程,从而最终在经过严苛验证之后进入临床实践应用。

二、模型泛化性能及可解释性

近年来,在关注模型精度的基础上,越来越多的研究开始关注模型的泛化性能和可解释性。提升模型的泛化性能和可解释性,对于提高模型的临床认可度,提升影像标志物临床适用性起着重要作用。

泛化性是指人工智能模型对于没有见过样本的识别能力。目前,大多数医学影像人工智能研究构建模型的医学影像数据仅有成百上千个,这样小数据量的研究很难构建一个泛化性能良好的人工智能模型。此外,成像设备型号的不同和成像参数的不同都会导致医学影像的差异,这进一步导致医学影像人工智能模型在临床实践中泛化性能较差,即模型在临床实践中的性能与研究者自身数据上性能存在较大的差距。具有良好泛化性的人工智能模型的构建往往需要大数据量的公开数据集,比如计算机视觉领域中最常用的 ImageNet 数据集,该数据集包含有 1 000 类别几百万个图像样本。对于特定的临床问题,如淋巴结辅助诊断、治疗疗效预测等,收集与 ImageNet 数据集同等数据量级的影像往往是极具挑战的。目前,医学影像研究者常常采用迁移学习的方法构建人工智能模型,在自然图像 ImageNet 数据集上对人工智能模型进行预训练,然后在医学影像数据集上对预训练模型权重进行微调。虽然这种方式能够使得医学影像人工智能模型在模型训练阶段变得稳定,但由于医学影像与自然图像存在本质上的差异,获得的人工智能模型性能并非最优。虽然针对特定临床问题且带有标注信息的医学影像数据量较少,但与临床任务无关的未标注医学影像数据量很大。基于大数据量的无标注医学影像数据构建一个针对简单任务的预训练模型,并将该预训练模型提取到的影像特征应用到不同的下游任务中,往往能够获得较好的模型性能。如在计算机视觉领域,何恺明等基于海量无标注的自然图像数据,构建了针对缺失图像块恢复任务的预训练模型 Masked Autoencoders(MAE)。基于该模型提取的影像特征,在图像分类、检测和分割等任务中取得了该领域的最高水准(state-of-the-art)性能。

当前医学影像人工智能模型,尤其是基于深度学习的模型,其推理过程通常难以解释,人类难以理解模型学习到了哪些特征。尽管这些模型通常在一些数据集中可以达到较好的预测性能,但由于它的"黑盒"属性,医生在临床应用中对它可接受程度和信赖程度较低。与不可解释的人工智能模型相比,可解释的人工智能模型往往具有以下优势:①模型泛化性能更好,可以推广到训练集以外的未见过的数据集上;②即使模型预测结果错误,可解释模型推理过程中产生的结果同样可以为医生提供有用信息;③模型故障排除和可信度评估会更容易;④模型的推理和报告过程可以与影像科医生报告结果的结构化词典保持一致。目前,多数研究仅仅采用可视化热图的形式定性展示影响模型预测结果依赖区域,但没有办法确定该区域内有助于预测的具体信息,并且可能需要额外的事后归因的生物学相关性分析。针对医学影像人工智能辅助诊断方面,一些"黑盒"人工智能模型可以在医学影像上提供检测目标的位置信息,进而可有效辅助影像科医生进行诊断,如基于人工智能的肺结节检测模型。这类"黑盒"人工智能模型在临床诊断环境中有可能是完全可行的。另外,个别研究通过模仿影像科医生在临床诊断时的推理过程来构建人工智能辅助诊断模型,这样构建的人工智能辅助诊断模型往往具有良好的可解释性,且容易被医生所接受。此外,还有研究人员提出一种可解释网络,通过预测可能发病区域,并将预测的区域特征与原型进行对比,不断学习发病特征,然后给出预测结果。当涉及治疗疗效相关的人工智能医学影像模型时,模型可解释性问题变得更为重要,因为生物标志物驱动的治疗决策往往需要基于病理生理学的解释,这需要进一步研究。

本章小结

多模态医学数据结合人工智能是智能医学发展的新方向,也是未来发展的必然趋势。尽管存在多模态结构化数据库建立困难、人工智能模型可解释性较低等诸多挑战,但随着医学影像数据的不断扩增及人工智能技术的不断进步与完善,落地于实际临床医学场景中的人工智能技术将不断增多,如疾病辅助诊疗、医学数字孪生、图像生成以及基于DeepSeek、ChatGPT等大模型的影像报告生成和视觉问答等,从而将有效提高临床医生的诊断精度和效率,缩短患者就诊时间,降低患者就医成本。总之,医学影像及其他多模态医学数据与人工智能的结合,将为医学领域带来更多的创新和变革,推动智能医学发展。

(田捷　金征宇)

推荐阅读

［1］RANSCHAERT E R, MOROZOV S, ALGRA P R. Artificial intelligence in medical imaging: opportunities, applications and risks. Berlin: Springer, 2019.

［2］SANTOSH K C, ANTANI S, GURU D S, et al. Medical imaging: artificial intelligence, image recognition, and machine learning techniques. Boca Raton: CRC Press, 2019.

［3］GOODFELLOW I, BENGIO Y, COURVILLE A. Deep learning. Cambridge: The MIT Press, 2016.

［4］LIDSTRÖMER N, ASHRAFIAN H. Artificial intelligence in medicine. Berlin: Springer, 2022.

［5］BORHANI R, BORHANI S, KATSAGGELOS A K. Fundamentals of machine learning and deep learning in medicine. Berlin: Springer, 2022.

［6］ZHOU S K, RUECKERT D, FICHTINGER G. Handbook of medical image computing and computer assisted intervention. Cambridge: Academic Press, 2019.

［7］陈智毅. 超声医学与人工智能. 北京: 科学出版社, 2020.

［8］康晓东. 医学影像图像处理. 北京: 人民卫生出版社, 2009.

［9］刘景鑫, 周学军. 中华医学影像技术学: 影像信息与人工智能技术卷. 北京: 人民卫生出版社, 2023.

［10］刘士远. 中国医学影像人工智能发展报告(2021—2022). 北京: 人民卫生出版社, 2022.

［11］刘炫麟. 健康法的精神. 北京: 中国政法大学出版社, 2024.

［12］莫宏伟, 徐立芳. 智能医疗影像技术. 北京: 电子工业出版社, 2023.

［13］强彦. 基于深度学习的医学图像数据可视化分析与处理. 北京: 科学出版社, 2019.

［14］田捷, 李纯明, 董迪, 等. 影像组学基础. 北京: 科学出版社, 2022.

［15］王国豫. 人工智能医学影像伦理手册. 上海: 上海三联书店, 2023.

［16］中华医学会放射学分会. 放射科管理规范与质控标准(2017版). 北京: 人民卫生出版社, 2017.

中英文名词对照索引